Endocrinologia e Metabolismo
Solução de Problemas

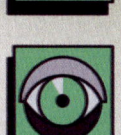

Endocrinologia e Metabolismo
Solução de Problemas

LEE KENNEDY
James Cook University, Queensland, Australia

ANSU BASU
City Hospital, Birmingham, UK

Revisão Técnica
MAURÍCIO BARBOSA LIMA
Membro e Ex-Presidente da Sociedade Brasileira de Endocrinologia e Diabetes – RJ
Professor do Curso de Pós-Graduação em Endocrinologia da PUC-RJ
Médico e Ex-Diretor do Instituto Estadual de Diabetes e Endocrinologia do Rio de Janeiro

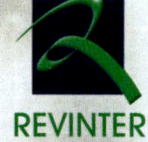

REVINTER

Endocrinologia e Metabolismo – Solução de Problemas
Copyright © 2011 by Livraria e Editora Revinter Ltda.

ISBN 978-85-372-0331-6

Todos os direitos reservados.
É expressamente proibida a reprodução
deste livro, no seu todo ou em parte,
por quaisquer meios, sem o consentimento
por escrito da Editora.

Tradução:
EDIANEZ CHIMELLO
Tradutora, SP

Revisão Técnica:
MAURÍCIO BARBOSA LIMA
Membro e Ex-Presidente da Sociedade Brasileira de Endocrinologia e Diabetes – RJ
Professor do Curso de Pós-Graduação em Endocrinologia da PUC-RJ
Médico e Ex-Diretor do Instituto Estadual de Diabetes e Endocrinologia do Rio de Janeiro

---

Nota: A medicina é uma ciência em constante evolução. À medida que novas pesquisas e experiências ampliam os nossos conhecimentos, são necessárias mudanças nos tratamentos clínico e medicamentoso. Os autores e o editor fizeram verificações junto a fontes que se acredita sejam confiáveis, em seus esforços para proporcionar informações acuradas e, em geral, de acordo com os padrões aceitos no momento da publicação. No entanto, em vista da possibilidade de erro humano ou mudanças nas ciências médicas, nem os autores, o editor ou qualquer outra parte envolvida na preparação ou publicação deste livro garantem que as instruções aqui contidas são, em todos os aspectos, precisas ou completas, e rejeitam toda a responsabilidade por qualquer erro, omissão ou resultados obtidos com o uso das prescrições aqui expressas. Incentivamos os leitores a confirmar as nossas indicações com outras fontes. Por exemplo, e em particular, recomendamos que verifiquem as bulas em cada medicamento que planejam administrar para terem a certeza de que as informações contidas nesta obra são precisas e de que não tenham sido feitas mudanças na dose recomendada ou nas contraindicações à administração. Esta recomendação é de particular importância em conjunto com medicações novas ou usadas com pouca frequência.

Título original:
Problem Solving in Endocrinology and Metabolism
Copyright © by Atlas Medical Publishing Ltd.

Livraria e Editora REVINTER Ltda.
Rua do Matoso, 170 – Tijuca
20270-135 – Rio de Janeiro – RJ
Tel.: (21) 2563-9700 – Fax: (21) 2563-9701
livraria@revinter.com.br – www.revinter.com.br

A Rhona, Hannah, Douglas, Alice, Kathleen e Euan, por serem uma família fantástica e, especialmente, à Fiona, pelo seu apoio durante este e tantos outros projetos. (LK)

A Indrani e Ishani. (AB)

Sumário

Abreviaturas ix

SEÇÃO 1 Tireoide. 1

1. Doença de Graves. 1
2. Hipertireoidismo – Bócio Multinodular. 7
3. Nódulo na Tireoide. 12
4. Síndrome do Eutireoidiano Doente 18
5. Amiodarona e Tireoide. 24
6. Hipotireoidismo Subclínico 30
7. Função da Tireoide no Começo da Gravidez 34
8. Distúrbio da Tireoide Pós-Parto 38
9. Crise Tireotóxica 42
10. Doença Ocular da Tireoide 47

SEÇÃO 2 Glândula Suprarrenal 53

11. Doença de Addison. 53
12. Síndromes Poliglandulares Autoimunes 59
13. Nódulo Suprarrenal Incidental 63
14. Síndrome de Cushing 68
15. Hiperplasia Suprarrenal Congênita 74

SEÇÃO 3 Hipófise 81

16. Acromegalia. 81
17. Prolactinoma. 87
18. Adenoma Hipofisário não Funcionante. 92
19. Hipopituitarismo – Investigação e Tratamento. 97

SEÇÃO 4 Função Reprodutiva. 103

20. Amenorreia Primária 103
21. Amenorreia Secundária 108
22. Síndrome do Ovário Policístico – Subfertilidade. 113
23. Menopausa Precoce 118
24. Hirsutismo 123
25. Disfunção Erétil. 130
26. Hipogonadismo Masculino 136

SEÇÃO 5   Crescimento 143

27 Puberdade Tardia. 143
28 Ginecomastia 148
29 Síndrome de Turner. 154
30 Síndrome de Klinefelter 159

SEÇÃO 6   Cálcio. 165

31 Hiperparatireoidismo Primário 165
32 Hipocalcemia 170

SEÇÃO 7   Hipertensão 177

33 Hipertensão – É Endócrina? 177
34 Feocromocitoma. 184
35 Síndrome de Conn 188

SEÇÃO 8   Eletrólitos 195

36 Hiponatremia 195
37 Hipocalemia 201
38 Hipomagnesemia 206
39 Diabetes Insípido 211
40 Hipoglicemia Espontânea. 217

SEÇÃO 9   Terapêutica 223

41 Reposição de Corticosteroides e Mineralocorticoides 223
42 Neutropenia durante o Tratamento com Carbimazol 228
43 Lítio 233
44 Cálcio e Vitamina D 238
45 Estrogênio e Progesterona 243
46 Reposição de Hormônio da Tireoide 248

Índice Remissivo 253

Abreviaturas

17-OHP	17-hidroxiprogesterona	DITPA	Ácido 3,5-di-iodotiropropiônico
ACTH	Hormônio adrenocorticotrófico	DOC	Desoxicorticosterona
ADH	Hormônio antidiurético	DST	Teste de supressão da dexametasona
AECA	Anticorpos das células endoteliais		
AIDS	Síndrome da imunodeficiência adquirida	ECG	Eletrocardiograma
		ED	Disfunção erétil
AIT	Tireotoxicose induzida por amiodarona	EPHESUS	*Epleronone Neurohormonal Efficacy and Survival Study*
AITD	Doença tireóidea autoimune	FAI	Índice de androgênios livres
ALD	Adrenoleucodistrofia	FNAC	Citologia por aspiração com agulha fina
AMI	Infarto agudo do miocárdio		
AMP	Adenosina monofosfato	FSH	Hormônio de estimulação de folículos
ANCA	Anticorpo citoplasmático antineutrófilo		
		GFR	Taxa de filtração glomerular
anti-TPO	Peroxidase antitireoide	GH	Hormônio do crescimento
APA	Adenoma produtor de aldosterona	GLP-1	Peptídeo-1 semelhante ao glucagon
APS	Síndromes da deficiência poliendócrina autoimune síndromes poliglandulares autoimunes síndrome adrenérgica pós-prandial	GMP-1	Guanosina monofosfato
		GnRH	Hormônio de liberação da gonadotrofina
		hCG	Gonadotrofina coriônica humana
		HIV	Vírus da imunodeficiência humana
AQP2	Aquaporina-2	HLA	Antígeno leucocitário humano
ARR	proporção entre aldosterona plasmática e renina plasmática	HPA	Hipotalâmico-pituitário-suprarrenal
		HRT	Terapia de reposição hormonal
ATP	Trifosfato de adenosina	HU	Unidade Hounsfield
AVP	Arginina vasopressina	IC	Intervalo de confiança
BAH	Hiperplasia/hipoplasia suprarrenal bilateral	ICSI	Injeção intracitoplásmica de esperma
BMD	Densidade mineral óssea	IGF	Fator de crescimento semelhante à insulina
BMI	Índice de massa corporal		
BMR	Taxa metabólica basal	IPSS	Amostragem do seio petrosal inferior
CAH	Hiperplasia/hipoplasia suprarrenal congênita		
		IRM	Investigação por imagens de ressonância magnética
CBZ	Carbimazol		
CC	Citrato de clomifeno	JNC7	*Joint National Committee 7*
CEE	Estrogênio equino conjugado	LH	Hormônio luteinizante
CRH	Hormônio de liberação da corticotrofina	LOD	Perfuração ovariana laparoscópica
		MEN	Neoplasia endócrina múltipla
CT	Tomografia computadorizada (TC)	¹²³I-MIBG	¹²³metaiodobenzilguanidina
CTLA-4	Antígeno 4 do linfócito T citotóxico	MIVAT	Tireoidectomia videoassistida minimamente invasiva
DA	Agonista da dopamina		
DDAVP	1-desanimo-8-D-arginina-vasopressina	MMAS	*Massachusetts Male Aging Study*
DHEA	Desidro-3-epiandrosterona	MMI	Metimazol
DHEAS	Sulfato de DHEA	MORE	*Multiple Outcomes of Raloxifene Evaluation*
DI	Desiodinase		
DIT	Di-iodotironina		

Abreviaturas

NAION	Neuropatia óptica isquêmica não arterítica	SERPINA 7	Membro da superfamília inibidora da protease sérica
NANC	Não adrenérgico não colinérgico [neurônios]	SES	Síndrome da eutireoide doente
NEFA	Ácido graxo não esterificado	SHBG	Globulina de ligação do(os) hormônio(os) sexual(ais)
NHANES	National Health and Nutrition Examination Survey	SIADH	Síndrome da secreção inapropriada do hormônio antidiurético
oGTT	Teste oral de tolerância à glicose	SMR	Proporção-padrão de mortalidade
OR	Razão de probabilidade	SPECT	Tomografia computadorizada por emissão de fóton único
PADAM	Deficiência parcial de androgênio nos homens idosos	SST	Teste curto de Synachten
PCOS	Síndrome do ovário policístico	T_3	Tri-iodotironina
PDE-5	Inibidor da fosfodiesterase-5	T_4	Tiroxina
POF	Insuficiência ovariana prematura	TBG	Globulina de ligação da tiroxina
PPAR-γ	Receptor γ ativado pelo proliferador de peroxissoma	TBI	Lesão cerebral traumática
PPTD	Distúrbio tireoidiano pós-parto	TBII	Anticorpos receptores da TSH (imunoglobulinas inibidoras de ligação da TSH)
PSV	Velocidade sistólica de pico		
PTH	Hormônio paratireóideo ou da paratireoide	TED	Doença ocular da tireoide
PTHrP	Proteína relacionada com a paratireoide	TNF	Fator de necrose tumoral
		TPO	Peroxidase tireoidiana ou tireóidea
PTU	Propiltiouracil	TRAB	Anticorpo receptor da TSH
RALES	Randomised Aldactone Evaluation Study	TRH	Hormônio de liberação da tireotropina
RR	Risco relativo		
SAGH	Hipersecreção subclínica autônoma de glicocorticoides	TSH	Hormônio de estimulação da tireoide
		TTR	Transtiretina
SAME	Síndrome de excesso aparente de mineralocorticoides	UFC	Cortisol livre na urina
SCA	Adenomas corticotróficos silenciosos	UTI	Unidade de terapia intensiva
SCC	Clivagem da cadeia lateral	VLFCA	Ácidos graxos de cadeia muito baixa
SERM	Modulador seletivo do receptor de estrogênio	VMA	Ácido vanililmandélico
		WHI	Women's Health Initiative

Endocrinologia e Metabolismo
Solução de Problemas

SEÇÃO UM

Tireoide

1. Doença de Graves
2. Hipertireoidismo – Bócio Multinodular
3. Nódulo na Tireoide
4. Síndrome do Eutireoidismo Doente
5. Amiodarona e Tireoide
6. Hipotireoidismo Subclínico
7. Função da Tireoide no Começo da Gravidez
8. Distúrbio da Tireoide Pós-Parto
9. Crise Tireotóxica
10. Doença Ocular da Tireoide

PROBLEMA

1 Doença de Graves

 Anamnese

Uma mulher de 32 anos de idade, anteriormente sadia, observa tremores e intolerância ao calor. Ela perdeu cerca de 9,5 kg de peso ao longo dos últimos 6 meses. É possível observar sinais de hipertireoidismo e bócio difuso. Sua mãe recebe tratamento para hipotireoidismo. A paciente fuma 20 cigarros ao dia. Ela e o marido querem começar uma família num futuro próximo.

Como essa paciente deve ser investigada?

É necessário examinar a tireoide por métodos de imagem?

Qual é o tratamento de primeira linha preferido?

Se ela tiver um filho, qual é a probabilidade de a criança ter a doença de Graves?

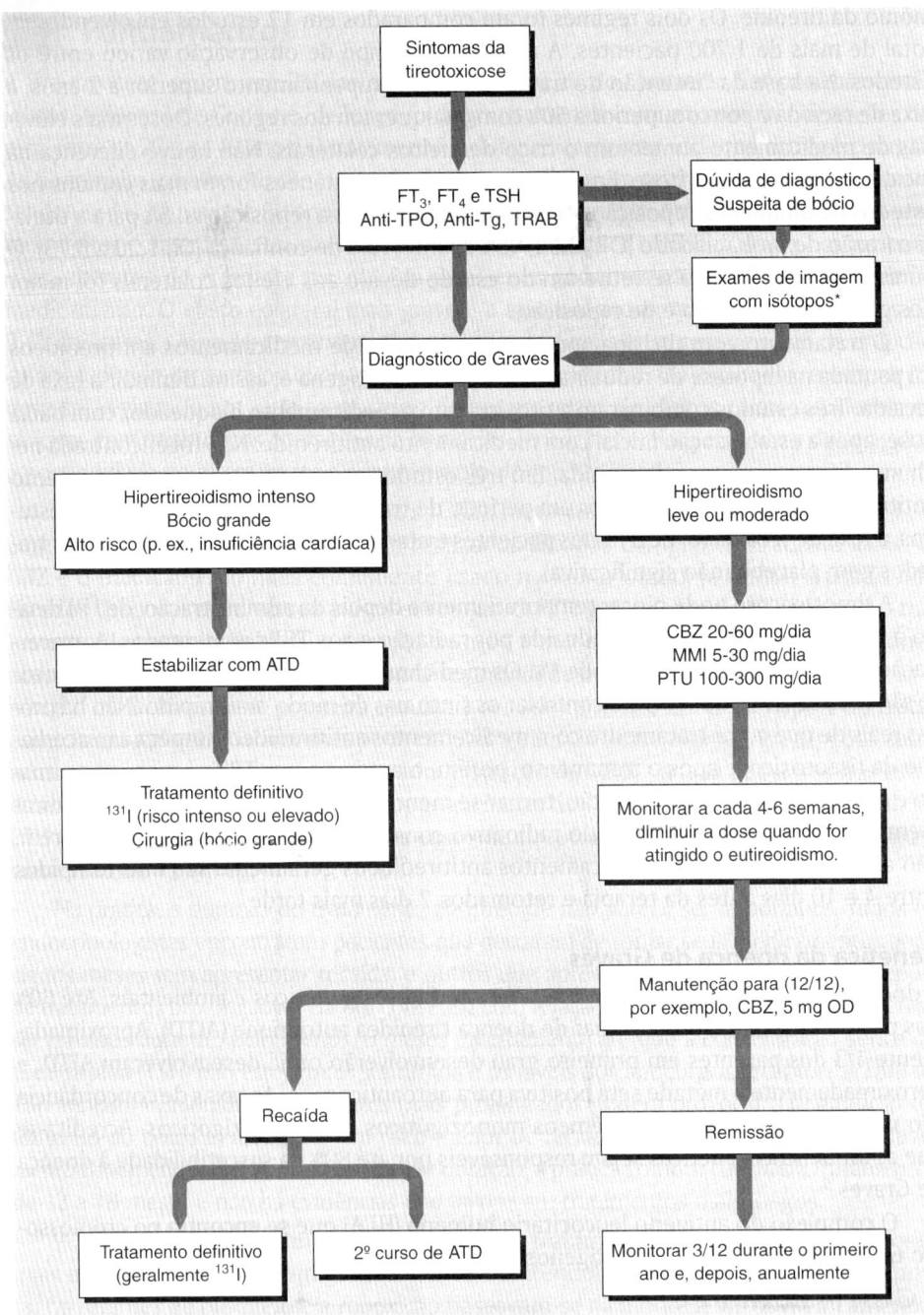

Fig. 1.1 Uso de medicamentos antitireóideos. *Captação com tecnécio 99m pertecnetato ou iodo. ATD = medicamentos antitireóideos; CBZ = carbimazol; MMI = metimazol; PTU = propiltiouracil; Tg = tireoglobulina; TPO = peroxidase tireoidea; TRAB = anticorpos para receptores de TSH.

Esta é uma região altamente polimórfica do genoma que confere suscetibilidade a uma variedade de doenças. O HLA-DR3 é o marcador mais útil. Entre os pacientes com doença de Graves, 40 a 50% são positivos para HLA-DR3, comparados aos 15 a 30% da população geral. Estudos recentes identificaram associações a outros alelos de HLA, mais especificamente o DQA1*0501. Provavelmente o HLA é importante em todos os grupos étnicos, mas as associações na população não caucasiana diferem do exposto. O antígeno 4 dos linfócitos T citotóxicos (CTLA-4), que se encontra no cromossomo 2q33, é uma molécula coestimuladora envolvida na interação entre os linfócitos T e as células que apresentam antígenos. Foram identificados pelo menos quatro polimorfismos e conferem suscetibilidade à doença endócrina autoimune.[6] Juntos, os antígenos de HLA e o CTLA-4 conferem aproximadamente metade da suscetibilidade à doença de Graves. Outros genes candidatos incluem os genes regulatórios imunes, como o receptor da vitamina D, o receptor de TSH e a tireoglobulina.

 ## Desenvolvimentos Recentes

1. Wang et al.[7] mostraram que o polimorfismo A/G na posição 40 no éxon 1 do CTLA-4 pode ser um marcador para a recaída após a terapia com um medicamento antitireóideo. A identificação precoce dos pacientes passíveis de recaída pode-nos permitir a definição precoce do tratamento definitivo.
2. O Estudo Nurses Health[8] acompanhou 115.109 mulheres com idade entre 25 e 42 anos, ao longo de 12 anos. O diagnóstico incidente de Graves foi de 4,6 por 1.000 pacientes. O tabagismo foi o fator de risco (proporção de periculosidade de 1,93). A obesidade foi associada ao menor risco de Graves – a proporção de periculosidade para indivíduos com índice de massa corporal (BMI) superior a 30 kg/m^2 foi de 0,68 (Ci de 95%, 0,49 a 0,92).
3. A ultrassonografia com Doppler colorido pode ser útil no diagnóstico das doenças da tireoide. É uma técnica segura e não invasiva para avaliar o fluxo sanguíneo nas artérias tireóideas. Os resultados correspondem, significativamente, ao volume e à função tireóidea. Em um estudo preliminar,[9] o fluxo sanguíneo da tireoide na linha de base estava altamente relacionado com o resultado após 14 meses de terapia com medicamento antitireóideo. A recaída pode ser prevista com sensibilidade de 71% e especificidade de 100%.

 ## Conclusão

As investigações iniciais devem incluir o hormônio da tireoide, a TSH e os anticorpos da tireoide, incluindo os TBIIs. A contagem de sangue total e os testes hepáticos devem ser solicitados aos pacientes tratados com medicamentos antitireóideos no início do tratamento e em intervalos (Figura 1.1). A captação com iodo ou tecnécio da tireoide não é realizada de forma rotineira, a menos que haja dúvidas com relação ao diagnóstico. O tratamento com medicamentos antitireóideos, propil ou metinazol, geralmente é de primeira linha. O iodo radioativo vem sendo usado de forma crescente nos últimos anos. Não há evidências de teratogenicidade. Obviamente, é um tratamento absolutamente contraindicado durante a gravidez e a maioria dos endocrinologistas evitaria seu uso dentro dos 6-12 meses da concepção. A paciente do caso índice não deve ficar demasiadamente preocupada com as implicações em seus filhos; contudo, se a criança for uma menina, ela herdará uma probabilidade de quase 30% de desenvolver AITD.

 Leituras Complementares

1. Cooper DS. Antithyroid drugs. *N Engl J Med* 2005; **352**: 905-17.
2. Abraham P, Avenell A, Watson WA, Park CM, Bevan JS. Antithyroid drug regimen for treating Graves' hyperthyroidism (Review). *Cochrane Library* 2005; **3**: 1-48.
3. Andrade VA, Gross JL, Maia AL. Serum thyrotropin-receptor autoantibody levels after "'I therapy in Graves' patients: effect of pretreatment with methimazole evaluated in a prospective, randomized study. *Eur J Endocrinol* 2004; **151**: 467-74.
4. Bonnema SJ, Bennedbaek FN, Gram J, Veje A, Marving J, Hegedus L. Resumption of methimazole after "'I therapy of hyperthyroid diseases: effect on thyroid function and volume evaluated by a randomised clinical trial. *Eur J Endocrinol* 2003; **149**: 485-92.
5. Tomer Y, Davies TF. Searching for the autoimmune thyroid disease susceptibility genes: from gene mapping to gene function. *Endocr Rev* 2003; **24**: 694-717.
6. Vaidya B, Pearce S. The emerging role of the CTLA-4 gene in autoimmune endocrinopathies. *Eur J Endocrinol* 2004; **150**: 619-26.
7. Wang PW, Liu RT, Juo SHH, *et al.* Cytotoxic T lymphocyte-associated molecule-4 polymorphism and relapse of Graves' hyperthyroidism after antithyroid withdrawal. *J Clin Endocrinol Metab* 2004; **89**: 169-73.
8. Holm I, Manson JE, Michels KB, Alexander FK, Willett WC, Utiger RD. Smoking and other lifestyle factors and the risk of Graves' hyperthyroidism. *Arch Intern Med* 2005; **165**: 1606-11.
9. Saleh A, Cohnen M, Furst G, Mödder U, Feldkamp J. Prediction of relapse after antithyroid drug therapy of Graves' disease: value of color Doppler sonography. *Exp Clin Endocrinol Diabetes* 2004; **112**: 510-13.

PROBLEMA

2 Hipertireoidismo – Bócio Multinodular

 Anamnese

Um homem de 65 anos de idade observou um "inchaço" no pescoço, que aumentou gradualmente de tamanho ao longo dos últimos 3 anos. Embora geralmente saudável, ele tem angina leve, estável no momento. Ele está sendo tratado com atenolol e mononitrato de isossorbida e, ocasionalmente, usa nitrato sublingual. Uma cintilografia com isótopos mostra bócio de 50 g com áreas de hipo/hipercaptações. O nível de tireotropina (TSH) não é detectável, mas a T_4 livre se mostra apenas marginalmente alta, a 26 pmol/L (normal 12-25 pmol/L).

O hipertireoidismo desse paciente deve ser tratado?

Ele está preocupado com a terapia com iodo radioativo; podemos tranquilizá-lo?

É recomendável o tratamento a longo prazo com medicamento antitireóideo?

Se ele optar pela cirurgia, o procedimento deverá ser a tireoidectomia parcial ou total?

 Fundamentos

O bócio afeta até 15% das mulheres e 4% dos homens nos países desenvolvidos. É mais comum em áreas onde a deficiência de iodo é relativa ou absoluta. Até 13% da população mundial (ou seja 1,5 bilhão de pessoas) têm bócio. O volume da tireoide e a prevalência do bócio aumentam com a idade. O diagnóstico diferencial do bócio na população mais velha é apresentado na Tabela 2.1.

Tabela 2.1 Bócio em idosos	
Diagnóstico	Frequência (%)
Multinodular não tóxico	51
Multinodular tóxico	24
Nódulo solitário	10
Adenoma tóxico	5
Doença de Graves	4
Tireoidite de Hashimoto	4
Bócio simples	1
Outras causas	1

Adaptada de Diez.[1]

A doença autoimune e o bócio simples são muito mais comuns em pessoas mais jovens, enquanto o bócio multinodular (não tóxico e tóxico) é muito mais comum em pessoas idosas.

O câncer de tireoide deve sempre ser considerado, especialmente em pessoas muito novas ou idosas com bócio. Ele é responsável por menos de 1% de todas as malignidades no Reino Unido e a malignidade pode ser observada somente em menos de 10% de todos os nódulos frios (hipocaptantes) de tireoide excisados. As seguintes características aumentam as suspeitas de malignidade – idade (idosos ou muito jovens), sexo masculino, surgimento recente e crescimento rápido, forma irregular, fixação às estruturas adjacentes e aumento dos linfonodos regionais.

Pacientes com bócio devem sempre ser questionados sobre episódios de disfunção da tireoide, história familiar e se há história de irradiação do pescoço (o que predispõe ao câncer da tireoide). Diante de um quadro de hipertireoidismo, perguntar sobre a ingestão recente de compostos contendo iodo. Os sintomas obstrutivos mais comuns são os sintomas traqueais, com dispneia e estridor, especialmente em caso de esforço; seguem-se os esofágicos, principalmente a disfagia para alimentos sólidos; a paralisia recorrente do nervo laríngeo, que provoca rouquidão, e a obstrução venosa, causando pletora facial, são menos comuns; a compressão do nervo simpático com síndrome de Horner é rara.

Quadro 2.1 Manobra de Pemberton

Levantar os braços por cima da cabeça até que toquem os lados da mesma. Manter essa posição durante 1 minuto. O desenvolvimento de pletora facial ou estridor inspiratório indicam que o bócio está causando compressão.

A biópsia de aspiração com agulha fina, a biópsia aberta ou a tireoidectomia devem ser consideradas se houver suspeita de malignidade. Onde há sintomas compressivos, sugestão de extensão retroesternal ou em caso de bócio grande (> 100 g), deve ser realizada uma tomografia computadorizada (TC) ou uma investigação por imagens de ressonância magnética (RM) para definir o tamanho do bócio antes da cirurgia (Figura 2.1). Na Tabela 2.2 é apresentado um guia geral para "estimar" o volume da tireoide.

A tireotoxicose ocorre em 2% das mulheres e 0,2% dos homens; 15% dos episódios de tireotoxicose clinicamente aparente ocorrem em pessoas com mais de 60 anos. Nos idosos, a tireotoxicose deve-se, mais comumente, ao bócio multinodular (45-50%), seguida por doença de Graves (20%), iatrogênica (15%) e adenoma solitário (10%). Em 5-10% não há bócio e a etiologia não é clara.

Entre a população dos EUA, 2,5% têm tireotropina (TSH) < 0,1 mUI/L, incluindo pacientes tratados com tiroxina. A necessidade de tratar o hipertiroidismo subclínico tem sido amplamente debatida. O parecer atual[2,3] favorece o tratamento, porém não para todos os pacientes. Cada ano, cerca de 5% dos pacientes progridem para um quadro de tireotoxicose clínica. O risco relativo de desenvolvimento de fibrilação atrial é de aproximadamente 3% (R.R.). Em geral, 15% dos pacientes com nova fibrilação atrial são hipertireóideos. O risco de embolia periférica foi relatado como de até 10%. O controle da frequência e a anticoagulação são tão importantes quanto indicados. A tireotoxicose clínica é um fator de risco de osteoporose. A tireotoxicose subclínica aumenta o metabolismo ósseo. Alguns estudos

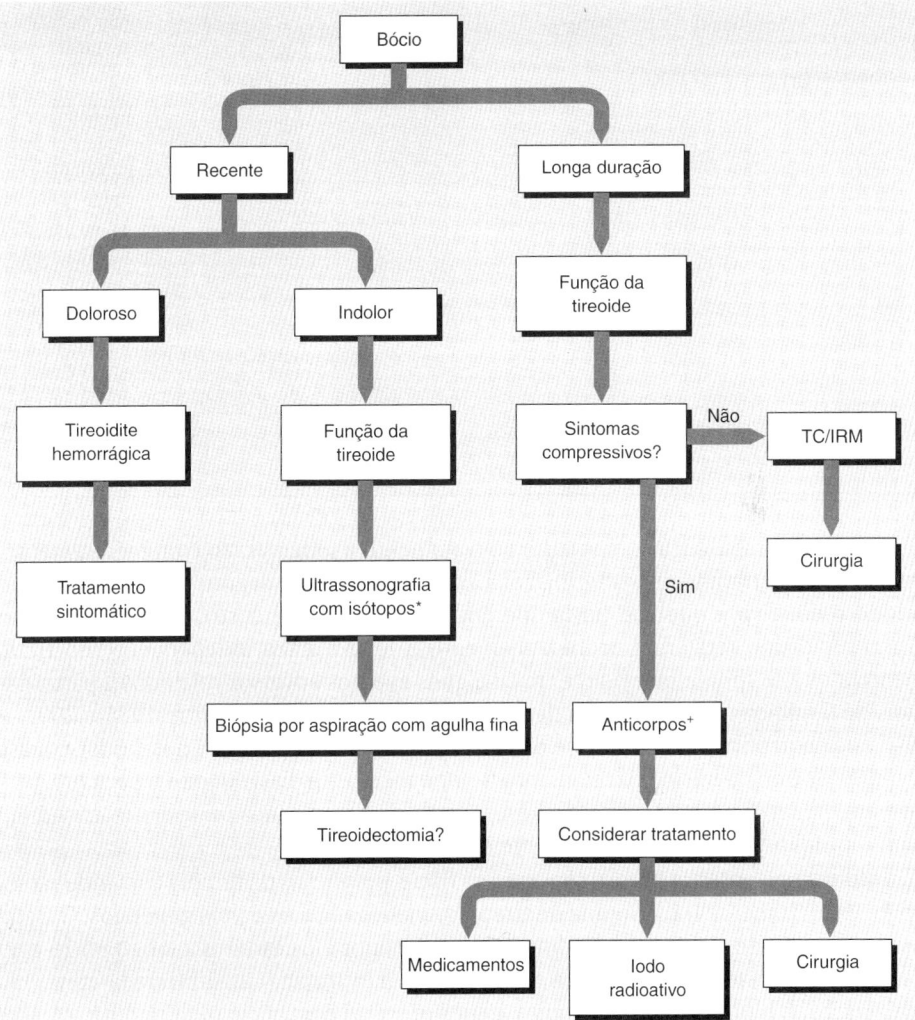

Fig. 2.1 Investigação do bócio no paciente idoso. *Varredura com tecnécio 99m pertecnetato ou iodo-123. +Anticorpos, peroxidase antitireoide (TPO) e anticorpos receptores da tireotropina (hormônio estimulador da tireoide [TSH]).

demonstraram os efeitos benéficos do tratamento da tireotoxicose subclínica na densidade mineral óssea (BMD). As mulheres na pós-menopausa com hipertireoidismo subclínico podem perder até 2% de densidade mineral óssea (BMD) ao ano, mais aparente no osso cortical. As observações de comprometimento da qualidade de vida e o aumento no risco de declínio cognitivo precisam ser confirmados.

A escolha do tratamento depende da idade, do diagnóstico subjacente e da presença de doenças coexistentes, bem como da preferência do paciente. Estudos recentes

Tabela 2.2	Estimando o tamanho do bócio	
Tamanho (g)	Comparação	Sintomas de compressão
< 20	Tireoide normal	Não há
	Não é visível nem palpável	
40	Falange terminal dos polegares	Altamente improváveis
	Dente de alho grande	
60	Damasco (pequeno)	Improváveis
80	Ovo de galinha (pequeno)	Possíveis, se a extensão for posterior ou retroesternal
120	Limão ou laranja (pequenos)	Prováveis
200	Laranja (grande) ou toranja	Prováveis

dão uma certa segurança com relação ao tratamento a longo prazo com medicamento: Azizi et al.[4] mostraram que o metimazol a longo prazo foi tão seguro e eficiente quando o iodo radioativo e que não havia diferenças em termos de custo. Os pacientes com hipertireoidismo requerem acompanhamento a longo prazo independente do tratamento a que se submetam. Pearce[5] reviu alguns eventos adversos relatados a partir das mais de 5 milhões de prescrições de tionamidas no Reino Unido, entre 1981 e 2003. A discrasia neutrófila (agranulocitose ou neutropenia) foi rara (0,1-0,5% dos casos) e quase sempre ocorreu no início do tratamento (tempo médio: 30 dias) quando o paciente, provavelmente, ainda estava tomando doses elevadas. Essa doença pode ser mais comum com o propiltiouracil e frequentemente é fatal nos idosos.

Muitos pacientes se preocupam com os riscos potenciais da terapia com iodo radioativo, especialmente o carcinoma de tireoide, a leucemia e os danos genéticos. O tratamento vem sendo usado há aproximadamente 60 anos e os estudos a longo prazo confirmaram que é seguro. De fato, a tireotoxicose não tratada ou subtratada apresenta mais riscos. O hipotireoidismo é muito menos provável com bócio multinodular, comparado ao bócio tóxico difuso, pois o iodo radioativo é absorvido, seletivamente, pelos nódulos com função excessiva. Os efeitos colaterais raros incluem a tireotoxicose transitória, a sialoadenite e tireoidite por radiação – todos observados, geralmente, quando se administram doses mais elevadas.

A maioria dos centros especializados agora prefere a tireoidectomia total à parcial, caso a doença benigna afete os dois lobos da glândula. A principal vantagem está no fato de se evitar a cirurgia complementar caso a glândula volte a crescer ou caso se descubra, incidentalmente, um câncer de tireoide. Obviamente, o paciente necessitará da reposição da tiroxina após a tireoidectomia total. Nas mãos dos especialistas, as taxas de paralisia das cordas vocais (1-2%) e de hipoparatireoidismo (5-10%) em caso de tireoidectomia total são comparáveis às taxas permanentes de 1 e 2%, respectivamente, nos casos de tireoidectomia subtotal e total.

Problema 2 Hipertireoidismo – Bócio Multinodular

 Desenvolvimentos Recentes

1. A absorção de iodo radioativo dentro de bócios multinodulares geralmente é muito baixa, o que significa que muitos pacientes necessitam de doses repetidas. Albino et al.[6] administraram 0,1 mg de TSH humano recombinante (rhTSH) 1 e 2 dias antes do ^{131}I. A absorção do iodo aumentou de 12 para 54%. O tratamento foi altamente bem-sucedido e o volume da tireoide diminuiu em alguns meses. Foi observada uma incidência significativa de tireotoxicose transitória e de tireoidite dolorosa com o tratamento, e 65% dos pacientes adquiriram hipotireoidismo.

2. Foram feitos avanços significativos na cirurgia da tireoide, incluindo o uso da embolização da artéria tireóidea antes da cirurgia, no caso de bócios grandes, ablação dos nódulos da tireoide usando etanol e evitando, assim, a necessidade de cirurgia, e o autotransplante de tecidos da tireoide criopreservados em pacientes que desenvolviam hipotireoidismo pós-operatório. As experiências estão aumentando com a tireoidectomia videoassistida minimamente invasiva (MIVAT).[7] Embora não seja adequada em casos de bócios grandes e invasivos, essa técnica tem a vantagem de não requerer anestesia geral, de a estadia no hospital ser mais curta e de as taxas de complicações serem menores.

3. Em um estudo de acompanhamento com aproximadamente 16.000 pessoas, Franklyn et al.[8] mostraram que os pacientes tratados com ^{131}I apresentaram um leve aumento de mortalidade (relação mortalidade/padrão de 1,14 [SMR] e intervalo de confiança de 1,04 a 1,24) comparado ao histórico da população inglesa. Isto foi ocasionado por doença cardiovascular e não foi aparente nos pacientes que se mostraram com hipotireoidismo. Esses dados confirmam a segurança do iodo radioativo e enfatizam a necessidade de um tratamento eficiente, mesmo quando se desenvolve o hipotireoidismo.

 Conclusões

O paciente do caso-índice tem três problemas significativos: bócio, hipertireoidismo subclínico e angina. As recentes evidências deixam algumas poucas dúvidas quanto à necessidade de tratamento do hipertireoidismo. O iodo radioativo seria o tratamento de primeira escolha na maioria dos centros. É um tratamento seguro e eficiente e ajudará na redução do bócio, ou pelo menos impedirá que cresça ainda mais. As evidências disponíveis sugerem que o tratamento, a longo prazo, com tionamidas é uma alternativa segura. Independente da escolha de tratamento, o paciente precisará de acompanhamento permanente para sua doença tireóidea. É mais provável que seja acompanhado por um endocrinologista se continuar com o tratamento com o medicamento. A cirurgia é relativamente contraindicada devido à sua angina. Em centros especializados, a tireoidectomia total ou quase total seria a opção de preferência para evitar a possibilidade de uma segunda cirurgia.

Leituras Complementares

1. Diez JJ. Goiter in adult patients aged 55 years and older: etiology and clinical features in 634 patients. *J Gerontol A Biol Sci Med Sci* 2005; **60**: 920-3.
2. Hoogendoorn EH, den Heijer M, van Dijk APJ, Hermus AR. Subclinical hyperthyroidism: to treat or not to treat? *Postgrad Med J* 2004; **80**: 394-8.
3. Biondi B, Palmieri EA, Klain M, Schlumberger M, Filetti S, Lombardi G. Subclinical hyperthyroidism: clinical features and treatment options. *Eur J Endocrinol* 2005; **152**: 1-9.
4. Azizi F, Ataie L, Hedayati M, Mehrabi Y, Sheikholeslami F. Effect of long-term continuous methimazole treatment of hyperthyroidism: comparison with radioiodine. *Eur J Endocrinol* 2005; **152**: 695-701.
5. Pearce SHS. Spontaneous reporting of adverse reactions to carbimazole and propylthiouracil in the UK. *Clin Endocrinol* 2004; **61**: 589-94.
6. Albino CC, Mesa CR, Olandoski M, *et al*. Recombinant human thyrotropin as adjuvant in the treatment of multinodular goiters with radioiodine. *J Clin Endocrinol Metab* 2005; **90**: 775-80.
7. Ruggieri M, Straniero A, Mascaro A, *et al*. The minimally invasive open video-assisted approach in surgical thyroid diseases. *BMC Surg* 2005; **5**: 9-14.
8. Franklyn JA, Sheppard MC, Maisonneuve P. Thyroid function and mortality in patients treated for hyperthyroidism. *JAMA* 2005; **294**: 71-80.

PROBLEMA

3 Nódulo na Tireoide

 Anamnese

JC é um homem de 48 anos que, ao longo dos últimos 3 meses, desenvolveu um "inchaço" no lado direito do pescoço. O "inchaço" não dói e ele não apresenta sintomas compressivos. Em geral sua saúde é boa. Você pode observar um "inchaço" de 2 cm de diâmetro com relação ao lobo direito da tireoide. Clinicamente ele é eutireoide e sua função tireóidea é normal.

Qual é seu diagnóstico diferencial?

Como você complementaria a investigação desse "inchaço"?

Ele gostaria de saber quais são as probabilidades de a protuberância ser maligna.

Ele tem medo da cirurgia e pergunta se é seguro fazer o acompanhamento clinicamente.

 Fundamentos

Os nódulos da tireoide são extremamente comuns. Aproximadamente 5% da população dos EUA têm nódulos na tireoide e a maioria deles é maior que 2 cm no seu diâmetro máximo.[1] A grande maioria (> 95%) é benigna. Com a detecção por ultrassom, a prevalência dos nódulos na tireoide é maior ainda – até 50% em mulheres com mais de 60 anos, uma descoberta confirmada por estudos de autópsias. A prevalência de nódulos na tireoide também é consideravelmente mais elevada em áreas de deficiência relativa de iodo. As lesões com menos de 1 cm de diâmetro são chamadas de "micronódulos".

A avaliação por parte de *experts* é essencial para identificar as lesões cancerosas e para reduzir a probabilidade de o paciente ser submetido à cirurgia desnecessária.[2] O uso difundido da biópsia com agulha diminuiu a proporção de pacientes que precisem de cirurgia, aumentando a proporção de glândulas extirpadas com patologia realmente significativa. Um esquema proposto para investigação e tratamento dos nódulos na tireoide e apresentado na Figura 3.1. A avaliação inicial deve incluir a história anterior e um exame cuidadoso (procurando por irregularidades no nódulo, no seu tamanho, na fixação nos tecidos adjacentes, no aumento dos linfonodos regionais e na rouquidão),

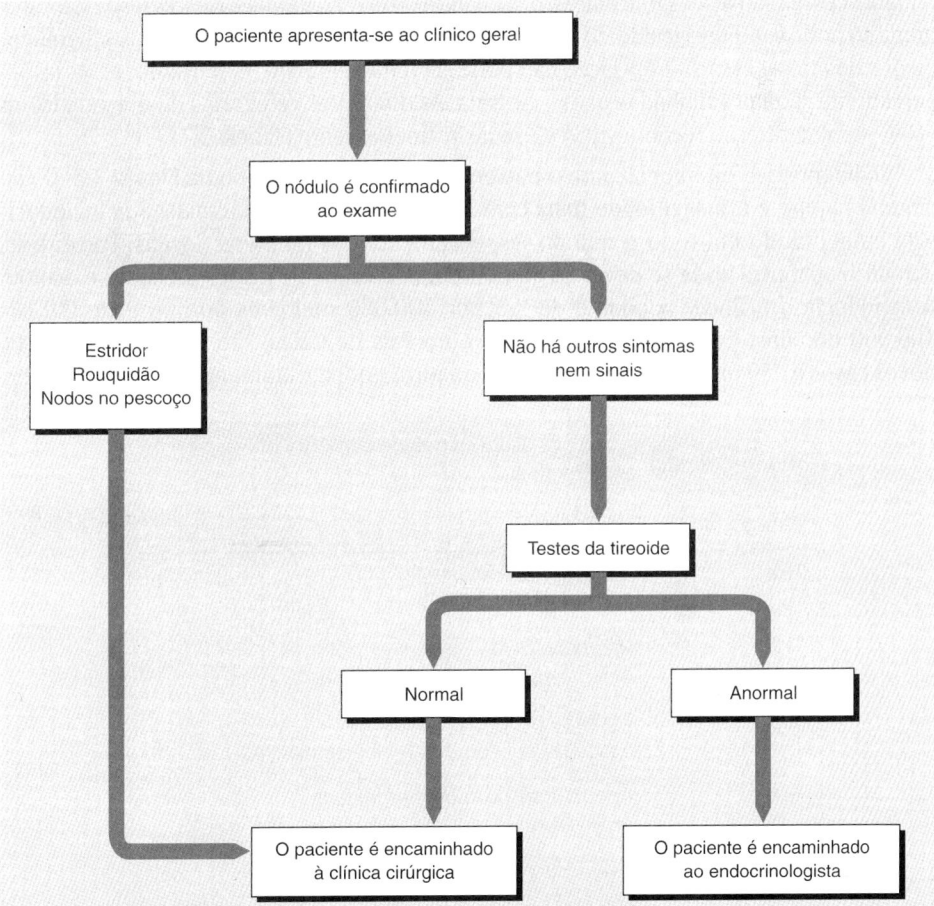

Fig. 3.1 Avaliação de um nódulo na tireoide. Adaptado de Utiger[1] – pacientes com lesões suspeitas devem ser encaminhados a uma clínica combinada ou cirúrgica em até 2 semanas da apresentação.

testes da função tireóidea, anticorpos (peroxidase antitireoide – TPO – e antitireoglobulina), citologia por aspiração com agulha fina (FNAC) com e sem orientação por ultrassom e inspeção das cordas vocais se existir a probabilidade de realizar a cirurgia. As investigações adicionais incluem ultrassom, tomografia computadorizada (TC) ou investigação por imagens de ressonância magnética (RM), medição da calcitonina do plasma, provas de função respiratória se houver sintomas respiratórios, radiografia do tórax e captação e cintigrafia da tireoide com isótopos. A tireoglobulina é útil para a vigilância pós-operatória dos pacientes com tumores de tireoide, mas sua medição na apresentação não é útil no diagnóstico.

A FNAC é a base da investigação na clínica endócrina.[3] Entretanto, nem sempre resulta em informação diagnóstica. Aproximadamente 10% são não diagnósticas, 75% são benignas e 5% mostram carcinomas de células papilares, anaplásicas ou medulares. Os 10% remanescentes são lesões foliculares, das quais 20% são carcinomas. Nessas lesões, o carcinoma só pode ser diferenciado do adenoma pela invasão da cápsula, dos vasos sanguíneos ou dos linfáticos. Essa diferenciação não pode ser feita pela FNAC e, portanto, essas lesões geralmente são encaminhadas para a cirurgia. As diferentes categorias de diagnóstico da FNAC atualmente são reconhecidas e usadas rotineiramente (Tabela 3.1).

O diagnóstico diferencial para o paciente acima é apresentado na Figura 3.2. O carcinoma papilar é a malignidade mais comum das glândulas endócrinas. Sua incidência está aumentando em todo o mundo, especialmente nas mulheres jovens. Parte deste aumento aparente pode-se dever ao aumento da detecção de lesões precoces e ocultas. A incidência de câncer papilar é de 2,3 por 100.000 mulheres ao ano e de 0,9 por 100.000 homens. Cada ano, na Inglaterra e no País de Gales, são diagnosticados 900 novos casos e 250 óbitos resultantes desse quadro. Com o tratamento adequado, a pers-

Tabela 3.1	Categorias de diagnóstico de citologia por aspiração com agulha fina
Categoria	Descrição
Ti 1	*Não diagnóstica* Ação: Repetir (com guia por ultrassom?)
Ti 2	*Não neoplásica* Ação: Repetir depois de 3-6 meses*
Ti 3	*Todas as lesões são foliculares* Ação: Discutir com MDT, lobectomia tireóidea+
Ti 4	*Anormal, suspeita de malignidade* Ação: Discutir com MDT, lobectomia tireóidea+
Ti 5	*Diagnóstico de malignidade* Ação: Tratamento com cirurgião e oncologista

*Para excluir a malignidade devem ser realizadas duas biópsias não neoplásicas;
+Com tireoidectomia completa, dependendo das descobertas intraoperatórias e histológicas. MDT = equipe multidisciplinar.

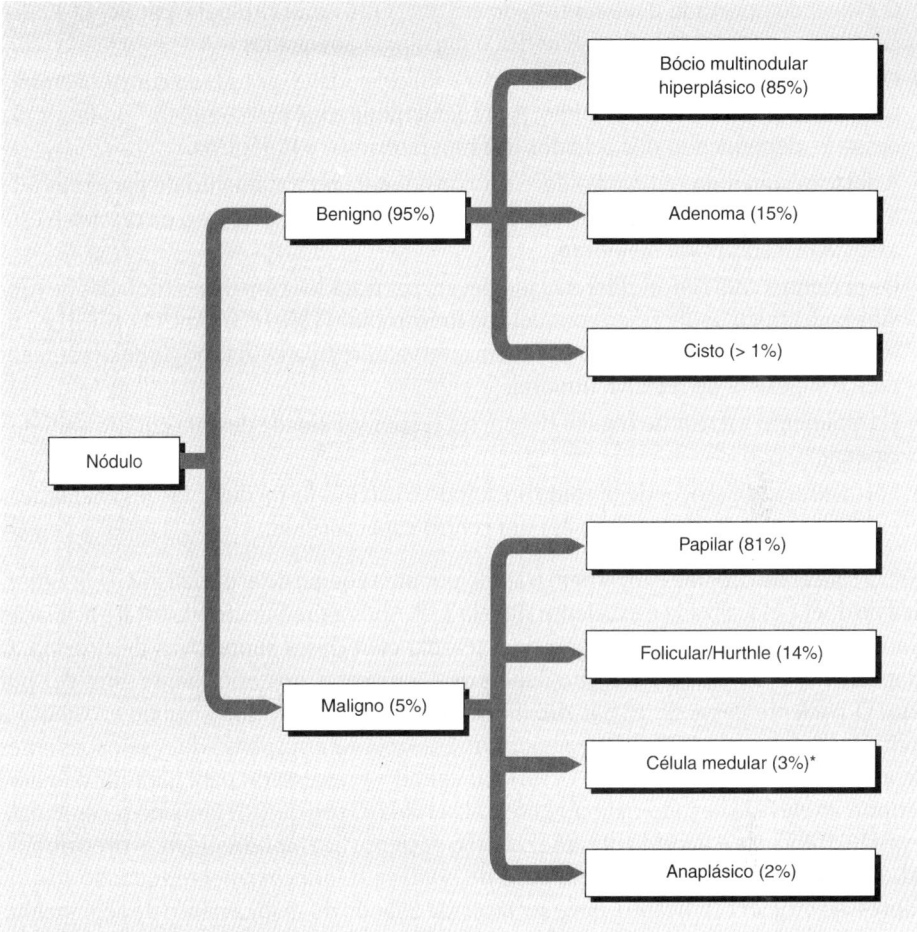

Fig. 3.2 Diagnóstico diferencial de um nódulo de 2 cm na tireoide. *Setenta e cinco por cento dos cânceres celulares medulares são esporádicos, 25% são familiares – na sua maioria associados à neoplasia endócrina múltipla tipo 2 (MEN2). As células de Hurthle (oxifílicas) são células foliculares grandes com abundante material manchado de cor-de-rosa. Os tumores podem ser benignos e geralmente crescem devagar. O prognóstico e o tratamento são similares aos de outras lesões foliculares.

pectiva geral é muito boa, com até 90% dos diagnosticados na meia-idade sobrevivendo 10 anos. A precisão do tratamento cirúrgico, a ablação pós-operatória da tireoide com iodo radioativo e o monitoramento cuidadoso de recaídas são fatores determinantes importantes de prognóstico.

As seguintes recomendações devem ser levadas em consideração:

- Pacientes com suspeita ou comprovação de câncer de tireoide devem ser tratados por um cirurgião endócrino ou por um cirurgião com adequada experiência em cirurgia endócrina.

- O câncer comprovado deve ser tratado em um centro com citologia, patologia, endocrinologia, medicina nuclear, genética e oncologia adequadas.
- O câncer de tireoide diferenciado (papilar e folicular) deve ser tratado com lobectomia total como procedimento mínimo. A tireoidectomia total ou "completa" pode ser necessária, dependendo dos achados intraoperatórios e patológicos.
- A ablação com iodo radioativo deve ser considerada no tratamento de pacientes que foram submetidos à tireoidectomia total. Isso melhorará a detecção da recaída e está associada à sobrevida melhorada.
- Os pacientes com câncer diferenciado devem ser tratados com doses tituladas de tiroxina para atingir a supressão completa da tireotropina (TSH) (< 0,1 mUI/L). A TSH e a tireoglobulina devem ser monitoradas em intervalos regulares. A tireoglobulina aumentada é sugestiva de recidiva tumoral.
- O tratamento e a revisão regular devem ser responsabilidade de uma equipe multidisciplinar.
- Formas raras de câncer de tireoide, incluindo o carcinoma medular, lesões anaplásicas e linfoma, devem ser tratadas em um centro especializado.

O câncer de tireoide é mais bem tratado por uma equipe de especialistas. O prognóstico da doença localizada é excelente (Tabela 3.2). Após a tireoidectomia total e a ablação com iodo radioativo, o paciente inicia a terapia com doses supressivas de tiroxina. O mapeamento à base de iodo é feito depois de 4-6 meses e, posteriormente, uma vez por ano. O paciente cessa de tomar tiroxina 6 semanas antes de cada exame e começa a tomar tri-iodotironina (20 µg 3 vezes ao dia). Esse regime é suspenso duas semanas antes da ablação com iodo radioativo. O TSH aumentado é necessário para garantir que uma proporção elevada de iodo radioativo seja absorvida. O uso de TSH humano recombinante (rhTSH) encurta o período durante o qual o paciente fica hipotireóideo. A tireoglobulina é mais útil como marcador em caso de recidiva e, principalmente, quando não há supressão do TSH e, portanto, deve ser avaliada quando do mapeamento de acompanhamento – se a tireoide tiver sido removida com sucesso, a tireoglobulina deverá ser negativa. A supressão da TSH é útil também em alguns casos de doença tireóidea benigna – a TSH é um fator de crescimento tanto para as células tireóideas benignas quanto para as malignas.

Tabela 3.2	Prognóstico de câncer papilar de tireoide	
Estádio	Descrição	Mortalidade (%)*
I	< 45 anos, tumor < 1 cm, sem metástase T1 N0 M0	1,7
II	> 45 anos, metástase em qualquer tamanho, qualquer T, N, M1	15,8
III	> 45 anos, invasão local T4, N0, M0 ou qualquer T, N1, M0	30,0
IV	> 45 anos com metástase em qualquer T, N M1	60,9

*A mortalidade é a mortalidade específica do câncer em 10 anos.

Desenvolvimentos Recentes

1. Os cânceres papilares muitas vezes estão presentes em múltiplos focos dentro da tireoide. O câncer pode surgir de um tumor primário metastático ou do desenvolvimento independente de múltiplos tumores. Recentemente, Shattuck et al.[4] investigaram a origem clonal dos cânceres papilares multifocais em mulheres estudando os polimorfismos do gene receptor de androgênio no cromossomo X. Eles confirmaram que os cânceres papilares multifocais, em muitos casos, podem-se desenvolver como tumores primários independentes.
2. Nódulos com diâmetro superior aos 2 cm geralmente requerem intervenção. A história natural das lesões menores e carcinomas ocultos da tireoide é praticamente desconhecida. De fato, muitos deles jamais são diagnosticados. Os cânceres papilares têm maior probabilidade de serem multifocais e de difusão localizada, já as lesões papilares foliculares têm a mesma probabilidade de se expandirem à distância. Um recente estudo alemão sugeriu que a intervenção antes que os tumores cheguem aos 2 cm é altamente benéfica para o prognóstico.[5]
3. A FNAC tem sido de pouco valor na estratificação do risco das lesões. Há um interesse considerável pela cirurgia minimamente invasiva para as lesões tireóideas de baixo risco. A fotocoagulação a *laser* com orientação de ultrassom é útil para o tratamento das lesões benignas[6] e apresenta bons resultados cosméticos com baixo risco de efeitos colaterais.

 Conclusões

O paciente acima tem mais de 45 anos e apresenta um inchaço que surgiu recentemente cujo diâmetro é maior que 2 cm. As investigações apontam para se considerar a cirurgia como definitiva indicada. Entretanto, é muito provável que se trate de um nódulo benigno – pode ser tanto um nódulo hiperplásico dominante em um bócio multinodular ou, considerando-se a idade do paciente, um adenoma benigno. Os testes da função da tireoide, as medições dos autoanticorpos, a varredura com ultrassom e isótopos, tudo deve ser levado em consideração, porém, a investigação principal é a FNAC. Se a lesão for de baixo risco, será seguro postergar a cirurgia e realizar uma biópsia complementar depois de 3-6 meses, visto que o tratamento de cânceres papilares e foliculares com cirurgia, ablação com iodo radioativo e terapia supressiva com tiroxina é altamente eficiente. Recomenda-se o tratamento imediato de todas as lesões de alto risco.

 Leituras Complementares

1. Utiger RD. The multiplicity of thyroid nodules and carcinomas. *N Engl J Mead* 2005; **352**: 2376-8.
2. Pacini F, Burron L, Ciuoli C, Di Cairano G, Guarino E. Management of thyroid nodules: a clinicopathological, evidence-based approach. *Eur J Nucl Med Mol Imaging* 2004; **31**: 1443-9.

3. Nguyen GK, Lee MW, Ginsberg J, Wragg T, Bilodeau D. Fine-needle aspiration of the thyroid: an overview. *Cytojournal* 2005; **2**: 12-24.
4. Shattuck TM, Westra WH, Ladenson PW, Arnold A. Independent clonal origins of distinct tumour foci in multifocal papillary thyroid carcinoma. *N Engl J Mead* 2005; **352**: 2406-12.
5. Machens A, Holzhausen HJ, Dralle H. The prognostic value of primary tumor size in papillary and follicular thyroid carcinoma. *Cancer* 2005; **103**: 2269-73.
6. Dossing H, Bennedbaek F, Hegedus L. Effect of ultrasound-guided interstitial laser photocoagulation on benign solitary solid cold thyroid nodules—a randomised study. *Eur J Endocrinol* 2005; **152**: 341-5.

PROBLEMA

4 Síndrome do Eutireoidiano Doente

 ## Anamnese

Um homem de 56 anos de idade apresenta-se com infarto agudo do miocárdio. O exame revela insuficiência leve do miocárdio. Ele vem sentindo-se bastante cansado e tem sentido dores no tórax, mesmo fazendo esforços mínimos. Seus testes de tireoide revelam T_4 livre baixa, em 10 pmol/L (normal: 12-25 pmol/L) e a tireotropina (hormônio que estimula a tireoide [TSH]) no limite mínimo da faixa de referência (0,6 mUI/L, normal 0,15-3,5 mUI/L).

Poderiam os resultados de seus testes de tireoide influenciar no estado de saúde?

Como você investigaria esse quadro de forma mais aprofundada?

Ele precisa de terapia com reposição tireóidea?

 ## Fundamentos

Os modernos testes de tireoide com medições dos hormônios livres e os ensaios com tireotropina (TSH) de alta sensibilidade vêm facilitando o diagnóstico das disfunções da tireoide. A síndrome do eutireoidiano doente refere-se às alterações fisiológicas que ocorrem em pacientes com doenças não tireóideas na ausência de uma doença da tireoide. Geralmente se recomenda aos clínicos que não interpretem testes de tireoide durante uma doença intercorrente intensa, como a doença da tireoide. Entretanto, hoje reconhecemos que as alterações que ocorrem na função tireóidea em pacientes com sepse, infarto do miocárdio, insuficiência cardíaca e outras doenças críticas são importantes para o prognóstico. A base fisiológica para essas alterações começa a ser entendida. As medições dos hormônios da tireoide nessas circunstâncias podem ser úteis e a possibilidade de que intervenções para corrigir as alterações tireóideas nessas circunstâncias pode melhorar o prognóstico.

Os padrões comuns de anormalidade são:

- T_3 baixa – a anormalidade mais comum em razão da conversão periférica insuficiente de T_4 em T_3, e acompanhada por T_3 reverso aumentado.
- T_3 e T_4 baixas – em razão da menor produção da tireoide e das alterações nas proteínas carreadoras.
- T_3, T_4 e TSH baixas – alteração no eixo da hipófise hipotalâmia em pacientes que estão muito doentes.

Somente 0,3% da tri-iodotironina (T_3) e 0,03% da tiroxina (T_4) na circulação são livres e, portanto, metabolicamente ativas. O hormônio da tireoide no plasma é transportado como segue:

- 70-80% – globulina de ligação da tiroxina (TBG).
- 10-15% – transtirretina (TTR).
- 10-15% – albumina.

O conhecimento existente sobre como essas proteínas que transportam o hormônio da tireoide se alteram nas doenças não tireoidianas já é considerável. Em repouso, as alterações dar-se-iam nos níveis totais dos hormônios, mas não nos hormônios livres. Entretanto, a curto prazo, como no contexto da doença aguda, a rápida alteração nos níveis de transporte das proteínas pode mudar o equilíbrio entre o hormônio livre e o vinculado afetando, assim, os níveis deste último. Além disso, os inibidores de ligação, associados à fração de ácidos graxos não esterificados (NEFA) do plasma aumentam na doença aguda.

A TBG é a principal proteína de transporte. A proteína de 46,3 kDa é um membro da superfamília inibidora da serina proteinase (SERPINA7) e é homóloga a outras antiproteases, incluindo a α_1-antiquimiotripsina e a α_1-antitripsina. O gene encontra-se no cromossomo X (Xq22.2) e as mutações podem provocar um aumento ou diminuição da sua expressão. As condições associadas às alterações na TBG estão resumidas na Tabela 4.1. A forma dominante autossômica da deficiência da TBG pode ser decorrente das alterações no gene regulador visto que a TBG pode ser aumentada, nessa condição, pelo tratamento com estrogênios.

Tabela 4.1 Condições associadas aos níveis alterados de globulina ligada à tiroxina

Excesso	Deficiência
Gravidez	Tratamento com androgênios
Tratamento com estrogênios	Corticosteroides (dose elevada)
Recém-nascido	Síndrome nefrótica
Porfiria	Acromegalia
Hepatite ativa	Genética (recessivo ligado ao X e autossômico dominante)

A TBG aumentada eleva os níveis do hormônio da tireoide e vice-versa.

A TTR era conhecida como a pré-albumina de ligação da tiroxina pela sua mobilidade eletroforética. A proteína transporta tanto os hormônios da tireoide quanto dos retinoides. O excesso congênito é responsável pela rara síndrome da hipertireoxina familiar eutireoidiana. A TTR é de especial interesse por sua associação com doenças neurodegenerativas. A proteína está altamente expressa no sistema nervoso central, sendo produzida pelo plexo coroide. Ela forma o principal componente dos depósitos de proteína nas lesões microvasculares e massas neurofibrilares de amiloides senis. As alterações na albumina sérica acompanham as doenças intensas agudas e ocorrem, também, em pacientes com doenças hepáticas e renais.

As enzimas desiodinase (DI) são selenoproteínas que catalisam a remoção do iodo na posição 5' da tiroxina para produzir o hormônio ativo tri-iodotironina (T_3) (Figura

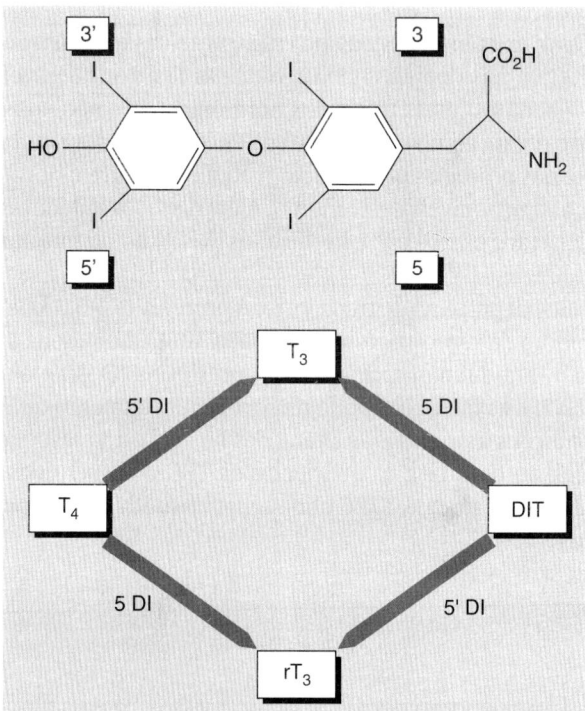

Fig. 4.1 Metabolismo da tiroxina. A tiroxina, o principal produto hormonal da glândula tireoide, é iodada nas posições 3, 5, 3' e 5'. A desiodinação na posição 5' produz a tri-iodotironina (T_3), o principal hormônio ativo. A desiodinação na posição 5 produz T_3 (rT_3) reversa, que é metabolicamente inativa, mas é um marcador para as doenças intensas. A desiodinação posterior, tanto da T_3 quanto da rT_3, produz a di-iodotironina (DIT). DI = desiodinase.

4.1). Foram identificados três genes separados para a DI: DI1 (cromossomo 1p33), que é a principal enzima do fígado e dos rins, os principais locais periféricos de produção de T_3; DI2 (cromossomo 14q24), que se expressa seletivamente na hipófise anterior e a chave da regulação da expressão da TSH com relação à tiroxina circulante; e a DI3 (cromossomo 14q32), que é a forma placentária e está envolvida na homeostasia do hormônio da tireoide fetal, embora seja expresso, também, em outros tecidos durante a vida adulta.

Em indivíduos saudáveis, aproximadamente 30% da T_4 circulante sofrem pela desiodização da 5' para produzir T_3, 40% passam pela 5-desiodização para produzir rT_3, e o resto sofre desaminação oxidativa e descarboxilação para produzir os ácidos tri-iodo-tiroacético e tetraiodo-tiroacético.

Esses produtos de desiodização são submetidos à desiodinação posterior e eliminados na bile após a conjugação com glicuronato ou sulfato. A atividade das enzimas da DI e da expressão de TSH na hipófise é influenciada pelas citocinas em circulação e de produção localizada (interleucina-6, fator de necrose tumoral-α e interferon-β), cujos níveis estão aumentados durante a doença aguda ou crônica.

Os hormônios da tireoide entram na célula através dos transportadores de ânions orgânicos e dos transportadores de L-aminoácidos. Recentemente, as mutações em uma molécula transportadora, a MCT8, foram associadas ao retardo psicomotor e à circulação aumentada da T_3 – essencialmente, uma forma de resistência ao hormônio da tireoide.[1] Os receptores do hormônio da tireoide são membros de uma superfamília de receptores nucleares. Eles são fatores de transcrição, ativados por hormônios que modulam a expressão de uma variedade de genes, ligando-a a uma sequência curta repetida de DNA conhecida como elementos de resposta da T_3. Os receptores são produtos de dois genes, α e β, cada um dos quais é expresso em duas isoformas diferentes ($α_1$ e $α_2$, e $β_1$ e $β_2$) e funcionam como heterodímeros. A $β_2$ não se liga ao hormônio da tireoide, $β_2$ tem uma distribuição restrita (hipotálamo e hipófise anterior). A síndrome de resistência do hormônio da tireoide deve-se às mutações no gene β, que diminuem sua capacidade de se ligar ao hormônio da tireoide. O hipotireoidismo leve, incluindo os problemas cognitivos e de comportamento nas crianças, está associado ao bócio e aos níveis aumentados de hormônio da tireoide, enquanto o TSH se mostra normal ou modestamente aumentado.

Após um infarto agudo do miocárdio (AMI), o sistema de hormônios da tireoide sofre regulação rápida para baixo (*down-regulation*).[2] Isso ocorre apesar de os efeitos benéficos desses hormônios melhorarem a função cardíaca e em diminuir a resistência sistêmica, mas pode ser importante na proteção do miocárdio. As alterações nos receptores do hormônio da tireoide em nível tecidual significam que o *status* do hormônio da tireoide circulante pode não refletir exatamente o *status* da tireoide em cada um dos tecidos. O nível do T_3 (diminuído) e do rT_3 (aumentado) depois do AMI pode ser um indicador valioso do prognóstico.[2,3] As alterações na função da tireoide também foram relatadas como sendo significativas para o prognóstico em outras condições, incluindo a sepse.[4]

Desenvolvimentos Recentes

1. Em pacientes com insuficiência cardíaca a T_3 baixa é um fator de risco independente para a morte.[5] A medição do T_3 pode ser de valor clínico considerável no tratamento de pacientes com insuficiência cardíaca, visto que o teste é barato e está amplamente disponível. Resta, porém, verificar se a reversão deste fator de risco com a terapia de reposição da tireoide terá valor clínico.
2. O ácido 3,5-di-iodotiropropiônico (DITPA) análogo da tiroxina provou influenciar o prognóstico favoravelmente em modelos animais de isquemia e insuficiência cardíaca. Em um modelo animal, o DITPA facilitou a angiogênese (talvez, através da expressão aumentada do fator de crescimento dos fibroblastos básicos) e diminuiu o tamanho da região acinética produzida pelo infarto.[6]
3. Peeters et al.[7] investigaram o status do hormônio da tireoide em uma longa série de pacientes internados na unidade de terapia intensiva (UTI) e confirmaram que TSH e T_3 baixas, junto com rT_3 aumentado eram marcadores para diagnósticos ruins. O tratamento intensivo com insulina, que pode melhorar o prognóstico dos pacientes na UTI, não surtiu efeito nos níveis de hormônio da tireoide. Nos pacientes que morreram, os níveis teciduais post mortem da DI1 relacionaram-se com T_3/rT_3 e negativamente com rT_3. Os níveis musculares no fígado e no esqueleto da DI3 foram positivamente correlacionados com rT_3 circulante.

 ## Conclusões

As alterações nos hormônios da tireoide do paciente do caso-índice podem ser uma resposta à sua doença aguda. O hipotireoidismo leve pode ter contribuído para os sintomas antes da internação. Da mesma maneira, o cansaço poderia ser causado por sua doença cardíaca. As alterações no hormônio da tireoide e na TSH são parte de seu ajuste fisiológico à doença aguda e podem não refletir um status alterado da tireoide ao nível tecidual. Diante dessas evidências, não há justificativa para iniciar um tratamento de reposição tireoidiana na fase aguda de sua doença pois correr-se-ia o risco de provocar disrritmias cardíacas com o tratamento com hormônio da tireoide. Os resultados anormais de seu teste de tireoide devem ser registrados (Figura 4.2) e os testes de tireoide devem ser repetidos entre 6 e 8 semanas após a recuperação da doença aguda.

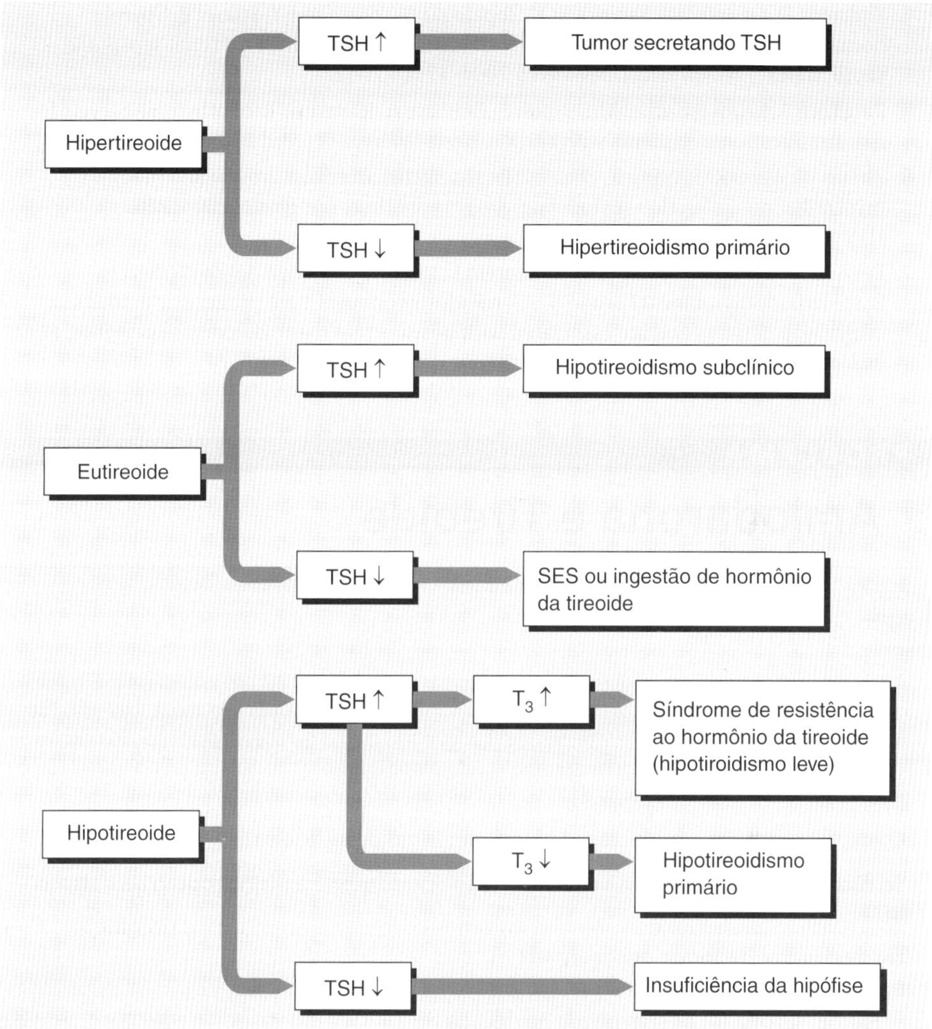

Problema 4 Síndrome do Eutireoidiano Doente

Fig. 4.2 Interpretação dos testes de tireoide (SES = síndrome da eutireoide doente).

Leituras Complementares

1. Jansen J, Friesema ECH, Milici C, Visser TJ. Thyroid hormone transporters in health and disease. *Thyroid* 2005; **15**: 757-68.

2. Friberg L, Werner S, Eggertsen G, Ahnve S. Rapid down-regulation of thyroid hormones in acute myocardial infarction: is it cardioprotective in patients with angina? *Arch Intern Med* 2002; **162**: 1388-94.

3. Pavlou HN, Kliridis PA, Panagiotopoulos AA, Goritsas CP, Vassilakos PJ. Euthyroid sick syndrome in acute ischemic syndromes. *Angiology* 2002; **53**: 699-707.

4. Yildizdas D, Onenli MN, Yapicioglu H, Topaloglu AK, SertdemirY, Ytiksel B. Thyroid hormone levels and their relationship to survival in children with bacterial sepsis and septic shock. *J Pediatr Endocrinol Metab* 2004; **17**: 1435-42.
5. Pingitore A, Landi P, Taddei MC, Ripoli A, L'Abbate A, Iervasi G. Triodothyronine levels for risk stratification of patients with chronic heart failure. *Am J Med* 2005; **118**: 132-6.
6. Zheng W, Weiss RM, Wang X, *et al.* DITPA stimulates arteriolar growth and modifies myocardial postinfarction remodeling. *Am J Physiol Heart Circ Physiol* 2004; **286**: H1994-2000.
7. Peeters RP, Wouters PJ, van Toor H, Kaptein E, Visser TJ, Van den Berghe G. Serum 3,3',5'-triiodothyronine (rT3) and 3,5,3'-triiodothyronine/rT3 are prognostic markers in critically ill patients and are associated with postmortem tissue deiodinase activities. *J Clin Endocrinol Metab* 2005; **90**: 4559-65.

PROBLEMA

5 Amiodarona e Tireoide

 Anamnese

AP é um senhor de 65 anos que começou a tomar amiodarona (200 mg ao dia) há 6 meses, quando desenvolveu taquicardia ventricular após infarto do miocárdio. Ele toma, também, um β-bloqueador, nitrato e aspirina. Ele perdeu 3,2 kg e seu clínico geral está preocupado porque a T_4 livre está elevada – 35 pmol/L – (normal 12-25 pmol/L) e há supressão da tireotropina (TSH). Não há história prévia de doença da tireoide, nem presença de anticorpos da tireoide.

Como você investigaria o possível hipertireoidismo desse paciente?

Se você decidir pelo diagnóstico de hipertireoidismo, qual é a melhor opção de tratamento?

Ele deve parar de tomar amiodarona?

A amiodarona foi desenvolvida na década de 1960 como vasodilatador coronário e é o medicamento antiarrítmico mais amplamente receitado depois dos β-bloqueadores e da digoxina. Trata-se de um agente antiarrítmico classe III que atua, principalmente, prolongando a fase de repolarização do potencial de ação. A substância é útil a várias arritmias supraventriculares e ventriculares, embora nos EUA esteja licenciada somente para estas últimas. O maior benefício do medicamento pode ser observado no tratamento de taquicardia ventricular monomórfica e polimórfica e de condições associadas a altos riscos de morte súbita. Diferentemente de muitos outros agentes antiarrítmicos, a amiodarona não deprime a função cardíaca.

A amiodarona pode ser administrada por via intravenosa (150-300 mg) ou oralmente (dose de manutenção de 200-400 mg ao dia). É altamente solúvel em gordura e ligada às proteínas, sendo responsável pela sua longa meia-vida de até 100 dias, e pelo fato de a carga oral demorar alguns dias. A amiodarona é metabolizada no fígado para a desetilamiodarona, que também tem alguma atividade antiarrítmica. A amiodarona não deve ser usada durante a amamentação, pois ela cruza a placenta, embora não haja evidências de sua teratogenicidade. É contraindicada em pacientes com bradicardia nodal ou bloqueio cardíaco, a não ser que o marca-passo esteja *in situ*. E como ela inibe os membros da superfamília do citocromo P450, ela pode potencializar outros medicamentos, incluindo: warfarina, digoxina, sinvastatina, teofilina, sildenafil, ciclosporina e os medicamentos antiarrítmicos de classe I.

Os efeitos colaterais da amiodarona limitam seu uso: alterações nas enzimas hepáticas são comuns e podem provocar hepatite florida e cirrose; a fibrose pulmonar é um dos efeitos colaterais mais graves, pode provocar neuropatias periféricas, incluindo neuropatias ópticas. Os microdepósitos córneos surgem em razão da insolubilidade do medicamento – esses geralmente são assintomáticos, mas podem causar efeitos de difusão luminosa. O medicamento sensibiliza os usuários à luz ultravioleta A; recomenda-se, portanto, o uso de um fator de proteção solar (FPS) elevado. A substância também pode provocar descoloração cutânea cinza-azulada. A amiodarona pode provocar distúrbios do sono e pesadelos. As recomendações de vigilância dos pacientes tratados com amiodarona estão resumidas na Tabela 5.1.

Os pacientes tratados com amiodarona devem ser avisados que beber suco de laranja pode potencializar a ação do medicamento. A furanocumarina na toranja inibe a ação da enzima CYP3A4 no trato gastrintestinal e no fígado. Essa enzima é importante na eliminação (*clearance*) dos medicamentos, incluindo a amiodarona, algumas estatinas (atorvastatina, sinvastatina, lovastatina), o etinilestradiol, a ciclosporina, alguns bloqueadores dos canais de cálcio (a felodipina e a nisoldipina), a sertralina e as benzodiazepinas.

A amiodarona tem 37% de iodo por peso, 10% dos quais são liberados como iodo livre. Isso significa 7,5 mg de iodo ao dia para um paciente tratado com uma dose de

Tabela 5.1	Vigilância dos pacientes tratados com amiodarona
Período de tempo	Recomendação
Antes de começar	Exame clínico
	Eletrólitos
	Testes hepáticos
	Testes de tireoide e anticorpos*
	ECG e radiografia de tórax
Cada 6 meses	Eletrólitos
	Testes hepáticos
	Testes de tireoide
Anualmente	Exame com lâmpada de fenda+

*Os pacientes com anticorpos da tireoide devem fazer os testes de tireoide a cada 3 meses. +Alguns especialistas pedirão este exame somente se houver sintomas oculares.

manutenção de 200 mg. A amiodarona aumenta em 40 vezes o iodo no plasma e na urina. A ingestão diária recomendada de iodo é de 150 μg para indivíduos com mais de 12 anos e de 200 μg para mulheres grávidas ou que estiverem amamentando. As principais fontes alimentares de iodo são os laticínios (em áreas repletas de iodo), os frutos do mar e o sal iodado (2 g fornecem a quantidade diária necessária de iodo).

Os efeitos da amiodarona sobre a função da tireoide são complexos e variáveis.[1] Ao inibir a enzima 5'-desiodinase, a amiodarona diminui a conversão da T_4 em T_3. Como consequência, a T_4 aumenta em aproximadamente 40%, e a T_3 diminui em quase 20%, com aumento na T_3 reversa. Essas alterações ocorrem em alguns dias após o começo da medicação. O *feedback* do hormônio da tireoide diminuído na tireoide leva a um aumento inicial no TSH que volta ao normal em 3 meses. Essas alterações significam que aproximadamente 50% dos pacientes tratados com amiodarona têm testes de tireoide anormais; a função da tireoide é difícil de avaliar se os testes basais não forem realizados antes de se iniciar o medicamento, dificultando, assim, o diagnóstico dos distúrbios da tireoide. A amiodarona pode ter efeitos locais, diminuindo a ligação da T_3 com seu receptor e induzindo, assim, o hipotireoidismo local parcial.

O hipotireoidismo induzido por amiodarona é cerca de quatro vezes mais comum em áreas repletas de iodo e pode afetar até 15% da população. Geralmente o quadro é transitório e resolver-se-á mais rápido se o medicamento puder ser interrompido. O hipotireoidismo induzido por amiodarona é mais comum nas mulheres (M:H = 1,5:1), e naqueles sujeitos com anticorpos da tireoide preexistentes ou TSH aumentado. Aqueles com doença autoimune subjacente têm mais probabilidade de desenvolver bócio e hipotireoidismo permanente. Uma mulher com anticorpos da tireoide tem um risco relativo de 13 de desenvolver hipotireoidismo induzido por amiodarona. O efeito inibidor do iodo (efeito de Wolff-Chaikoff) e o dano direto à tireoide com exposição a autoantígenos são importantes na patogênese. Os sintomas são similares ao hipotireoidismo provocado por outras causas, embora possam estar mascarados por uma doença cardíaca subjacente e por sintomas exacerbados desta última. A tiroxina pode ser administrada concomitantemente à amiodarona se for necessário.

A incidência da tireotoxicose induzida por amiodarona (AIT) varia de 2%, em áreas com iodo suficiente, a 12% nas áreas com falta de iodo. Dependendo de haver doença da tireoide subjacente ou um quadro de tireoidite destrutiva, podem ser reconhecidos dois tipos diferentes de AIT (Tabela 5.2). O Doppler colorido tem sido usado por vários investigadores como forma de demonstrar o aumento no fluxo sanguíneo associado à doença de Graves subjacente ou à doença nodular tóxica. Os sintomas de tireotoxicose podem ser parcialmente mascarados pelo efeito β-bloqueador da amiodarona. Parece improvável que a amiodarona predisponha ao câncer, porém, já foi relatado um caso de câncer de tireoide associado à AIT.[2] Continuar o tratamento com amiodarona não influencia o resultado da terapia com o medicamento antitireóideo, e se o medicamento for interrompido, muitos especialistas sentem que é seguro retomar o tratamento depois que a tireotoxicose tiver sido tratada. Alguns especialistas sugerem a ablação da tireoide com iodo radioativo antes de reiniciar o medicamento nos casos em que o risco de tireotoxicose recorrente for elevado.

Tabela 5.2 Dois tipos de tireotoxicose induzida por amiodarona

	Tipo 1	Tipo 2
Doença da tireoide preexistente	Doença de Graves–bócio multinodular	Não
Duração do uso da amiodarona	< 2 anos	Geralmente mais demorado
Intumescimento local	Ausente	Algumas vezes
Bócio	Geralmente	Geralmente não
Ingestão de iodo	Baixa	Muito baixa
Autoanticorpos	Se doença de Graves	Não
Interleucina 6 sérica	Normal	Aumentada
Doppler de fluxo colorido	Fluxo aumentado	Normal
Tireotoxicose	Não transitória	Transitória
Suspender a amiodarona?	Se possível	Não é necessário
Terapia de primeira linha	Medicamento antitireóideo em altas doses	Prednisolona
Hipotireoidismo subsequente	Raro	Frequente, mas muitas vezes transitório

Geralmente se recomendam doses elevadas de esteróides para a AIT tipo 2, especialmente se houver dor e intumescimento em volta da glândula. A maior parte dos médicos não interromperia a amiodarona. Um esquema proposto para tratar a AIT é apresentado na Figura 5.1.

Para a AIT tipo 1, doses altas de carbimazol ou metimazol representam o tratamento de primeira escolha. Os pacientes são relativamente resistentes e podem requerer doses mais elevadas que o normal (p. ex., 20 mg de carbimazol 4 vezes ao dia). A maioria dos médicos interromperia a administração da amiodarona. O perclorato é útil como tratamento de segunda linha, eliminando o excesso de iodo da tireoide. Doses de 200-1.000 mg ao dia são usadas por até 2 meses. Em raras ocasiões, isso pode provocar anemia aplásica – recomenda-se o monitoramento da contagem sanguínea duas vezes por semana. O iodo radioativo tem uso limitado em decorrência da baixa ingestão na glândula.

Desenvolvimentos Recentes

1. Uma metanálise do uso da amiodarona após cirurgia cardíaca[3] mostrou incidência diminuída da fibrilação atrial e distúrbios do ritmo ventricular, risco reduzido de derrame cerebral e permanência mais curta no hospital. O medicamento continua, também, sendo extremamente útil em pacientes com arritmias supraventriculares recorrentes ou refratárias.

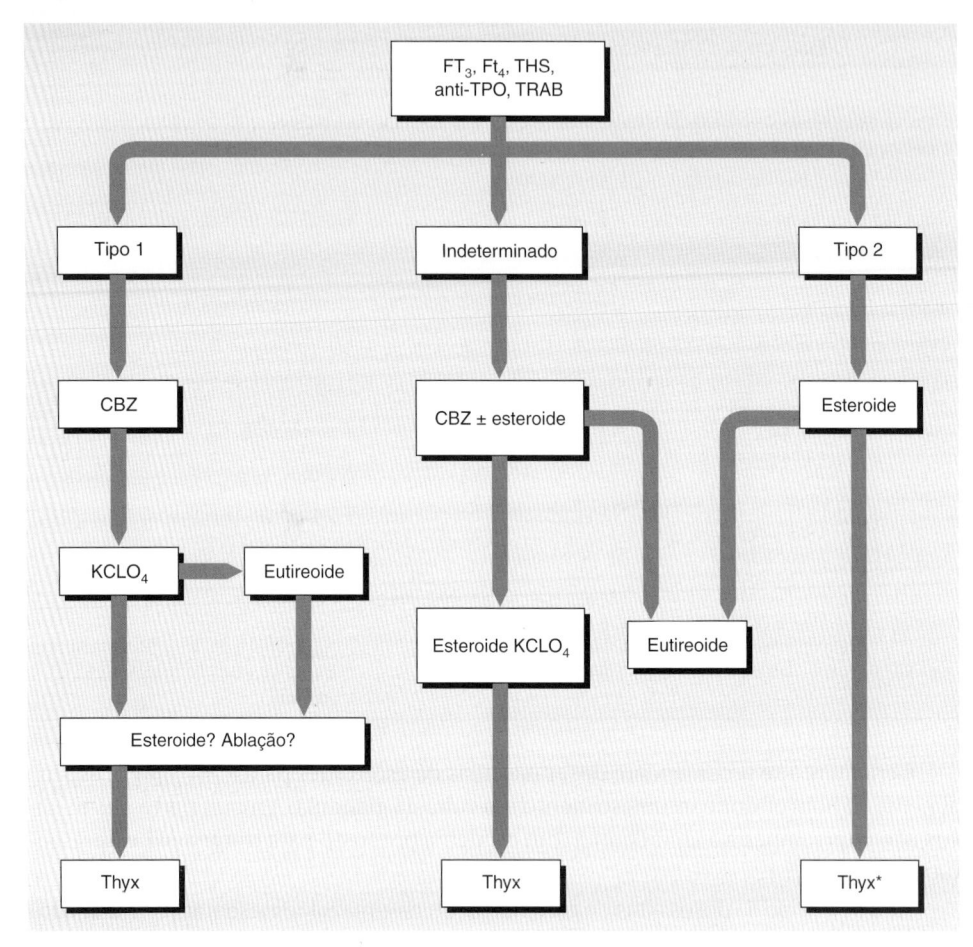

Fig. 5.1 Tratamento de suspeita de tireotoxicose induzida pela amiodarona (AIT). A ablação é feita por meio de terapia com iodo radioativo. O ácido iopanoico, meio de contraste contendo iodo, seria usado por alguns médicos para casos refratários. *Raramente exigida. Muitos casos de AIT tipo 2 resolvem-se sem tratamento – o monitoramento cuidadoso é uma opção se o paciente tem sintomas leves ou nenhum, e se tiver estabilidade cardíaca. CBZ = carbimazol; $KCLO_4$ = perclorato; Thyx = tireoidectomia; TRAB = anticorpos receptores da TSH.

2. Nossa confiança atual na amiodarona pode diminuir conforme os medicamentos antiarrítmicos mais novos se tornarem disponíveis: por exemplo, o bepridil[4] é um antagonista do cálcio com modo de ação celular distinto e com alguma atividade de bloqueio dos canais de sódio. O medicamento é altamente eficiente na conversão da fibrilação atrial em ritmo sinusal. Outros agentes de classe III estão sendo investigados, incluindo a ibutilida[5] e a dronedarona[6] é um análogo da amiodarona que não contém iodo e não tem tantos efeitos colaterais, incluindo aqueles que afetam a função da tireoide.

3. O tratamento não farmacológico das arritmias vem-se sofisticando ao longo dos últimos anos, incluindo o uso da cirurgia de remoção por radiofrequência para pacientes com fibrilação atrial.[7] Esse procedimento pode ser usado eficientemente com a farmacoterapia se for necessário. Para pacientes com distúrbios perigosos do ritmo ventricular, os desfribiladores cardíacos que podem ser implantados são seguros e altamente eficientes.

Conclusões

Os testes de tireoide são difíceis de serem interpretados nos pacientes tratados com amiodarona. É importante que sejam solicitados antes de se iniciar a terapia com esse medicamento e a intervalos regulares durante o tratamento. Adicionalmente aos testes de tireoide, a investigação do paciente do caso-índice pode incluir os anticorpos da tireoide (peroxidase antitireoide e anticorpos receptores da TSH), o ultrassom da tireoide e o Doppler por fluxo colorido (se estiver disponível). Pode ser difícil decidir se o paciente é tireotóxico se os sintomas não forem acentuados. É provável que esse paciente tenha AIT tipo 2 e a amiodarona não deve ser interrompida. Ele pode não requerer nenhum tratamento a curto prazo, mas sua função da tireoide deve ser monitorada cuidadosamente. Se o tratamento for considerado necessário, deve-se considerar a administração de altas doses de corticosteroides (p. ex., prednisolona, 60 mg ao dia).

Leituras Complementares

1. Basaria S, Cooper DS. Amiodarone and the thyroid. *Am J Med* 2005; **118**: 706-14.
2. Saad A, Falciglia M, Steward D, Nikiforov YE. Amiodarone-induced thyrotoxicosis and thyroid cancer. Clinical, immunohistochemical, and molecular genetic studies of a case and review of the literature. *Arch Pathol Lab Med* 2004; **128**: 807-10.
3. Aasbo JD, Lawrence AT, Krishnan K, Kim MH, Trohman RG. Amiodarone prophylaxis reduces major cardiovascular morbidity and length of stay after cardiac surgery: a meta-analysis. *Ann Intern Med* 2005; **143**: 327-36.
4. Nakazato Y, Yasuda M, Sasaki A, *et al.* Conversion and maintenance of sinus rhythm by bepridil in patients with persistent atrial fibrillation. *Circ J* 2005; **69**: 44-8.
5. Fragakis N, Papadopoulos N, Papanastasiou S, *et al.* Efficacy and safety of ibutilide for cardioversion of atrial flutter and fibrillation in patients receiving amiodarone or propafenone. *Pacing Clin Electrophysiol* 2005; **28**: 934-61.
6. Touboul P, Brugada J, Capucci A, Crijns HJG, Edvardsson N, Hohnloser SH. Dronedarone for prevention of atrial fibrillation: a dose-ranging study. *Eur Heart J* 2003; **24**: 1481-7.
7. Geidel S, Ostermeyer J, Lass M, *et al.* Three years experience with monopolar and bipolar radiofrequency ablation surgery in patients with permanent atrial fibrillation. *Eur J Cardiothorac Surg* 2005; **27**: 243-9.

PROBLEMA

6 Hipotireoidismo Subclínico

Anamnese

Uma mulher de 26 anos de idade apresenta-se reclamando de cansaço e menstruação abundante. Ela se casou há 18 meses e está tentando engravidar. Ela é fumante. Sua saúde geral é muito boa e ela não toma nenhuma medicação. Sua mãe desenvolveu hipotireoidismo por volta dos 40 anos e ela tem um primo com doença celíaca. Seu nível de tireotropina sérica (TSH) está levemente aumentado, em 7,2 mUI/L (a variação normal vai até 4,5 mUI/L), porém, os níveis de hormônio da tireoide estão dentro dos parâmetros normais.

Ela requer uma investigação complementar?

Seus testes da tireoide têm alguma influência na fertilidade?

Ela deveria iniciar uma terapia de reposição de tiroxina?

Se ela ficar grávida, será necessário mudar sua terapia de tiroxina?

Fundamentos

O hipotireoidismo é comum. A doença subclínica geralmente se manifesta como TSH elevada e os sintomas leves são extremamente comuns, especialmente em pessoas idosas:[1] no estudo de Whickham, realizado na região nordeste da Inglaterra, o TSH sérica elevada foi relatada em 7,5% das mulheres e em 2,8% dos homens. Da mesma maneira, no estudo *National Health and Nutrition Examination Survey* (NHANES) II, 4,6% dos indivíduos norte-americanos tinham TSH aumentado. Os estudos realizados com pessoas idosas reportam hipotireoidismo leve ou subclínico em 10 a 15%.

O tratamento do hipotireoidismo subclínico tem sido controverso, embora alguns estudos nos anos de 1980 e 1990 tenham sugerido um desempenho neuropsicológico melhorado.[1] No caso de pessoas com TSH inferior a 10 mUI/L, a sintomatologia geralmente não se diferencia daquela dos indivíduos normais e o principal argumento para o tratamento tem sido melhorar o perfil lipídio e, assim, diminuir o risco de doença cardiovascular. As diretrizes de consenso nos EUA nos primeiros anos do século XIX não recomendavam tratamentos de rotina daquelas pessoas cuja TSH era inferior a 10 mUI/L, não defendiam a triagem universal e não sustentavam um papel para a medição dos anticorpos da tireoide no processo de tomada de decisão. Uma recente revisão[2] por um painel de especialistas concluiu que a literatura relativa ao hipotireoidismo subclínico era deficitária em inúmeras áreas. Em particular, faltavam evidências relativas à condição de parâmetros finais cardíacos adversos de grandes estudos baseados na população e as evidências que suportassem o uso dos testes de anticorpos da tireoide de forma rotineira eram escassas. Entretanto, reconheceu-se que a taxa de progressão para hipotireoidismo era de 2 a 5% ao ano e que a presença de anticorpos da tireoide e níveis mais altos de TSH (> 10 mUI/L) eram marcadores dessa provável progressão.

No caso de indivíduos assintomáticos com TSH >10 mIU/L, recomendou-se que não fosse seguido nenhum tratamento e que os testes fossem repetidos depois de 6 e 12 meses. O grupo sentiu que as evidências ligando o hipotireoidismo subclínico aos insatisfatórios resultados de gravidez eram "justas" e recomendou o tratamento das mulheres que estivessem planejando engravidar e o aumento da dose de tiroxina durante a gravidez. Foi produzido um algoritmo de tratamento baseado nas deliberações deste grupo de especialistas,[2] que é apresentado na Figura 6.1 em versão modificada.

As irregularidades menstruais, a subfertilidade e a anovulação são reconhecidos no hipotireoidismo intenso.[1] Entretanto, não há estudos sistemáticos que avaliem a possível ligação entre o hipotireoidismo subclínico e a subfertilidade. Os dados disponíveis sugerem que o hipotireoidismo leve não está associado a irregularidades menstruais marcantes, distúrbios graves nos níveis de prolactina ou disfunção marcada do *corpus luteum*. Um estudo austríaco[3] conduzido com mulheres encaminhadas com subfertilidade e tratadas com reposição de tiroxina finamente sintonizada, ajustada de acordo com o teste do hormônio liberador da tireo-

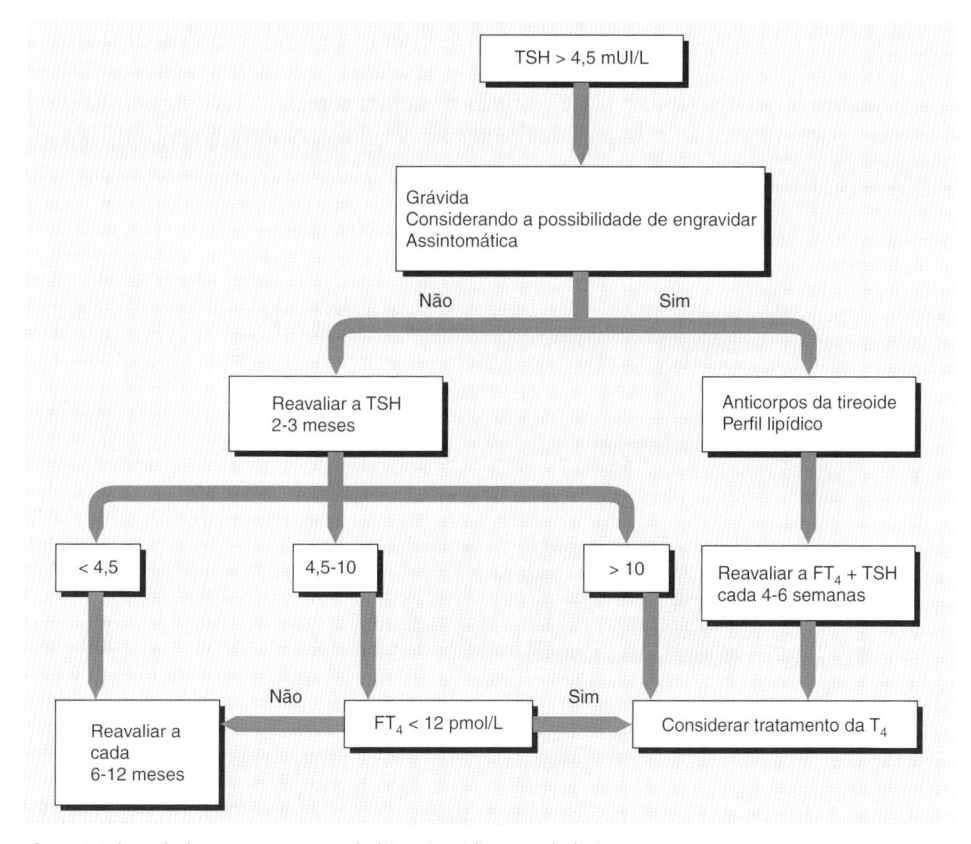

Fig. 6.1 Diagnóstico e tratamento de hipotireoidismo subclínico.

tropina (TRH) atingiu elevados níveis de gravidez. O tratamento de mulheres que estão considerando engravidar parece prudente, visto que suas exigências de tiroxina aumentarão se engravidarem, e o tratamento com tiroxina é seguro e barato.

A ligação entre a deficiência "bruta" da tireoide da mãe e o desenvolvimento neurológico da criança, foi reconhecida ao final do século XIX. O acúmulo de evidências relativas ao efeito de graus mais sutis de disfunção da tireoide têm sido relativamente falhos. Haddow *et al.*[4] examinaram os filhos de 47 mulheres cuja TSH era superior ao 99,7° centil. Seus filhos foram examinados usando uma bateria de testes para investigar a linguagem, a capacidade de leitura, as habilidades visuais e motoras, o desempenho escolar e a inteligência. Essas crianças foram comparadas a 124 crianças no grupo-controle cujas mães apresentaram TSH normal durante a gestação. O desempenho dos filhos das mães com TSH elevado foi relativamente menos satisfatório na bateria de testes; 19% das mães com hipotireoidismo leve tiveram filhos com QI inferior a 85, comparadas a somente 5% no grupo-controle.

Desenvolvimentos Recentes

1. Alexander *et al.*[5] mediram sequencialmente a função da tireoide, a gonadotropina coriônica humana e os estrógenos antes e durante a gravidez. A dose de tiroxina teve de ser aumentada em 17 das 20 gestações com um aumento médio de 47%. O aumento fez-se necessário já no começo da quinta semana e teve de ser mantido até o parto (Figura 6.2). As anormalidades associadas ao subtratamento do hipoti-

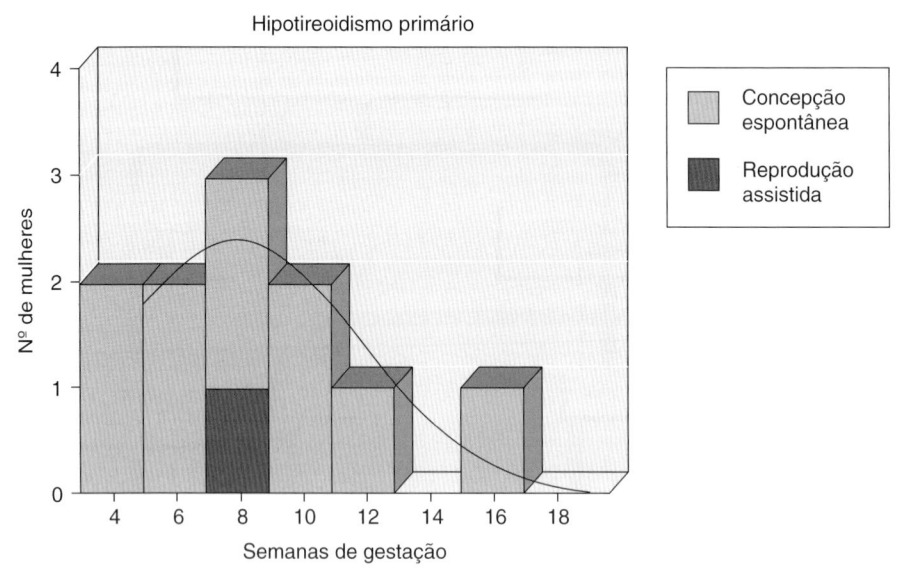

Fig. 6.2 Ritmo da tiroxina aumentada durante a gravidez (do estudo de Alexander *et al.*[5]). Os números mostram a semana de gestação na qual foi necessária uma dose mais elevada de tiroxina em uma pequena série de mulheres acompanhadas desde antes da concepção e ao longo da gravidez.

reoidismo subclínico na gestação são sutis, porém, significativas – não há alterações expressivas no resultado materno ou fetal.
2. Os bifenis policlorinados são pesticidas universalmente presentes como contaminantes ambientais. Níveis mais elevados dessas substâncias em mulheres grávidas estão associados a níveis mais baixos de hormônios da tireoide.[6] Esses efeitos estão presentes também em modelos animais e os compostos provaram influenciar a transcrição dos genes responsaveis pela produção do hormônio da tireoide no sistema nervoso.
3. As evidências disponíveis sugerem que o hipotireoidismo subclínico não tratado é um fator de risco para a doença vascular com estudos confirmando aumento no colesterol lipoprotéico de baixa densidade e na espessura da carótida íntima média. Os estudos mostraram efeitos variáveis na reposição da tiroxina em casos de dislipidemia, porém, isto pode depender da precisão da reposição. Foi também documentado que pacientes com hipotireoidismo subclínico apresentam níveis aumentados de insulina e de proteína C reativa – ambos, também, fatores de risco para doenças vasculares.[7]
4. As doenças autoimunes, especialmente o lúpus eritematoso sistêmico, estão associadas a um maior risco de aborto. Em metanálise recente, Prummel e Wiersinga[8] demonstraram a associação entre os anticorpos da tireoide e o risco de aborto. Combinando os dados de 8 casos-controle e 10 estudos longitudinais eles encontraram OR (razão de probabilidade) de 2,73 entre os pacientes com doença da tireoide autoimune. Não está claro se isso se deve a efeitos metabólicos do hormônio da tireoide alterado ou a um estado imune alterado que afeta o aloenxerto fetal ou a fatores demográficos.

Conclusões

Essa paciente deve ser investigada inicialmente com medições do hormônio da tireoide livre e da TSH junto com uma avaliação do *status* dos anticorpos da tireoide (peroxidase antitireoide e antitireoglobulina [anti-Tg]). Ela não requer um exame de imagem da tireoide (isótopos ou ultrassonografia). Neste estágio, nós não iniciaríamos as investigações sobre a fertilidade, porém, procuraríamos corrigir seu hipotireoidismo. Não se tem certeza se o hipotireoidismo subclínico prejudica a fertilidade, porém, a correção da anormalidade hormonal é indicada, definitivamente, antes de engravidar e durante a gestação. Seu TSH deve ser controlado em uma secunda etapa, antes de iniciar a administração da tiroxina (se a TSH estiver elevada novamente). Na gravidez, a dose de tiroxina geralmente precisa ser aumentada o equivalente a duas doses diárias por semana – geralmente 25-50 μg ao dia. O objetivo é manter a TSH entre 0,5 mUI/L e 2,0 mUI/L com a tiroxina livre no terço superior da variação de referência normal.

Leituras Complementares

1. Roberts CG, Ladenson PW. Hypothyroidism. *Lancet* 2004; **363**: 793-803.
2. Surks MI, Ortiz E, Daniels GH, *et al.* Subclinical thyroid disease. Scientific review and guidelines for diagnosis and management. *JAMA* 2004; **291**: 228-38.

3. Raber W, Nowotny P, Vytiska-Binstorfer E, Vierhapper G. Thyroxine treatment modified in infertile women according to thyroxine-releasing hormone testing: 5 year follow-up of 283 women referred after exclusion of absolute causes of infertility. *Hum Reprod* 2003; **18**: 707-14.
4. Haddow JE, Palomaki GE, Allan WC, et al. Maternal thyroid deficiency during pregnancy and subsequent neuropsychological development of the child. *N Engl J Med* 1999; **341**: 549-55.
5. Alexander EK, Marqusee E, Lawrence J, Jarolim P, Fischer GA, Larsen PR. Timing and magnitude of increases in levothyroxine requirements during pregnancy in women with hypothyroidism. *N Engl J Med* 2004; **351**: 241-9.
6. Takser L, Mergler D, Baldwin M, de Grosbois S, Smargiassi A, Lafond J. Thyroid hormones in pregnancy in relation to environmental exposure to organochlorine compounds and mercury. *Environ Health Perspect* 2005; **113**: 1039-45.

PROBLEMA

7 Função da Tireoide no Começo da Gravidez

Anamnese

Você é convocado para examinar uma senhora de 30 anos que está grávida de 10 semanas. Ela tem hiperemese gravídica, sua T_4 livre está aumentada e em 32 pmol/L (normal 12-25 pmol/L) e a tireotropina (hormônio estimulador da tireoide [TSH]) está suprimida. Ela não tem história prévia de doença da tireoide e esta é sua primeira gravidez.

A função da tireoide dessa paciente está dentro dos limites normais ou ela tem hipertiroidismo?

Se houver hipertireoidismo, qual é a causa provável?

Ela requer terapia com medicamento antitireóideo?

Fundamentos

As principais alterações ocorrem nos testes da tireoide durante o início da gestação. Sob a influência dos estrogênios, a globulina de ligação da tiroxina (TBG) aumenta, provocando a elevação das concentrações totais do hormônio da tireoide. Fisiologicamente isso não tem grande significado. Entretanto, a T_3 livre e a T_4 livre também aumentam e a TSH diminui. Este último não é identificável em 10 a 15% das mulheres no final do primeiro trimestre. A maior produção de hormônio pode estar relacionada com a taxa metabólica aumentada, com o equilíbrio alterado pelas proteínas de ligação e com as necessidades do feto de hormônio da tireoide até que o eixo hipofisário fetal se tenha desenvolvido, por volta da 20ª semana. O volume da glândula tireoide também aumenta durante a gravidez, provavelmente pelo estado iódico alterado com maior *turn-over* e perda urinária.

Problema 7 Função da Tireoide no Começo da Gravidez

A TSH e a gonadotropina coriônica humana (hCG) compartilham similaridades estruturais: ambas têm uma cadeia α comum e cadeias β homólogas. O pico da hCG no primeiro trimestre da gravidez coincide com a depressão do TSH e com os mais altos níveis dos hormônios da tireoide. Há evidências convincentes dos estudos *in vitro* e *in vivo* de que o aumento na função da tireoide durante o início da gravidez é ocasionado pela hCG que atua no receptor do TSH nas células da tireoide. As mulheres com doença trofoblástica apresentam níveis elevados de hCG circulante (Figura 7.1) com variáveis que mostram aumento da atividade estimuladora do receptor do TSH.

Embora as náuseas e os vômitos sejam comuns na gravidez, sintomas suficientemente intensos para justificar a intervenção, ocorrem em menos de 20/1.000 casos. A hiperemese gravídica pode-se apresentar com perda de peso, desidratação, acidose (em razão da alimentação escassa), alcalose (causada pelos vômitos) e hipocalemia. As anor-

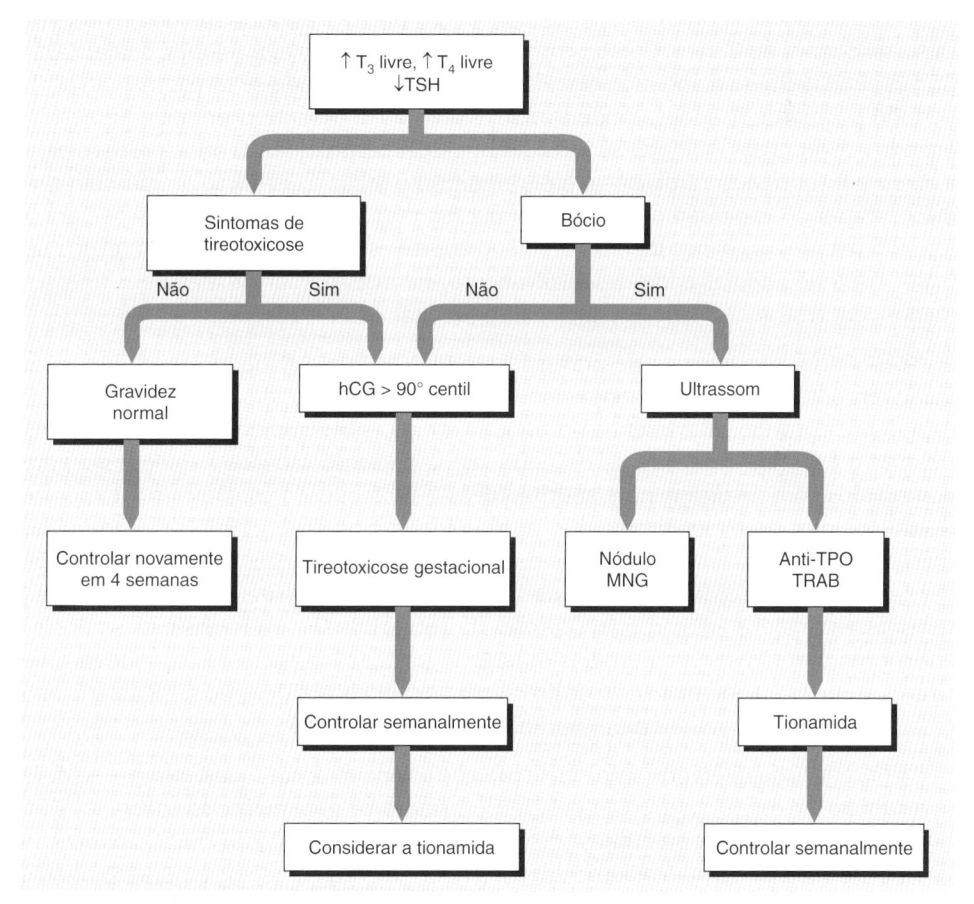

Fig. 7.1 Hipertireoidismo no início da gravidez. A tireotoxicose gestacional deverá ser considerada se o nível da hCG estiver acima do 90° centil para o estágio da gravidez, embora tenham sido observados casos com hCG variável, mas hCG total relativamente baixa. MNG = bócio multinodular; TPO = tireoide peroxidase; TRAB = anticorpo receptor da TSH.

malidades nos testes hepáticos ocorrem em até 20% dos casos. Os fatores de risco relatados incluem paridade múltipla anterior, ingestão de gordura altamente saturada antes da gravidez e infecção por *Helicobacter pylori*. As complicações sérias são raras e incluem: ruptura esofágica, insuficiência renal, hemorragia da retina, mielinose pontina central e encefalopatia de Wernicke. O tratamento inclui atenção ao equilíbrio de fluidos e eletrólitos e antieméticos (p. ex., clorpromazina). Nos casos refratários, devem-se considerar antieméticos mais novos, como o ondansetron, assim como o uso de corticosteroides. A alimentação por via enteral ou parenteral é necessária nos casos mais intensos. O hipertireoidismo ocorre em aproximadamente 60% das pacientes com hiperemese. Geralmente esse quadro não é tão intenso a ponto de provocar sintomas e, por isso, raramente exige tratamento com medicamentos antitireóideos. O hipertireoidismo geralmente se resolve até a 18ª semana de gestação.

A tireotoxicose ocorre em 1 de cada 2.000 gestações e, mais frequentemente, por causa da doença de Graves. Como ocorre com outras doenças autoimunes, a doença de Graves geralmente se mantém latente durante a gravidez e pode-se tornar mais ativa no período pós-parto. A doença pode tornar-se mais ativa durante o primeiro trimestre, quando a maioria das mulheres se torna levemente hipertireóidea. O principal risco para a mãe é a insuficiência cardíaca – o hipertireoidismo induz à disfunção do músculo cardíaco, causando expansão do volume do plasma durante a gravidez. Os riscos para o feto são maiores: a chance de morte fetal ou aborto espontâneo é maior; há relatos de maior risco de anomalias de desenvolvimento, há mais probabilidades de o feto ser menor com relação às idades gestacionais e precisar de parto prematuro.

É essencial que a doença de Graves seja tratada de forma eficiente em mulheres em idade reprodutiva antes que engravidem. A terapia com iodo radioativo é contraindicada durante a gravidez. Raramente a cirurgia se faz necessária, porém, pode ser realizada durante o segundo trimestre se os sintomas da paciente estiverem cuidadosamente controlados com medicamentos antitireóideos e β-bloqueadores. O principal suporte do tratamento são os medicamentos antitireóideos, cuja dose deverá ser mantida no nível mínimo, especialmente no início da gestação. Bebês de mães com doença de Graves fazem parte do grupo de risco de hipertireoidismo neonatal devido à passagem transplacentária dos anticorpos receptores da TSH (TBII). Os níveis plasmáticos desses anticorpos deverão ser monitorados durante a gravidez em pacientes com doença de Graves. Aquelas que permanecem positivas para os anticorpos deverão ser mantidas sob tratamento com tionamidas para suprimir a produção de TBII.

Uma entidade diferente, a tireotoxicose gestacional precoce, quase sempre se deve ao estímulo excessivo da tireoide pela hCG. A síndrome geralmente se apresenta com hiperemese junto a sintomas típicos do hipertiroidismo. Esse quadro ainda não foi estudado de forma extensiva. A maioria das pacientes é de origem asiática e a razão disso é desconhecida. O quadro é autolimitante, mas o tratamento com carbimazol é necessário até, pelo menos, a metade do segundo trimestre. A associação entre a hiperemese e o hipertireoidismo é comum em situações em que a hCG é especialmente elevada, incluindo gestações de gêmeos e em pacientes com tumores trofoblásticos.

Desenvolvimentos Recentes

1. O carbimazol e, consequentemente, outros medicamentos antitireóideos em geral são considerados relativamente seguros durante a gravidez. Entretanto, já foi descrita uma embriopatia específica com defeitos do escalpo, atresia de coanas e anomalias gastrintestinais.[1] Esta embriopatia pode estar relacionada com tireotoxicose prolongada intensa e doses mais elevadas do medicamento.

2. Existe um forte argumento de que as mulheres devem, durante a gravidez, ser avaliadas rotineiramente quanto às doenças da tireoide.[2] O hipotireoidismo está presente em 2,5% das gestações. Tanto a função dos trofoblastos quanto o desenvolvimento neurológico fetal, dependem significativamente do hormônio da tireoide, e a reposição deve ser iniciada rapidamente em todas as mulheres grávidas com hipotireoidismo. O distúrbio tireoidiano pós-parto ocorre em 5 a 9% de todas as gestações. As alterações da tireoide no início da gravidez e os anticorpos da tireoide são altamente prognósticos.

3. Entender as exigências nutricionais das mulheres grávidas é importante em termos clínicos e epidemiológicos. Lof et al.[3] mediram a taxa metabólica basal (BMR) em um grupo de mulheres grávidas. O peso corporal e a massa de gordura pré-gravidez foram os principais determinantes da BMR, que também se correlacionaram fortemente com os níveis circulantes do hormônio da tireoide e do fator-1 de crescimento semelhante à insulina (IgF1).

4. Vários hormônios foram implicados na causa da hiperemese, mas a causa subjacente permanece amplamente desconhecida.[4] A progesterona, o estrogênio, a prolactina hormônio de crescimento placentário, a hCG e a leptina, estão todos envolvidos. Os detonadores imunológicos e infecciosos também foram considerados. A leptina foi confirmada recentemente correlacionada com o elevado índice de massa corporal na gravidez e, além de, possivelmente, implicada na hiperemese, também foi considerada como um potencial marcador precoce para a pré-eclâmpsia.[5]

Conclusões

A paciente do caso índice tem elevados níveis de hormônio da tireoide junto com a TSH suprimido. Este quadro é compatível com as alterações observadas na função da tireoide no primeiro trimestre de uma gravidez normal. Alguns dos sintomas do hipertireoidismo são comuns em uma gravidez normal (náusea, sudorese). Deve ser feito um questionário cuidadoso sobre os sintomas; seria útil, para avaliar a paciente, o teste dos anticorpos antiperoxidase e o anticorpo antirreceptor de TSH (TBH). Embora seja mais provável que essa paciente seja eutireoide, ela pode ter tireotoxicose gestacional precoce. Supondo que ela não tenha, ou que tenha somente sintomas leves, não a trataríamos com medicamentos antitireóideos, mas verificaríamos sua função da tireoide a cada 1-2 semanas até que seus testes estejam dentro dos limites normais e a gravidez bem estabelecida.

Leituras Complementares

1. Foulds N, Walpole I, Elmslie F, Mansour S. Carbimazole embryopathy: an emerging phenotype. *Am J Med Genet* 2005; **132**: 130-5.
2. Lazarus JH, Premawardhana LDK. Screening for thyroid disease in pregnancy. *J Clin Pathol* 2005; **58**: 449-57.
3. Lof M, Olausson H, Bostrom K, Janerot Sjoberg B, Sohlstrom A, Forsum E. Changes in basal metabolic rate during pregnancy in relation to changes in body weight and composition, cardiac output, insulin-like growth factor I, and thyroid hormones and in relation to fetal growth. *Am J Clin Nutr* 2005; **81**: 678-85.
4. Verberg MFG, Gillott DJ, Al Fardan N, Grudzinskas JG. Hyperemesis gravidarum, a literature review. *Human Rep rod Update* 2005; **11**: 678-85.
5. Baksu A, Ozkan A, Goker N, Baksu B, Uluocak A. Serum leptin levels in preeclamptic pregnant women: relationship to thyroid-stimulating hormone, body mass index, and proteinuria. *Am J Perinatol* 2005; **22**: 161-4.

PROBLEMA

8 Distúrbio da Tireoide Pós-Parto

Anamnese

EF é uma mulher de 33 anos de idade que deu à luz um menino saudável 6 meses atrás. Ela se apresenta com sintomas de depressão. Sua saúde geral é boa e sua gravidez anterior não apresentou complicações. A T_4 livre é baixa – 9 pmol/L (normal 12-25 pmol/L) e sua tireotropina (hormônio estimulador da tireoide [TSH]) está levemente aumentada para 7,2 mUI/L (normal 0,15 2,50 mUI/L).

Existe probabilidade de que ela tenha doença da tireoide?

Você lhe ofereceria o tratamento de reposição tireóidea?

Quais condutas você usaria para seu acompanhamento?

Fundamentos

Os distúrbios da função da tireoide no período pós-parto são extremamente comuns e ocorrem em 5 a 9% das gestações.[1] A patologia subjacente é a tireoidite similar à doença de Hashimoto, com infiltração linfocítica e formação de folículos na glândula. O distúrbio tireóideo pós-parto (PPTD – *post partum thyroid disturbance*) é uma doença autoimune provocada pela interação entre a predisposição à autoimunidade e os efeitos da gravidez na aceleração dos distúrbios imunes com um desvio em direção ao padrão das células ("T_2Helper") da expressão de citoquinas. Quase todas as pacientes com PPTD são positivas para peroxidase antitireoide (anti-TPO) durante o segundo trimestre. Entretanto, a anti-TPO é um indicador insatisfatório desse quadro, visto que somente 50% das mulheres positivas desenvolverão PPTD. Os anticorpos antitireoide não são uma característica e, se presentes, sugerem diagnóstico de doença de Graves. Aproximadamente 50% dos novos casos dessa doença ocorrem em até 1 ano (pico aos 3-6 meses) depois do parto, com relatos de prevalência aumentada de HLA-DR3, DR44 e DR5 na doença de graves.

A apresentação do PPTD é extremamente variável e, muitas vezes, totalmente assintomática. O padrão comum é a tireotoxicose transitória seguida de hipotireoidismo (Figura 8.1). A tireotoxicose começa entre 6 semanas a 6 meses depois do parto (média de 13 semanas). Raramente os sintomas são intensos e nem sempre requerem tratamento específico. Algumas pacientes precisam de β-bloqueadores durante algumas semanas para diminuir as palpitações. Os anticorpos do receptor da TSH não estão presentes e a captação de iodo ou pertecnetato pela glândula é baixa. O hipotireoidismo manifesta-se por volta de 19 semanas, frequentemente é assintomático e muitas vezes exige tratamento com tiroxina. O hipotireoidismo permanente desenvolve-se em 25 a 30% das pacientes, aumentando para 50% em 7 anos. Em outras, o hipotireoidismo pode não ser permanente mas pode durar até 1 ano. É razoável diminuir e parar a terapia de reposição do hormônio da tireoide depois de alguns meses se a paciente estiver assintomática e não apresentar níveis muito elevados de anti-TPO. Nossa prática é continuar com a tiroxina se a paciente estiver considerando engravidar novamente.

A autoimunidade da tireoide é, sem dúvida, o principal fator de predisposição para PPTD. Algumas das alterações na função imune associadas ao quadro são anteriores à gestação.[2] Outros fatores de predisposição são história familiar de doença da tireoide ou PPTD, diabetes tipo 1 e episódio anterior de PPTD. De fato, a taxa de recaída em pacientes que têm um episódio de PPTD é de 70%. O fumo é fator importante de predisposição para distúrbios da tireoide, especialmente a doença de Graves e a doença ocular de Graves, porém, parece não participar no PPTD.[3] Até 1,5 milhão de pessoas no mundo corre o risco de ter deficiência de iodo. Entretanto, a situação de iodo parece não influenciar no risco de PPTD.

Na maioria dos centros, as mulheres não são avaliadas rotineiramente para doenças da tireoide durante e depois da gestação. Os métodos modernos de laboratório reduziram os custos dos testes de tireoide e tornaram mais fácil a avaliação do estado da tireoide. Há um forte argumento para considerar a triagem universal para distúrbios da tireoide durante a gestação:[4]

- A tireotoxicose ocorre em 0,2% das gestações – o que significa um risco considerável tanto para a mãe quanto para o feto.
- O hipotireoidismo está presente em 2,5% – isto aumenta o risco de perda fetal e está associado ao desenvolvimento neuropsicológico prejudicado da criança.
- O PPTD ocorre em 5-9% das mulheres depois da gravidez – está associado a um quadro de morbidade considerável no período pós-parto e a uma incidência altamente significativa de hipotireoidismo permanente.

Tanto a positividade do anticorpo da tireoide quanto do PPTD foram associados à depressão no período pós-parto. Um estudo da terapia com tiroxina no País de Gales[5] não encontrou evidências de que essa terapia pudesse evitar a depressão em mulheres com anticorpo antitireóideo positivo.

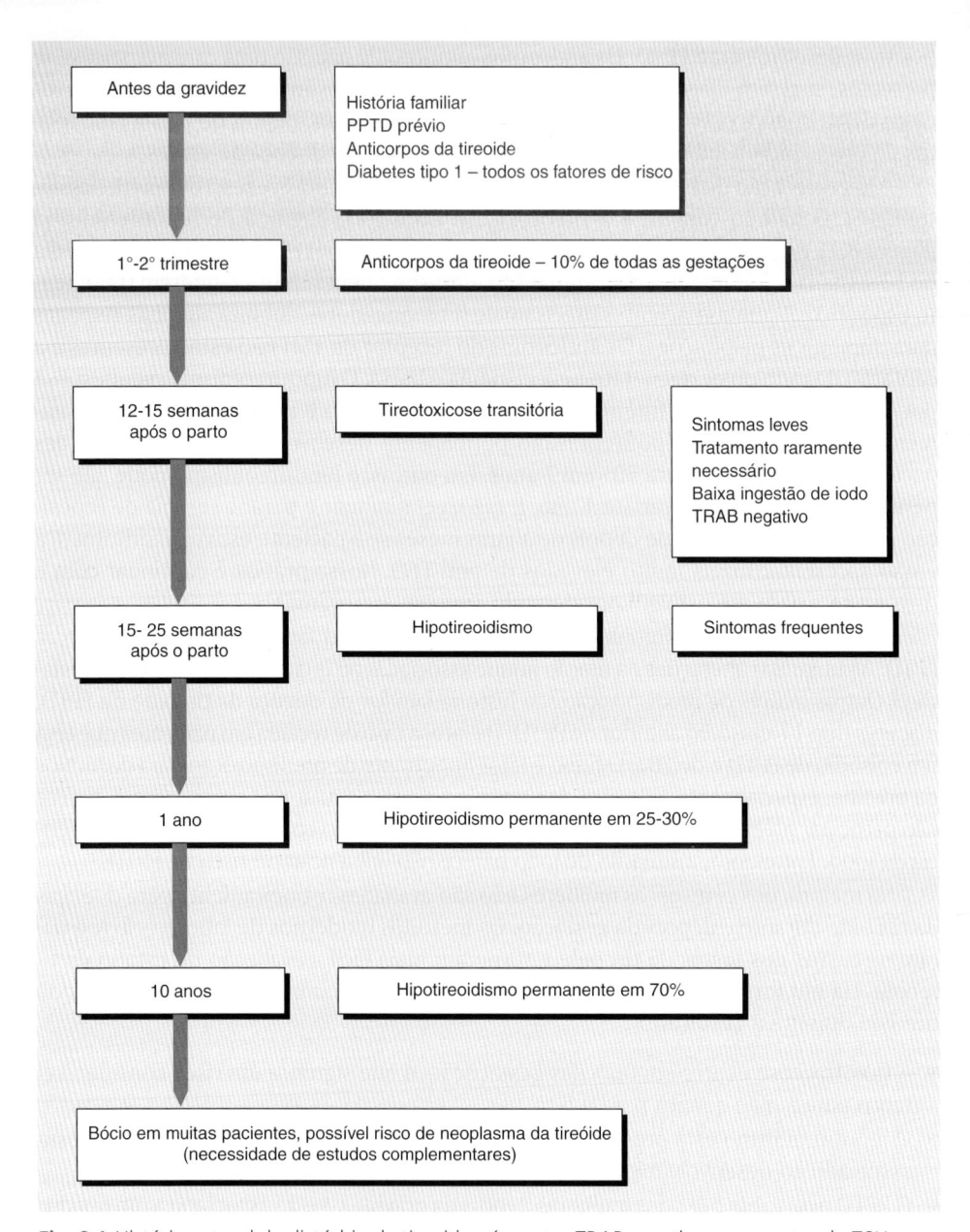

```
Antes da gravidez  →  História familiar
                      PPTD prévio
                      Anticorpos da tireoide
                      Diabetes tipo 1 – todos os fatores de risco

1°-2° trimestre    →  Anticorpos da tireoide – 10% de todas as gestações

12-15 semanas      →  Tireotoxicose transitória  →  Sintomas leves
após o parto                                        Tratamento raramente
                                                    necessário
                                                    Baixa ingestão de iodo
                                                    TRAB negativo

15- 25 semanas     →  Hipotireoidismo            →  Sintomas frequentes
após o parto

1 ano              →  Hipotireoidismo permanente em 25-30%

10 anos            →  Hipotireoidismo permanente em 70%

Bócio em muitas pacientes, possível risco de neoplasma da tireóide
(necessidade de estudos complementares)
```

Fig. 8.1 História natural de distúrbio da tireoide pós-parto. TRAB = anticorpo receptor da TSH.

Desenvolvimentos Recentes

1. O microquimerismo é definido como a presença de um pequeno número de células de um organismo nos tecidos de um organismo hospedeiro. É considerado um mecanismo potencialmente importante na predisposição às doenças autoimunes que se seguem à gravidez.[6] Já foi demonstrada a presença de células fetais no sangue periférico materno, pele e tireoide. A supressão da imunidade materna durante a gestação permite que essas células sobrevivam em órgãos-alvo com potencialidade autoimunes. Depois da gravidez, com a restauração da função imune normal e a volta ao estado imune das células T auxiliares 1, as células fetais podem disparar uma reação enxerto *vs.* hospedeiro em tecidos como a tireoide.
2. Muitas formas de doença benigna da tireoide são mais comuns nas mulheres e podem ser exacerbadas pela gravidez. O PPTD pode ser muito comum, embora muitas vezes não seja identificado em partes do mundo onde a taxa de fertilidade e a taxa total de nascimentos são elevadas. Um recente estudo de casos-controle com base na população e realizado no Kuwait, sugeriu que o PPTD pode aumentar o risco de câncer de tireoide em até 10 vezes.[7]
3. Até pacientes com distúrbio leve da tireoide apresentam, no acompanhamento, alta incidência de insuficiência permanente da tireoide. Azizi[8] acompanhou uma coorte grande de pacientes com PPTD e que tinham hipotireoidismo subclínico ou evidente na apresentação. A prevalência de insuficiência da tireoide depois da suspensão do tratamento com tiroxina, cerca de, em média, 2 anos mais tarde, foi similar em ambos os grupos em aproximadamente 60%.

Conclusões

A paciente tem grandes probabilidades de ter PPTD e quase certamente tem predisposição subjacente à doença autoimune da tireoide. Deve-se conduzir uma investigação sobre os sintomas de hipotireoidismo, incluindo perguntas sobre os distúrbios de humor. Existe um grande risco de que ela venha a desenvolver hipotireoidismo permanente. Se assintomática, ela poderá ser acompanhada com testes de tireoide em intervalos mensais. Os níveis do anticorpo da tireoide (anti-TPO) ajudarão a avaliar a probabilidade de ela continuar com hipotireoidismo permanentemente. Se sintomática, será indicada a terapia com tiroxina, que deverá ser administrada por 6 a 12 meses e, posteriormente, retirada gradualmente para avaliar a função subjacente da tireoide. Se a paciente estiver planejando nova gravidez, ela continuará a tomar tiroxina até 6 meses ou mais depois do parto de seu último filho.

Leituras Complementares

1. Nader S. Thyroid disease and other endocrine disorders in pregnancy. *Obstet Gynecol Clin North Am* 2004; **31**: 257-85.
2. Kokandi AA, Parkes AB, Premawardhana LDKE, John R, Lazarus JH. Association of postpartum thyroid dysfunction with antepartum hormonal and immunological changes. *J Clin Endocrinol Metab* 2003; **88**: 1126-32.

3. Vestergaard P. Smoking and thyroid disorders—a meta-analysis. *Eur J Endocrinol* 2002; **146**: 153-61.
4. Lazarus JH, Premawardhana LDKE. Screening for thyroid disease in pregnancy. *J Clin Pathol* 2004; **58**: 449-52.
5. Harris B, Oretti R, Lazarus J, et al. Randomised trial of thyroxine to prevent postnatal depression in thyroid-antibody-positive women. *Brit J Psychiatry* 2002; **180**: 327-30.
6. Ando T, Davies TF. Postpartum autoimmune thyroid disease: the potential role of fetal microchimerism. *J Clin Endocrinol Metab* 2003; **88**: 2965-71.
7. Memon A, Radovanovic Z, Suresh A. Epidemiological link between postpartum thyroiditis and thyroid cancer. *End Endocrinol* 2004; **19**: 607-9.
8. Azizi F. The occurrence of permanent thyroid failure in patients with subclinical postpartum thyroiditis. *Eur J Endocrinol* 2005; **153**: 367-71.

PROBLEMAS

9 Crise Tireotóxica

Anamnese

FP é uma senhora de 46 anos de idade sob tratamento intermitente com carbimazol há 10 anos. Ela não mostra conformidade satisfatória nem com seu tratamento nem com seu acompanhamento. Ela se apresenta com vômitos, está muito desidratada e apresenta frequência de pulso em repouso de 120 batidas por minuto. Ao exame, percebem-se tremores, emaciação e bócio pesando 80 g, com frêmito excessivamente alto.

Qual é o acompanhamento normalmente recomendado para um paciente tratado com carbimazol?

Como você trataria esta paciente durante a fase aguda da doença?

Como você planejaria seu tratamento a longo prazo?

Fundamentos

A "tempestade" tireóidea é diagnosticada quando os pacientes se apresentam com as manifestações mais intensas de tireotoxicose. Embora raro, o quadro é importante visto ser fatal em até 30% dos pacientes hospitalizados.[1] Um hipertireoidismo intenso o suficiente para provocar a "tempestade" tireóidea ocorre mais comumente com doença de Graves. Os valores do hormônio da tireoide não precisam ser especialmente elevados e podem-se sobrepor, substancialmente, aos de pacientes com tireotoxicose não tratada que se apresentam em ambulatórios. Outros fatores como infecção intercorrente, desidratação e duração da tireotoxicose não tratada são fatores importantes. A "tempestade" tireóidea ocorre mais comumente em pessoas idosas. Em pacientes com adenomas tóxicos, a toxicose pode ser predominantemente provocada pela T_3. Independente dos sinais esperados e dos sintomas da tireotoxicose, várias outras características podem estar presentes. Os sintomas musculares incluem fraqueza pela miopatia resultante do excesso de hormônio da tireoide, dor muscular associada a níveis elevados de creatina quinase e, em casos graves, rabdomiólise. A tireotoxicose apática geralmente ocorre em indivíduos idosos que se apresentam com miopatia, hipotensão, taquicardia, confusão e coma. Vômitos prolongados, má ingestão oral e desidratação podem ser responsáveis pela associação ocasional à encefalopatia de Wernicke, provocada pela deficiência de tiamina. Esses pacientes se apresentam com náuseas e vômitos, nistagmo e alterações mentais. Casos intensos podem apresentar acidose láctica e falência múltipla de órgãos (cardíaca, hepática e renal). O Quadro 9.1 apresenta um diagnóstico diferencial.

Quadro 9.1 **Diagnóstico diferencial de distúrbio tireóidea**
- *Delirium tremens*
- Retirada de opioides
- *Overdose* de anfetaminas
- Ataque de pânico
- Mania
- Feocromocitoma

No passado, o evento precipitador mais comum era a cirurgia de pescoço em pacientes com tireotoxicose não diagnosticada ou naqueles que não foram inadequada preparados para a cirurgia. Hoje, os fatores precipitadores comuns são tireotoxicose não diagnosticada, não aderência do paciente, cirurgia, trauma, parto e infecção. Uma *overdose* de tiroxina é surpreendentemente bem tolerada com sintomas intensos somente quando foram ingeridos mais de 10 mg. Os sintomas começam aproximadamente três dias após a ingestão e atingem o pico em 10 dias. Os relatos recentes de a "tempestade" tireóidea incluem casos precipitados por estrangulação, toxicidade pela aspirina, quimioterapia citotóxica e tratamento com iodo radioativo.

O tratamento está sumarizado na Figura 9.1. As seguintes medidas devem ser consideradas:

- *Tratamento de apoio*. Fluidos intravenosos – soro fisiológico normal ou dextrose a 5-10%, conforme indicado; antibióticos para infecções intercorrentes; vitaminas do grupo B. Resfriamento passivo usando bolsas de gelo ou cobertores de resfriamento. Evitar altas doses de aspirina – ela desloca os hormônios da tireoide dos sítios de ligação. Digoxina, β-bloqueadores, bloqueadores dos canais de cálcio ou amiodarona para controlar a frequência e o ritmo cardíacos.
- *Medicamentos antitireoide*. O propiltiouracil é o medicamento de escolha porque diminui a conversão de T_4 para T_3. Recomenda-se dose inicial de 150-200 mg, via oral ou sonda nasogástrica, repetida a cada 6 horas. Pode-se usar carbimazol, 60-100 mg de início, seguidos de 100-120 mg ao dia.

Dexametasona
Propranolol

Propiltiouracil*
Iodato*
Lítio

Hemodiálise
Troca de plasma

Propranolol
Ácido iopanoico
Amiodarona
Dexametasona*

Propranolol*
L-carnitina

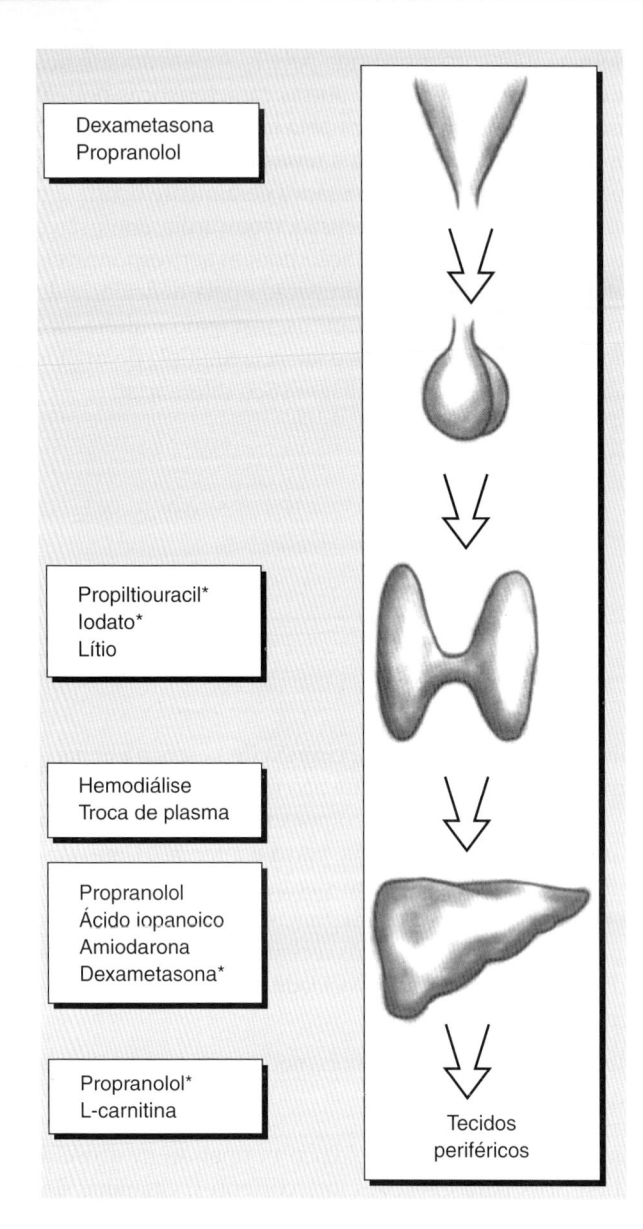

Tecidos periféricos

Fig. 9.1 Tratamento do distúrbio tireóideo. *Principal local de ação dos medicamentos de primeira linha.

- *Grandes doses de iodo* inibem agudamente a síntese do hormônio da tireoide dentro da tireoide (efeito de Wolff-Chaikoff). O iodo deve ser administrado 1 hora após os medicamentos antitireóideos; podem ser administradas 30 gotas de iodo de lugol ao dia em doses divididas. Alternativamente, pode-se usar o iodo potássico 100-130 mg cada 6 horas. Em caso de emergência, podem-se administrar 500-1.000 mg de iodo sódico a cada 8 horas.

- *β-bloqueadores*. O propranolol é o agente de preferência por ter uma ação adicional que diminui a deiodinação da T_4 em T_3. Eles ajudarão a controlar a taquicardia, os tremores, a sudorese e a agitação. O propranolol pode ser administrado em dose inicial de 40-120 mg, repetida a intervalos de 6 horas. Em caso de emergência, podem ser administrados 1-3 mg via intravenosa.
- *Dexametasona*. Os corticosteroides inibem a liberação de hormônio da tireoide e a conversão periférica em tri-iodotironina. Devem ser administrados 2-4 mg de dexametasona, cada 6 horas.
- *Lítio*. Inibe o transporte para fora do hormônio da tireoide no tirócito. O lítio pode ser particularmente útil em pacientes com tireotoxicose intensa que são sensíveis ao iodo. Uma dose inicial de até 1.000 mg deve ser seguida de 300 mg cada 8 horas. Os efeitos tóxicos serão evitados se o nível plasmático do lítio for mantido inferior a 1,5 mmol.
- *Amiodarona*. O medicamento contém grande quantidade de iodo e, adicionalmente, inibe a geração periférica da T_3. Tem sido usado, ocasionalmente, para beneficiar o distúrbio da tireoide, mesmo na ausência de distúrbios do ritmo cardíaco.
- *Meio de contraste radiográfico*. 1-2 g de ácido ipodato (Oragrafin) ou de ácido iopanoico repetidos diariamente ajudam a diminuir a geração de hormônio na tireoide e também a diminuir a geração periférica da tri-iodotironina.

O carvão ativado, administrado por via oral, ajuda a remover o hormônio da tireoide do estômago em casos de *overdose*, se administrado com suficiente antecedência. As resinas (colestipol, colestiramina) que ligam o hormônio da tireoide podem ser úteis em casos de *overdose* ou como adjuntos em casos resistentes às medidas-padrão. O dantrolene, um medicamento utilizado em caso de hiperpirexia maligna, foi utilizado para atuar na tempestade tireóidea. O medicamento inibe a liberação maciça do cálcio do retículo endoplásmico de células como os miócitos estriados. Finalmente, o hormônio da tireoide pode ser retirado de circulação através de diálise peritoneal, de hemodiálise ou de plasmaférese. Esta última é particularmente útil porque o hormônio que está ligado à proteína também é removido.

Desenvolvimentos Recentes

1. Provavelmente o lítio é subusado como medicamento antitireóideo. A piora da tireotoxicose pode ocorrer após a terapia com iodo radioativo em razão dos danos induzidos pela radiação e ao aumento dos anticorpos antireceptor de tireotropina – em pacientes com doença de Graves. Um curso curto de lítio protege contra a piora do hipertireoidismo após a administração de iodo radioativo.[2]
2. A plasmaférese de plasma tem sido usada de forma ocasional em pacientes que não respondem rapidamente às medidas-padrão.[3,4] Esse tratamento remove os hormônios livre e ligado, diminuindo, assim, o conteúdo global, e reduz também os níveis dos anticorpos do receptor de TSH em pacientes com doença de Graves, diminuindo, portanto, o estímulo à superatividade da tireoide.

3. A L-carnitina é uma importante molécula no metabolismo celular intermediário. Ela inibe também captação nuclear de triiodotironina e de tiroxina e tem uso potencial em casos de tireotoxicose intensa.[5,6] Todas as outras medidas usadas para esta condição diminuem a quantidade de hormônio da tireoide levado aos tecidos. A L-carnitina, diminuindo a ação do hormônio da tireoide no nível celular, tem um mecanismo único de ação. E mais, é um produto natural e apresenta baixo risco de efeitos colaterais. A dose adequada é a de 1-2 g a cada 12 horas.

Conclusões

Os pacientes com diagnóstico recente de tireotoxicose devem ser examinados a cada 4-6 semanas até que sua condição permaneça estável. Uma vez que se atinge a estabilidade, as consultas a cada 3 meses representam um intervalo adequado. Se os pacientes estiverem recebendo medicamentos antitireóideos, devem ser instruídos para que relatem quaisquer efeitos colaterais desfavoráveis. Os esteios do tratamento de crises de tireoide iminentes ou atuais são as medidas de apoio, que incluem fluidos e equilíbrio dos eletrólitos, medicamentos antitireóideos (de preferência o propiltiouracil), o β-bloqueadores (propranolol), os esteroides e grandes doses de iodo ou de compostos que contenham iodo. O ^{131}I deve ser considerado após uma tempestade tireóidea. O paciente também pode precisar de reposição hormonal da tireoide mais adiante, porém, isso não representa nenhum grande perigo a curto e médio prazos se a aderência for inferior à ideal.

Leituras Complementares

1. Sarlis NJ, Gourgiotis L. Thyroid emergencies. *Rev Endocr Metab Disord* 2003; **4**: 129-36.
2. Vannucchi G, Chiti A, Mannavola D, *et al*. Radioiodine treatment of non-toxic multinodular goitre: effects of combination with lithium. *Eur J Nucl Med Mol Imaging* 2005; **32**: 1081-8.
3. Kokuho T, Kuji T, Yasuda G, Umemura S. Thyroid storm-induced multiple organ failure relieved quickly by plasma exchange therapy. *Ther Apher Dial* 2004; **8**: 347-9.
4. Petry J, Van Schil PEY, Abrams P, Jorens PG. Plasmapheresis as effective treatment for thyrotoxic storm after sleeve pneumonectomy. *Ann Thorac Surg* 2004; **77**: 1839-41.
5. Benvenga S, Lapa D, Cannavo S, Trimarchi F. Successive thyroid storms treated with L-carnitine and low doses of methimazole. *Am J Med* 2003; **115**: 417-18.
6. Benvenga S, Amato A, Calvani M, Trimarchi F. Effects of carnitine on thyroid hormone action. *Ann N Y Acad Sci* 2004; **1003**: 158-67.

PROBLEMA

10 Doença Ocular da Tireoide

Anamnese

AT, um senhor de 53 anos, vem ao seu consultório para uma consulta. Sua esposa viu que seu olho direito tem ficando proeminente nos últimos meses. Em geral ele se sente bem e não observou nenhum distúrbio ocular. Ele fuma 20 cigarros ao dia e não toma nenhum medicamento. Não há sintomas de hipertireoidismo, porém, seu nível de tireotropina (hormônio estimulador da tireoide [TSH]) está reduzido e sua T_4 está modestamente aumentada em 27 pmol/L (normal 12-25 pmol/L).

Descreva como você realizaria a avaliação inicial do senhor AT.

Quais recomendações gerais você lhe daria?

Ele deve tomar medicamentos antitireóideos ou submeter-se a qualquer outro tipo de tratamento?

Você consideraria encaminhá-lo para o tratamento cirúrgico?

Fundamentos

A doença ocular da tireoide afeta aproximadamente 20% dos pacientes com doença de Graves. Ela tem intensidade variável e pode aparecer antes ou depois da manifestação da disfunção da tireoide. A doença pode ocorrer isoladamente ou associada a outras doenças autoimunes, em especial à tireoidite de Hashimoto. Pode ser unilateral. A fase ativa geralmente dura cerca de um ano e a maioria dos casos resolve-se em até 18 meses. A recaída ocorre em somente 5% dos casos. Sua etiologia, características clínicas e tratamento foram recentemente revistos.[1,2]

Com base em suas características histológicas, na associação com a fase ativa da doença de Graves e a resposta à terapia imunossupressora, a doença ocular da tireoide é considerada uma doença autoimune. Provavelmente, ela surge a partir de uma reação cruzada imunológica entre os antígenos comuns à tireoide e aos tecidos orbitais. A resposta imune é tanto humoral quanto celular. O mRNA do receptor da TSH e a proteína são expressos em fibroblastos orbitais e pré-adipócitos. Esses tipos de células em outros lugares também expressam o receptor da TSH e não está claro por que a doença se localiza somente na órbita (e na pele em pacientes com dermopatia de Graves). É mais provável que a doença ocular da tireoide ocorra em pacientes com elevados níveis do anticorpo antirreceptor do TSH. Outros antígenos expostos incluem o G2s, um fragmento aminoácido 141 do fator de transcrição FOXP1, presente nos músculos da tireoide e extraoculares. O anti-G2s está presente em cerca de 50% dos pacientes com doença ocular da tireoide. Os anticorpos para a Fp, antigamente conhecida como a proteína kDa 64, estão presentes em 30-60% dos casos e os anticorpos para o colágeno também foram descritos recentemente. A patogênese da doença ocular da tireoide está sumarizada na Figura 10.1.

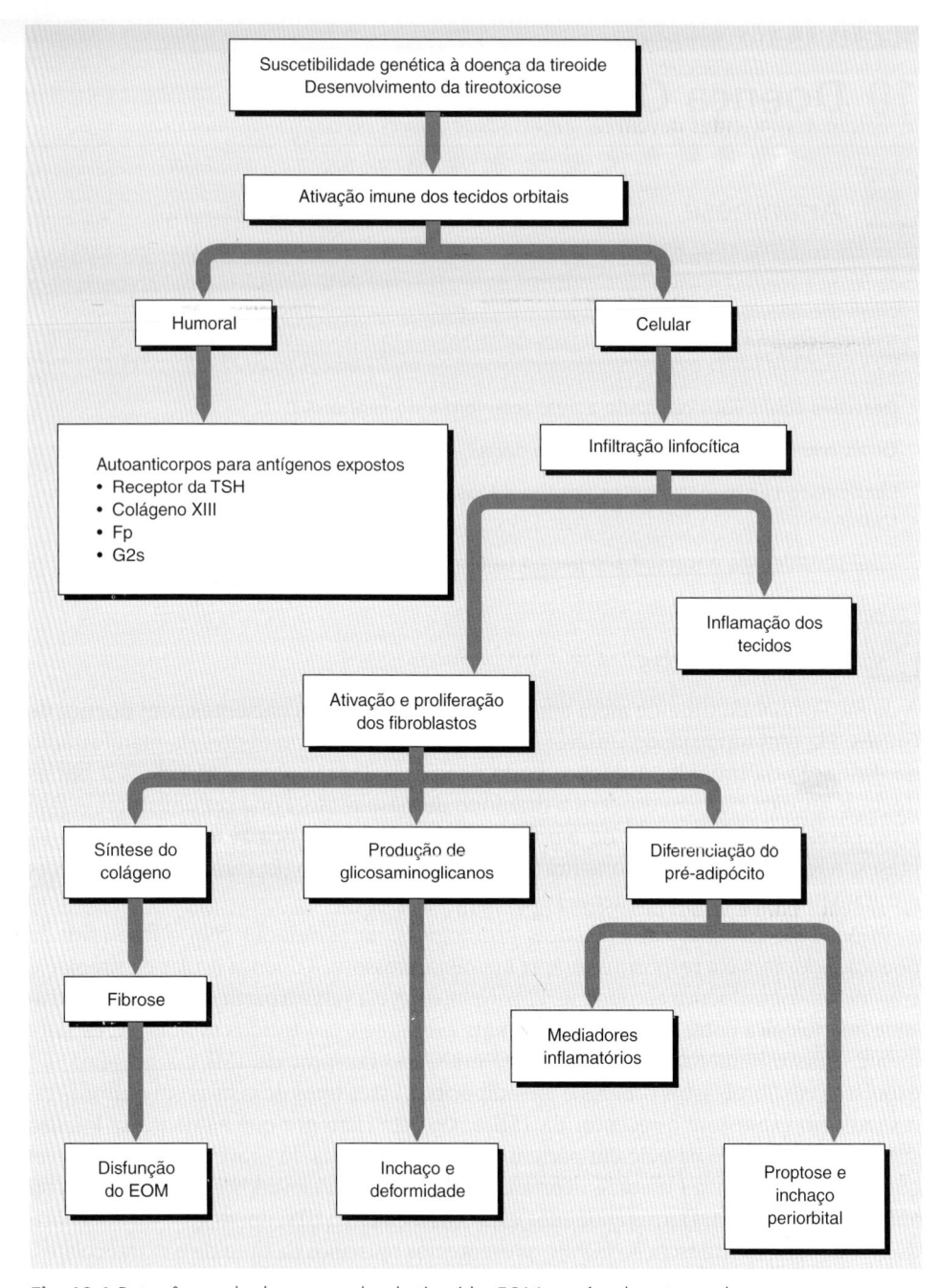

Fig. 10.1 Patogênese da doença ocular da tireoide. EOM = músculo extraocular.

As características clínicas são altamente variáveis. O diagnóstico é clínico. Todos os pacientes devem ter a função da tireoide e o *status* dos autoanticorpos verificados. A medição do grau da proptose com um exoftalmômetro é útil para documentar a gravidade e o avanço da condição. Os pacientes devem ter sua acuidade visual e os campos visuais documentados. A investigação por imagens de ressonância magnética (RM) é preferida à tomografia computadorizada (TC) para gerar as imagens devido à melhor resolução e também para proteger as o cristalino das elevadas doses de radiação associadas à TC. O ultrassom e o análogo do radiofármaco somatostatina (octreoscan) são úteis em alguns casos e o uso do ultrassom de fluxo Doppler para documentar o aumento do fluxo sanguíneo que acompanha a inflamação orbital já foram defendidos por alguns. Em geral, os homens têm maior predisposição à doença, embora a proporção geral mulher:homem para a doença ocular da tireoide seja de 4:1, comparada à proporção 10:1 para a tireotoxicose de Graves. Os homens têm maior risco para neuropatias ópticas.

A classificação NOSPECS não mais é considerada precisa o suficiente para os estudos científicos, porém, ainda é útil como mnemônico e para fins de ensinamento:

- Sem sinais nos olhos. (**N**o)
- Somente sintomas ou sinais: olhos secos, irritação, sensação de corpo estranho, lacrimação excessiva, retração da pálpebra superior, piscamento frequente, retardo das pálpebras. (**O**nly)
- Envolvimento das partes moles: edema periorbital, edema conjuntival, expansão das pálpebras, extrusão da gordura orbital. (**S**ott)
- Proptose: exoftalmometria > 22 mm, ou assimetria > 3 mm. Isto é considerado intenso se for superior a 28 mm. (**P**roptose)
- Envolvimento do músculo extraocular: diplopia. A intensidade varia de limitação leve, nos extremos do olhar, à fixação de um ou ambos os globos. A doença afeta os músculos retos inferior, medial, superior e lateral, nessa ordem, com frequências diferentes. (**E**xtraocular)
- Envolvimento da córnea: pontilhado nas córneas, ulceração, turvação, necrose e perfuração. (**C**orneal)
- Ameaça para a visão: provocada pela neuropatia óptica compressiva; é indicativo de encaminhamento urgente para um oftalmologista. (**S**ight)

Tratamento

A. *Medidas locais*
- Lágrimas artificiais para umedecer a córnea.
- Proteções úmidas acomodadas ao lado temporal dos óculos para minimizar a evaporação das lágrimas.
- Plugues pontuais para expandir o volume do canal lacrimal.
- Antibióticos tópicos se houver evidência de infecção provocada pela exposição da córnea.

B. *Parar de fumar*

A doença ocular da tireoide tem sete vezes mais probabilidade de se manifestar nos fumantes. O tabagismo pode produzir hipoxia local e estimular a produção dos glicosaminoglicanos. O fumo diminui, também, a resposta ao tratamento imunossupressor e à radioterapia. Parar de fumar diminui o risco de desenvolvimento da doença ocular da tireoide.

C. *Tratar a disfunção da tireoide*

Não está claro se a relação temporal entre a disfunção da tireoide e o surgimento da doença ocular da tireoide se devem, meramente, a fatores imunológicos ou se o *status* do hormônio da tireoide tem papel nisso.

D. *Tratamento com imunossupressores*

Não existe estudo randomizado de grande porte com corticosteroides, mas se sabe que estes são claramente eficientes em pacientes com inflamação orbital acentuada e neuropatia óptica. Eles são de uso limitado para tratar a proptose e o envolvimento do músculo extraocular. A metilprednisolona intravenosa provavelmente é mais eficiente que a prednisolona oral e é o tratamento de escolha para pacientes com doença aguda e intensa. Ciclosporina, azatioprina e ciclofosfamida também são outras substâncias úteis.

E. *Radioterapia orbital*

Este tratamento era controverso até pouco tempo, mas os resultados de estudos recentes mostram que ela é útil para pacientes com doença intensa, especialmente se aplicado com corticosteroides. Em geral, a dose total é de 20 Gy, administrada em frações ao longo de duas semanas. Há um maior risco de se contrair catarata – até 12% no acompanhamento a longo prazo – e o tratamento geralmente é reservado a pacientes com mais de 40 anos. O tratamento pode provocar retinopatia e deve ser usado com precaução em pacientes diabéticos. Existe também um risco levemente maior de malignidade.

F. *Cirurgia*

A tarsorrafia é o procedimento cirúrgico mais comumente realizado, sendo feito principalmente por motivos cosméticos ou para diminuir os riscos de problemas associados à exposição da córnea. Esta e a cirurgia do músculo ocular para corrigir o estrabismo são raramente realizadas na fase aguda. Os resultados finais podem ser prognosticados quando a doença ocular da tireoide não mais está ativa. A toxina botulínica tem sido usada para tratamentos a curto prazo, até a indicação da cirurgia definitiva. A descompressão orbital é indicada em casos de neuropatia óptica, subluxação orbital e exoftalmia intensa. A cirurgia geralmente é realizada com a remoção de uma das quatro paredes orbitais em vez da remoção da gordura retro-orbital. Existe o risco de paralisia do nervo extraocular.

Desenvolvimentos Recentes

1. Boschi *et al.*[3] estudaram a expressão do anticorpo do receptor da TSH em biópsias do músculo extraocular de pacientes com doença ocular da tireoide, comparada à de pacientes não tireóideos submetidos à cirurgia para correção do estrabismo. Todas as biópsias dos pacientes com doença ocular da tireoide mostraram o receptor da TSH, o que não aconteceu com nenhuma das biópsias do controle.
2. O papel crítico do tecido adiposo aumentado na doença ocular da tireoide foi confirmado em um estudo publicado recentemente: o tecido orbital de pacientes com doença ocular da tireoide tratado por descompressão orbital foi estudado usando-se técnica de "microarrays" para investigar a expressão do gene. Houve uma

expressão aumentada dos genes primariamente dos adipócitos incluindo o fator 61 angiogênico rico em cisteína (CYR61) e do marcador de adipócitos estearoil CoA dessaturase.[4]

3. Em um estudo comparando a metilprednisolona intravenosa à prednisolona oral, Kahaly et al.[5] demonstraram que a terapia intravenosa era superior. Os pacientes foram acompanhados durante 6 meses. A taxa de resposta foi de 77% para a terapia IV e de 51% para a terapia oral ($P > 0,01$). Os pacientes tratados com metilprednisolona apresentaram melhora na atividade e na intensidade da doença, melhor qualidade de vida e menor necessidade de outras intervenções.

4. A somatostatina inibe a proliferação e a ativação dos linfócitos e acumula-se nos tecidos orbitais dos pacientes com doença ocular da tireoide. Em um estudo de 16 semanas[6] avaliando a formulação de longa atuação do octreotídeo análogo à somatostatina (octreotide-LAR), a proptose foi diminuída significativamente. Não houve alterações na pontuação da atividade clínica geral nem no volume medido do músculo extraocular.

Conclusões

O paciente deve ser submetido à medição da função e dos anticorpos da tireoide (peroxidase antitireoide, anti-Tg, anticorpos do receptor da TSH). O método de imagens preferido é a RM, que ajudará a confirmar o diagnóstico, excluir outras causas possíveis de seus sintomas e a proporcionar a indicação da extensão da doença. O paciente deve ser aconselhado a parar de fumar, embora o principal efeito documentado do fumo para suscetibilidade à doença ocular da tireoide envolva as mulheres. Nós o trataríamos com carbimazol para torná-lo eutireoide em termos bioquímicos, mesmo que ele não apresente sintomas de tireotoxicose. A cirurgia não é indicada neste estágio inicial na falta de características intensas ou que representem ameaça à visão.

Leituras Complementares

1. El-Kaissi S, Framan AG, Wall JR. Thyroid-associated ophthalmopathy: a practical guide to classification, natural history and management. *Intern Med J* 2004; **34**: 482-91.
2. Cawood T, Moriarty P, O'Shea D. Recent development in thyroid eye disease. *BMJ* 2004; **329**: 385-90.
3. Boschi A, Daumerie C, Spiritus M, et at. Quantification of cells expressing the thyrotropin receptor in extraocular muscles in thyroid associated orbitopathy. *Br J Ophthalmol* 2005; **89**: 724-9.
4. Lantz M, Vondrichova T, Parikh H, et at. Overexpression of immediate early genes in active Graves' ophthalmopathy. *J Clin Endocrinol Metab* 2005; **70**: 4784-91.
5. Kahaly GJ, Pitz S, Hommel G, Dittmar M. Randomized, single blind trial of intravenous versus oral steroid monotherapy in Graves' orbitopathy. *J Clin Endocrinol Metab* 2005; **90**: 5234-40.
6. Wémeau JL, Caron P, Beckers A, et al. Octreotide (long-acting release formulation) treatment in patients with Graves' orbitopathy: clinical results of a four-month, randomized, placebo-controlled, double-blind study. *J Clin Endocrinol Metab* 2005; **90**: 841-8.

SEÇÃO DOIS

Glândula Suprarrenal

11 Doença de Addison
12 Síndromes Poliglandulares Autoimunes
13 Nódulo Suprarrenal Incidental
14 Síndrome de Cushing
15 Hiperplasia Suprarrenal Congênita

PROBLEMA

11 Doença de Addison

Anamnese

Um homem caucasiano de 38 anos de idade, apresenta-se com fadiga e sensação de desfalecimento há 6 meses. Ele perdeu peso e sente dor abdominal intermitente. Ao exame clínico, sua pressão arterial está baixa (100/80 mmHg) e mostra-se pigmentado. Ele tem um primo com diabetes melito que depende de insulina.

Como ele deverá ser tratado inicialmente?

Qual é o diagnóstico diferencial e quais são as causas prováveis de sua insuficiência da glândula suprarrenal?

Como você determinaria o diagnóstico?

Que tratamento e acompanhamento você iniciaria?

Fundamentos

A insuficiência suprarrenal primária aparece em razão da destruição ou da função inadequada da córtex suprarrenal. O problema afeta entre 110 e 140 pessoas por milhão nos países desenvolvidos e as mulheres são mais comumente afetadas. É preciso que ocorra perda de mais de 90% do córtex antes que se desenvolvam os sintomas de insuficiência da glândula suprarrenal. O hipopituitarismo que provoca a insuficiência da glândula suprarrenal secundária leva a sintomas similares, mas a função mineralocorticoide é poupada. Os hormônios esteróides são sintetizados nas três camadas da córtex suprarrenal: a zona glomerulosa (mineralocorticoides), a zona fasciculada e a zona reticular (glicocorticoides e androgênios). Os níveis plasmáticos e as taxas de produção diária são mostrados na Tabela 11.1. Nos pacientes com insuficiência da glândula suprarrenal os glicocorticoides e os mineralocorticoides são administrados rotineiramente. O papel da reposição de androgênios ainda é controverso, mas se mostra benéfico em alguns casos.

Em 80 a 90% dos casos, a causa é a destruição autoimune da córtex. A tuberculose é a segunda etiologia mais comum e responsável por uma proporção maior de casos nos países em desenvolvimento. Na insuficiência suprarrenal autoimune, as células endócrinas do córtex suprarrenal são destruídas predominantemente pelas células T autorreagentes. Existe também um componente humoral imune e os anticorpos antisuprarrenais circulantes são um marcador útil para a doença de Addison imunomediada. Os anticorpos antissuprarrenais detectados por imunofluorescência estão presentes em aproximadamente 80% dos pacientes no momento do diagnóstico, diminuindo, gradualmente, para aproximadamente 10% por volta de 15 anos depois do diagnóstico. Os anticorpos são dirigidos, principalmente, para a enzima 21-hidroxilase esteroide. Em imunoensaios sensíveis para esses anticorpos, quase todos os pacientes com insuficiência suprarrenal autoimune são positivos no diagnóstico e 60% mantêm-se positivos 15 anos após o diagnóstico. Até 5% dos pacientes com doença autoimune associada, incluindo doenças da tireoide e diabetes tipo I, também são positivos para os anticorpos, embora somente uma porção relativamente pequena possa desenvolver doença de Addison. A imunogenética da doença de Addison e as síndromes de deficiência poliendócrina autoimune (APS) são discutidas no Capítulo 12. A Figura 11.1 é um algoritmo para o diagnóstico diferencial da insuficiência da glândula suprarrenal. Em até 10% dos pacientes com insuficiência suprarrenal primária não é feito um diagnóstico específico. Várias síndromes genéticas que provocam a insuficiência suprarrenal foram mais bem caracterizadas nos últimos anos:

- A adrenoleucodistrofia ligada ao X é um transtorno peroxissomal associado a um defeito em uma proteína da superfamília das proteínas transportadoras do ATP (do inglês ATP–binding cassette) levando a um metabolismo diminuído e ao acúmulo aumentado dos ácidos graxos de cadeia muito longa. Essa desordem é a causa genética mais comum da insuficiência da glândula suprarrenal, responsável por até 30% dos casos em homens jovens.

Tabela 11.1	Concentrações circulantes e taxas de produção dos esteroides suprarrenais		
Hormônio	Produção/dia (g)	Produção/dia (mol)	Concentração de plasma
Cortisol	15-30 mg	40-80 μmol	200-500 nmol/L
Aldosterona	70-180 μg	200-500 nmol	0-440 pmol/L (recombinante) 110-900 pmol/L (ambulante)
DHEAS	3,5-20 mg	10-60 μmol	3-12 μmol/L (masculino) 1-10 μmol/L (feminino)

DHEAS = sulfato de desidro-3-epiandrosterona.

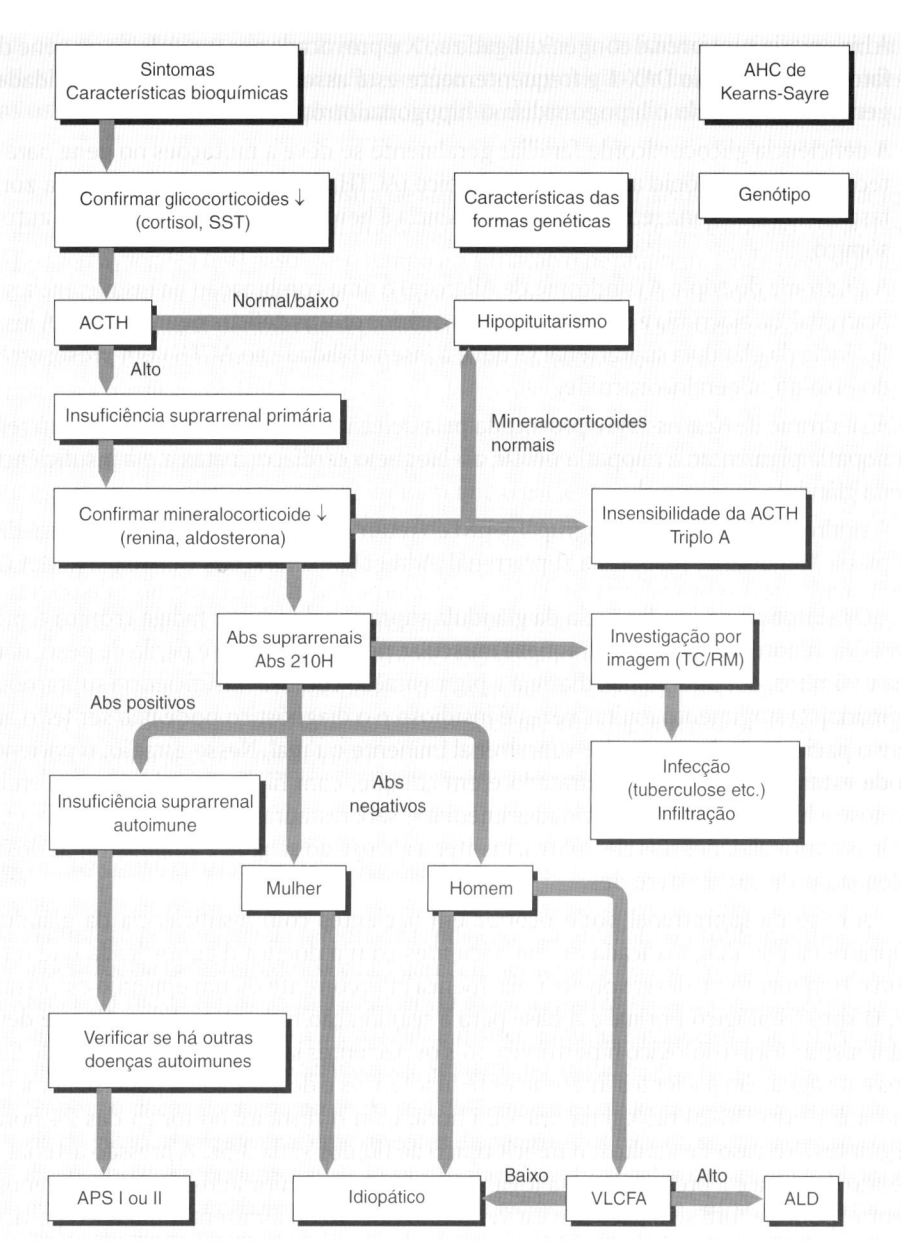

Fig. 11.1 Diagnóstico diferencial da insuficiência da glândula suprarrenal. Abs = anticorpos; ACTH = hormônio adrenocorticotrópico; AHC = hipoplasia suprarrenal congênita; ALD = adrenoleucodistrofia; APS = síndromes da deficiência poliendócrina autoimune (tipo I e II); TC = tomografia computadorizada; RM = investigação por imagens de ressonância magnética; VLFCA = ácidos graxos de cadeia muito baixa. Pacientes com distúrbios da suprarrenal ou negativos para o anticorpo da 21-hidroxilase em uma ocasião devem repetir as medições em uma segunda oportunidade antes que a doença autoimune possa ser excluída.

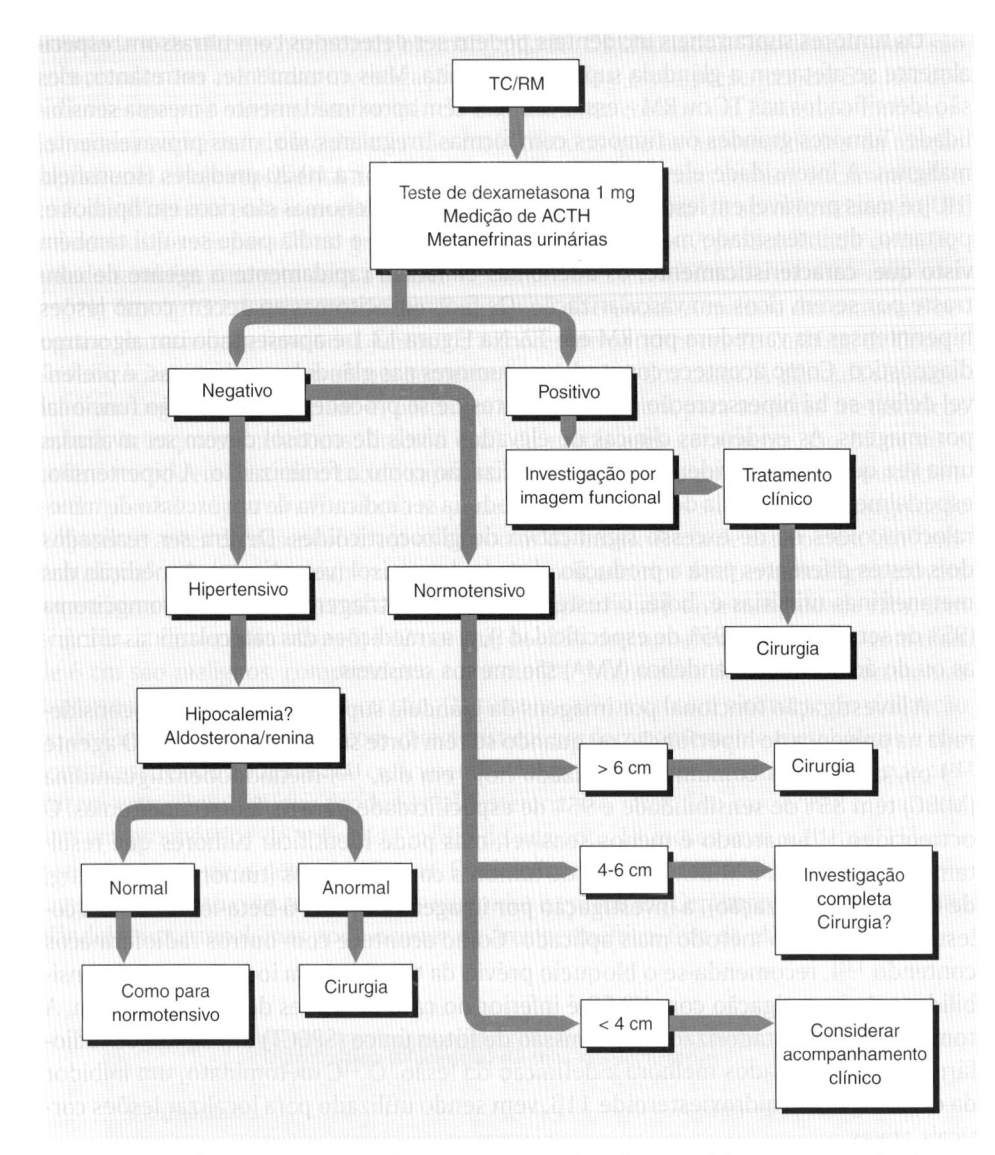

```
                           ┌─────────┐
                           │  TC/RM  │
                           └────┬────┘
                                ▼
                   ┌────────────────────────┐
                   │ Teste de dexametasona 1 mg │
                   │    Medição de ACTH     │
                   │  Metanefrinas urinárias │
                   └────────────┬───────────┘
              ┌─────────────────┴─────────────────┐
              ▼                                   ▼
         ┌─────────┐                         ┌─────────┐
         │ Negativo│                         │ Positivo│
         └────┬────┘                         └────┬────┘
              │                                   ▼
              │                      ┌──────────────────┐   ┌────────────┐
              │                      │  Investigação por │──▶│ Tratamento │
              │                      │  imagem funcional │   │   clínico  │
              │                      └──────────────────┘   └────────────┘
      ┌───────┴────────┐
      ▼                ▼
 ┌──────────┐    ┌──────────────┐                              ┌─────────┐
 │Hipertensivo│  │ Normotensivo │                              │ Cirurgia│
 └─────┬────┘    └──────┬───────┘                              └─────────┘
       ▼                │
 ┌──────────┐           ├──────────┐       ┌─────────┐
 │Hipocalemia?│         │  > 6 cm  │──────▶│ Cirurgia│
 │Aldosterona/renina│   └─────────┘       └─────────┘
 └─────┬────┘
   ┌───┴───┐                                  ┌─────────────┐
   ▼       ▼            ┌──────────┐         │ Investigação │
┌──────┐ ┌────────┐     │  4-6 cm  │────────▶│   completa   │
│Normal│ │Anormal │     └──────────┘         │  Cirurgia?   │
└──┬───┘ └───┬────┘                          └─────────────┘
   ▼         ▼
┌──────────┐ ┌─────────┐                     ┌─────────────┐
│ Como para│ │ Cirurgia│       ┌──────────┐  │  Considerar  │
│normotensivo│ └───────┘       │  < 4 cm  │─▶│acompanhamento│
└──────────┘                   └──────────┘  │    clínico   │
                                             └─────────────┘
```

Fig. 13.1 Diagnóstico e tratamento de massa suprarrenal. Indicam-se dois testes separados da função hipotalâmica-hipofisária-suprarrenal em todos os casos em razão da prevalência relativamente elevada de Cushing subclínico em nódulos aparentemente não ativos. A investigação por imagem funcional é realizada se houver suspeita de tumor ativo após a investigação bioquímica. ACTH = hormônio adrenocorticotrópico.

Desenvolvimentos Recentes

1. A hipersecreção subclínica autônoma de glicocorticoides (SAGH) é um estado de superatividade adrenocortical sutil e, algumas vezes, variável, tendo sido relatada em até 40% dos incidentalomas suprarrenais e associada à resistência à insulina, à hipertensão, à obesidade e à baixa densidade mineral óssea. Em um estudo recente,[3] o cortisol sérico aumentado à meia-noite foi um bom marcador para as características da síndrome metabólica em pacientes com adenomas suprarrenais descobertos por acaso.
2. Recentemente Reznik et al.[4] estudaram 21 pacientes com SAGH ou portadores de adenomas suprarrenais funcionando de forma autônoma; 18/20 pacientes tiveram aumento do cortisol em resposta à terlipressina, agonista da vasopressina e 17/20 responderam à cisaprida, agonista do receptor 5-HT_4. Todos os 21 pacientes responderam a pelo menos 1 dos 8 estímulos e 18 a múltiplos estímulos endócrinos. Os nódulos suprarrenais podem produzir hormônios esteroides em resposta a vários mediadores neuroendócrinos.
3. No futuro, os marcadores moleculares podem ajudar a diferenciar as massas malignas ou ativas das massas benignas e não ativas.[1] As mutações do supressor p53 no tumor ou da proteína ki67 associada à proliferação podem estar presentes nas lesões malignas. O fator de crescimento tipo insulina, aumentado (IGF)-II ou a expressão do gene da proteína 2 que liga o IGF também podem ser marcadores para lesões com elevado potencial de crescimento. A cromogranina circulante é aumentada em pacientes com feocromocitoma.
4. A SPECT vem sendo usada para melhorar a investigação funcional por imagens dos tumores suprarrenais. Um estudo recente[5] demonstrou que a tomografia por emissão de pósitrons com ^{18}F-fluorodesoxiglicose pode detectar lesões malignas com alto grau de precisão. A resolução dessa técnica pode ser de particular valia.

Conclusões

Ao se detectar a massa suprarrenal incidental, recomenda-se a investigação complementar para determinar se a massa é ativa e se pode ser maligna. Estudos recentes demonstraram elevada prevalência de hipercortisolismo subclínico em lesões que possam ter sido consideradas anteriormente como não ativas. Devem ser realizados múltiplos testes da função da glândula suprarrenal e pode ser que estímulos não convencionais, como os agonistas da vasopressina ou os agonistas do receptor de 5-HT_4, sejam usados em um futuro próximo. A cirurgia é indicada, definitivamente, para a maioria das lesões com mais de 6 cm de diâmetro, visto que até 25% delas provarão ser malignas. A maioria das lesões de menos de 2 cm pode ser acompanhada clinicamente, se não for ativa e se o paciente estiver em baixo risco para malignidade. Para lesões entre 4 e 6 cm, a decisão sobre a cirurgia depende do risco identificado com relação ao funcionamento e à malignidade da massa. O advento e o uso cada vez mais difundido da cirurgia por laparoscopia tornou o tratamento cirúrgico uma opção menos intimidante. Para pacientes com lesões pequenas que não são submetidos a cirurgias, o acompanhamento deve ser realizado, pelo menos a cada 6 meses.

Leituras Complementares

1. Nawar R, Aron D. Adrenal incidentaloma—a continuing management dilemma. *Endocr Relat Cancer* 2005; **12**: 585-98.
2. Dluhy RG, Maher MM, Wu C-L. Case 7—2005: a 59-year-old woman with an incidentally discovered adrenal nodule. *N Engl J Med* 2005; **352**: 1025-32.
3. Terzolo M, Bovio S, Pia A, *et al.* Midnight serum cortisol as a marker of increased cardiovascular risk in patients with a clinically inapparent adrenal adenoma. *Eur J Endocrinol* 2005; **153**: 307-15.
4. Reznik Y, Lefebvre H, Rohmer V, et al; REHOS study group. Aberrant adrenal sensitivity to multiple ligands in unilateral incidentaloma with subclinical autonomous cortisol hypersecretion: a prospective clinical study. *Clin Endocrinol* 2004; **61**: 311-19.
5. Tenenbaum F, Groussin L, Foehrenbach H, *et al.* 18F-fluorodeoxyglucose positron emission tomography as a diagnostic tool for malignancy of adrenocortical tumours? Preliminary results in 13 consecutive cases. *Earl Endocrinol* 2004; **150**: 789-92.

PROBLEMA

14 Síndrome de Cushing

Anamnese

LB é uma professora de 40 anos de idade. Ela vem observando aumento de peso, hirsutismo e tendência a se contundir com facilidade. Esses sintomas vêm-se desenvolvendo ao longo dos últimos 3 anos. Ela se consultou várias vezes e, pelo fato de ter pesquisado seus sintomas na Internet, acredita que pode ter a síndrome de Cushing. O cortisol sérico randômico está alto, em 700 nmol/L (normal 250-450 nmol/L).

Como ela deverá ser avaliada de forma mais detalhada?

Em que estágio deverá ser encaminhada para o hospital?

Ela gostaria de saber que tratamento pode precisar.

Qual é o prognóstico para essa paciente?

Fundamentos

A investigação de paciente com suspeita de síndrome de Cushing frequentemente representa um desafio. Além disso, embora muitas vezes este seja um quadro difícil de diagnosticar, trata-se de uma condição que, em geral, é mais difícil ainda de se excluir. A primeira etapa é sempre confirmar o excesso de cortisol e o descontrole da sua produção. Isto pode ser feito facilmente, combinando-se as medições de cortisol livre na urina e um teste de supressão de dexametasona realizado à noite (DST, com 1 mg de dexametasona). A avaliação complementar é indicada se o cortisol do plasma não for suprimido para menos de 50 nmol/L. Em pacientes significativamente obesos, deprimidos ou com ingestão excessiva de bebidas alcoólicas, a supressão pode não ser adequada. O DST trabalha com base no princípio de que a produção do hormônio adrenocorticotrópico (ACTH) de um adenoma basófilo será suprimido com os esteroides, mas o limiar é mais alto que aquele para o tecido hipofisário normal. Pacientes com ACTH ectópico ou lesões suprarrenais não apresentam alterações nos níveis do ACTH. A supressão do cortisol durante a administração de baixas doses de DST pode ocorrer, especialmente se a síndrome de Cushing for cíclica.

A síndrome de Cushing é relativamente rara, com incidência estimada de 2 a 3 casos por milhão, ao ano. Deve-se suspeitar dela em pacientes que se apresentam com equimoses, rosto redondo, obesidade central, hirsutismo, miopatia proximal, estrias, hipertensão e intolerância à glicose. A apresentação varia e pode demorar até 5 anos para que os pacientes desenvolvam características completamente evidentes da síndrome. Pacientes com osteoporose manifestada antes dos 65 anos de idade e com tumores das glândulas suprarrenais devem ser examinados. A Tabela 14.1 apresenta um diagnóstico diferencial da síndrome de Cushing.

Uma vez confirmado o excesso de cortisol dependente de ACTH, as próximas investigações preferidas são os testes de DST prolongado e do hormônio de liberação da corticotropina (CRH) (Figura 14.1).[1] Quando realizados juntos, esses testes têm quase 100% de sensibilidade para detectar a síndrome de Cushing comandada pela hipófise. As diferenças nos protocolos dos testes, nas doses de dexametasona e nos métodos utilizados para medir o cortisol em centros diferentes, aliadas ao fato de que nenhum teste realizado sozinho atinge 100% de sensibilidade e especificidade, criaram a incerteza sobre qual é o melhor protocolo de testes. Deve-se tomar cuidado para diferenciar entre os testes de DST de dose elevada e de dose prolongada. Alguns preferem realizar o DST em dois estágios, com administração inicial de 1 mg de dexametasona e, a seguir, de 8 mg, no dia seguinte ou em uma ocasião separada. Esse protocolo tem a vantagem de ser mais curto e de permitir o diagnóstico do paciente sem necessidade de internação. Entretanto, tem

Tabela 14.1 Diagnóstico diferencial da síndrome de Cushing

		A cada 100 casos
Dependente de ACTH	Adenoma hipofisário	70
	Secreção ectópica de ACTH	10
	Secreção ectópica de CRH	< 1
Independente de ACTH	Adenoma da glândula suprarrenal	10
	Carcinoma da glândula suprarrenal	8
	Hiperplasia macronodular	1
	Hiperplasia micronodular	< 1

ACTH = hormônio adrenocorticotrópico; CRH = hormônio de liberação da corticotropina.

Seção 2 Glândula Suprarrenal

```
                    ┌─────────────────────┐
                    │      O/N DST        │
                    │ Cortisol livre urinário │
                    └──────────┬──────────┘
                               │
              ┌────────────────▼─────────┐      Não     ┌──────────────────────────┐
              │   Síndrome de Cushing    │─────────────▶│  Reinvestigar em 3/12 se │
              │      confirmada?         │              │  a suspeita clínica for alta │
              └────────────┬─────────────┘              └──────────────────────────┘
                           │ Sim
                           ▼
                    ┌─────────────┐
                    │ Medir ACTH  │
                    └──────┬──────┘
          ┌────────────────┼─────────────────┐
          ▼                ▼                 ▼
  ┌───────────────┐ ┌──────────────┐  ┌────────────────┐
  │  < 1,1 pmol/L │ │ 1,1-3,3 pmol/L│  │  > 3,3 pmol/L  │
  │Independente   │ │ Indeterminado │  │ Dependente de  │
  │   de ACTH     │ │               │  │     ACTH       │
  └───────┬───────┘ └──────┬────────┘  └───────┬────────┘
          ▼                ▼                   ▼
  ┌───────────────┐ ┌──────────────────┐  ┌──────────────┐
  │ TC/RM das     │ │ DST de dose elevada│─▶│ RM da hipófise│
  │ suprarrenais  │ │  Teste de CRH    │  │              │
  └───────────────┘ └──────────────────┘  └──────┬───────┘
                                                 ▼
                              ┌──────────────────────────┐
                              │ Doença de Cushing confirmada? │
                              └────┬───────────────┬─────┘
                                Sim│            Não│
                                   ▼               ▼
                     ┌──────────────────────┐  ┌────────┐
                     │ Preparar-se para a   │  │  IPSS  │
                     │      cirurgia        │  └───┬────┘
                     └──────────────────────┘     ▼
                              ┌─────────────────────────────────────┐
                              │ TC/RM de tórax, abdome, pelve       │
                              │ Investigação por imagens com $^{111}$In-octreoide │
                              └────────────────┬────────────────────┘
                                               ▼
                                        ┌──────────────┐
                                        │ ACTH ectópico │
                                        └──────────────┘
```

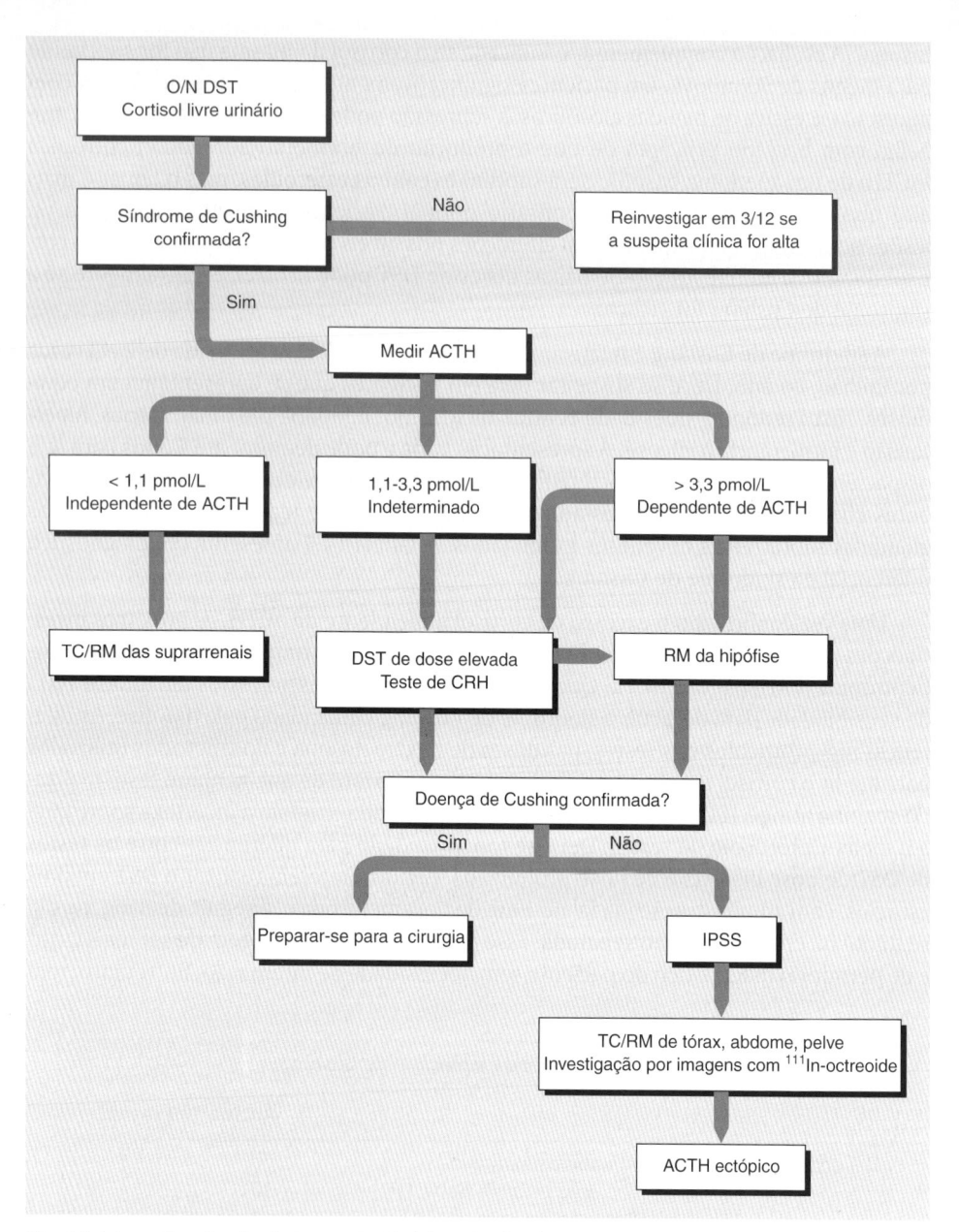

Fig. 14.1 Investigação da síndrome de Cushing. A primeira etapa é sempre confirmar a presença do excesso de cortisol, depois determinar se o paciente é dependente do hormônio adrenocorticotrópico (ACTH). Em casos fronteiriços, em que a suspeita é extremamente forte, os testes de avaliação devem ser realizados em várias ocasiões. CRH = hormônio de liberação da corticotropina; DST = teste de supressão da dexametasona; IPSS = amostragem do seio petrosal inferior.

sensibilidade de somente 68%, embora seja quase 100% específico e existam incoerências entre os resultados deste teste e o DST de baixa dose. Nós preferimos o teste prolongado, no qual o paciente recebe 0,5 mg de dexametasona, cada 6 horas, durante 48 horas. Esse procedimento pode ser precedido por 48 horas de medição do cortisol diurno e 24 horas de cortisol livre urinário (UFC). A secreção do ACTH ectópico é proveniente, com muita frequência, de um pequeno tumor pulmonar de células pequenas, de carcinoma pancreático ou de tumores carcinoides.

O teste de CRH aplicado antigamente usava CRH ovino, mas hoje usa-se CHR humano (1 μg por kg ou 100 μg administrados por via IV). O ACTH e o cortisol são verificados no basal e depois de 60-75 minutos. Na doença de Cushing, o ACTH aumenta em pelo menos 35% e o cortisol em pelo menos 20%. Se realizado sozinho, o teste tem sensibilidade entre 70 e 90% para diagnóstico de Cushing da hipófise. Não há resposta nem para o ACTH nem para o cortisol em pacientes com secreção de ACTH ectópico ou doença de Cushing provocada por lesão à glândula suprarrenal. O teste de metirapona pode ser realizado se houver dificuldades com o acesso ao CRH, ou em casos nos quais o diagnóstico é dúbio. A metirapona é um inibidor da enzima 11β-hidroxilase. Em pacientes com doença de Cushing a administração do medicamento provoca o aumento do ACTH e dos precursores do cortisol. Às vezes o teste da desmopressina pode ser útil. Em pacientes com doença de Cushing, o hormônio, agindo através de seus receptores V_2 e V_3, estimula a secreção de ACTH e, portanto, de cortisol.

A investigação por imagens de ressonância magnética (RM) é o método de geração de imagens de escolha para os adenomas corticotrópicos. As lesões são hipodensas e não se realçam, e a sensibilidade da RM é de apenas 70%. Lesões com menos de 6 mm podem não ser detectadas. Outra dificuldade é o fato de que até 10% da população normal têm adenomas incidentais na hipófise, tornando significativamente mais importante ter a certeza sobre o diagnóstico bioquímico antes de se tentar interpretar os estudos por imagens e planejar o tratamento. Hoje, a técnica da colheita no seio petrosal inferior (IPSS) já está amplamente disponível, é extremamente precisa, mas tecnicamente exigente. Essa técnica também implica no risco de danos vasculares no tronco cerebral, trombose venosa, embolia pulmonar e paralisia do nervo craniano. Ela é mais bem aplicada quando há comprovação da doença de Cushing dependente do ACTH, que pode tanto ser provocada pela secreção do ACTH ectópico quanto por dúvidas sobre se o tumor na hipófise é ativo. A proporção do ACTH central para o periférico superior a 3,0, após a injeção de CRH é diagnóstica de adenoma basófilo e diferencia a doença de Cushing de outros estados hipercortisolêmicos com elevado grau de precisão (sensibilidade e especificidade de 94%). Contrariamente às afirmações anteriores, esse método não é confiável em casos de tumores lateralizantes. A amostragem venosa jugular é mais segura e tecnicamente menos exigente, mas muito menos sensível. A amostragem do seio cavernoso também foi defendida, mas implica em alto risco.

A cirurgia transesfenoidal é o tratamento de escolha para a doença de Cushing e leva à remissão em 70 a 90% dos casos. Em casos com doença persistente ou recorrente, repetir a cirurgia leva à remissão em 70% dos casos. O tratamento bem-sucedido é mais provável em caso de tumores pequenos e se a lesão tiver sido identificada antes ou durante a cirurgia. Após a remoção bem-sucedida, ocorre redução dramática na produção de cortisol e o paciente requer desmame cuidadoso da reposição de esteroides, à medida que a produção de ACTH endógeno se recupera. Esse processo pode demorar até 18 meses durante os quais é necessário o monitoramento cuidadoso. O tratamento clínico pode ser útil em pacientes sendo preparados para a cirurgia ou nos casos em que esta não pode ser realizada. A metirapona é o medicamento usado com mais frequência. O cetoconazol também é amplamente usado – esse medicamento bloqueia as enzimas $P450_{SCC}$, 17,20 desmolase, 11β-hidroxilase e 17α-hidroxilase. Outras drogas já usadas incluem aminoglutetimida, mitotano, trilostano e etomidato. A radioterapia é útil em pacientes nos quais a cirurgia não foi bem-sucedida ou não pôde ser realizada. O efeito pode ser lento e o paciente pode precisar de terapia clínica temporária com elevada incidência de deficiências do hormônio hipofisário em prazos mais longos.

Desenvolvimentos Recentes

Os adenomas corticotrópicos silenciosos (SCA) são tumores hipofisários que não estão associados às características clínicas da doença de Cushing, mesmo se forem positivos para o ACTH na imunocoloração.[2] Após a cirurgia, até 1/3 desses tumores recorre e até 1/5 dos pacientes com SCA continua a desenvolver hipercortisolismo. Existe um argumento para tratá-los com uma combinação de cirurgia e radioterapia.

Embora rara, a doença suprarrenal nodular deve ser considerada no diagnóstico diferencial de Cushing independente de ACTH.[3] Essa doença pode fazer parte de síndromes genéticas, incluindo a MEN tipo I, a síndrome de McCune-Albright e o complexo Carney. A secreção de cortisol continua na presença do ACTH suprimido e pode ser acionada por outros estímulos hormonais e neuroendócrinos, incluindo a vasopressina e o polipeptídeo de inibição gástrica. O tratamento de escolha é cirúrgico.

Até o momento, o tratamento da doença de Cushing a longo prazo e com medicamentos não tem sido uma opção, pela falta de eficácia completa dos medicamentos e pela incidência elevada de efeitos colaterais.[4] O medicamento RU-486 é um bloqueador do receptor combinado de glicocorticoide, androgênio e progesterona que, em estudos preliminares mostrou uma certa esperança. Outros medicamentos de uso potencial tanto na secreção do ACTH descendente como na inibição do crescimento do tumor são os agonistas do ácido retinoico e do receptor γ ativado pelo proliferador de peroxissomo (PPAR-γ).

A recente revisão de uma experiência de 20 anos no *National Institutes of Health* proporciona informações inestimáveis.[5] Os autores confirmaram a utilidade da IPSS na determinação do diagnóstico. É comum não conseguir localizar a lesão inicialmente, quando, então, o diagnóstico mais provável é o de um carcinoide pulmonar. A taxa de sobrevivência é particularmente baixa em pacientes com tumores pulmonares de células pequenas, carcinoma tireóideo medular e gastrinoma.

A recuperação posterior, mesmo que bem-sucedida, do tratamento para a doença de Cushing pode tomar algum tempo. Recentemente, foi avaliada a qualidade de vida em pacientes que se curaram da doença de Cushing.[6] Os pacientes obtiveram baixa pontuação nas medidas da fadiga, ansiedade, depressão e outros aspectos da saúde e bem-estar. O desenvolvimento de hipopituitarismo após o tratamento foi um indicador forte das condições precárias de saúde. A duração da doença antes do diagnóstico, a necessidade de cirurgia e as exigências de acompanhamento, podem ser fatores importantes.

Conclusões

A investigação da suspeita de síndrome de Cushing deve ser realizada em etapas. Como ela é relativamente rara, recomendamos que os pacientes sejam encaminhados ainda no estágio inicial. Os testes sempre precisam ser interpretados à luz dos conceitos clínicos. Até o momento, não há um tratamento clínico satisfatório para o tratamento a longo prazo da síndrome de Cushing. O diagnóstico mais comum (70%) é a doença de Cushing e o tratamento de escolha é a cirurgia através da rota transesfenoidal. É indicada a reoperação imediata naqueles casos que não respondam imediatamente. Com o tratamento moderno e o cuidadoso monitoramento da necessidade de hormônios de reposição, o prognóstico é muito bom, embora muitos pacientes demorem até 2 anos para voltar ao estado de saúde normal, ou quase normal.

Leituras Complementares

1. Lindsay JR, Nieman LK. Differential diagnosis and imaging in Cushing's syndrome. *Endocrinol Metab Clin North Am* 2005; **34**: 403-21.
2. Baldeweg SE, Pollock JR, Powell M, Ahlquist J. A spectrum of behaviour in silent corticotroph pituitary adenomas. *Br J Neurosurg* 2005; **19**: 38-42.
3. Lacroix A, Bourdeau I. Bilateral adrenal Cushing's syndrome: macronodular adrenal hyperplasia and primary pigmented nodular adrenocortical disease. *Endocrinol Metab Clin North Am* 2005; **34**: 441-58.
4. Heaney AP. Novel medical approaches for the treatment of Cushing's disease. *J Endocrinol Invest* 2004; **27**: 591-5.
5. Ilias I, Torpy DJ, Pacak K, Mullen N, Wesley RA, Nieman LK. Cushing's syndrome due to ectopic corticotrophin secretion: 20 years' experience at the National Institutes of Health. *J Clin Endocrinol Metab* 2005; **90**: 4955-62.
6. Van Aken MO, Pereira AM, Biermasz NR, *et al.* Quality of life in patients after long-term biochemical cure of Cushing's disease. *J Clin Endocrinol Metab* 2005; **90**: 3279-86.

tos clínicos significativos. O tratamento efetivo reverte rapidamente alguns dos sintomas, incluindo dor de cabeça e sudorese. A longo prazo, a reversão do crescimento excessivo das partes moles contribui para a reversão de algumas alterações na aparência física e na melhora da função cardíaca e respiratória. A morbidez aumentada e a expectativa de vida mais curta se relacionam com a hipertensão e a tolerância prejudicada à glicose/diabetes – cada uma ocorrendo em aproximadamente 1/3 dos casos e contribuindo para aumentar o risco de doença cardiovascular. Há controvérsias sobre ao risco aumentado de doença maligna. Aproximadamente 30% dos pacientes têm pólipos colônicos que podem representar um risco de desenvolver câncer de cólon.

A investigação e o tratamento da acromegalia estão resumidos na Figura 16.1. O nível aleatório sérico do fator de crescimento 1 semelhante à insulina (IGF)-1 é uma ferramenta de triagem útil, especialmente se a variação de referência for corrigida pela idade. Medições aleatórias do hormônio do crescimento (GH) têm uso limitado no diagnóstico da acromegalia. A medição do IGF-1 deve, em todos os casos, ser acompanhada de um teste oral de tolerância à glicose. A glicose e o GH são medidos no basal a cada 30 minutos durante 120 minutos após uma carga oral de glicose de 75 g. Em pessoas normais, e naquelas com acromegalia curada, o GH será reduzido para menos de 1 ng/mL. O teste pode apresentar resultados indeterminados em pacientes com hiperglicemia crônica. Uma resposta anômala do GH ao hormônio de liberação da tireotrofina (TRH) pode ser encontrada em até 50% dos pacientes. A realização deste teste é útil porque pode ajudar a detectar tumores residuais ou recorrentes depois de uma cirurgia. As medições da prolactina também devem ser realizadas durante o teste da TRH; uma minoria de pacientes com acromegalia tem tumores que secretam tanto prolactina quanto GH. Seus tumores podem ser mais responsivos à terapia médica, incluindo os agonistas da dopamina. Como 80% dos adenomas somatotróficos são macrotumores (> 1 cm) e muitos são invasivos, é importante verificar as outras funções da hipófise em todos os pacientes, especialmente antes de uma cirurgia. Os hormônios da tireoide e a TSH devem ser medidos. O diagnóstico de hipotireoidismo secundário nem sempre é um fator de definição em pacientes com doenças da hipófise complexas. Contudo, é útil realizar um teste da TRH, como descrito acima, medindo-se a TSH, a prolactina e o GH. Os eletrólitos plasmáticos e a osmolalidade também devem ser controlados. Os níveis de gonadotropina podem estar dentro dos parâmetros normais mesmo em pacientes com hipogonadismo secundário. A função menstrual normal nas mulheres é um elemento de segurança adicional; no caso dos homens e de mulheres que não menstruam os níveis de esteroides sexuais devem ser checados. Mulheres na pós-menopausa com hipopituitarismo podem não ter os níveis elevados normais de gonadotropinas, embora isso não tenha grande significado clínico. Deve ser realizado um teste curto de Synacthen em todos os pacientes e a reposição de esteroides deve ser instituída antes de uma cirurgia.

Rotineiramente, não há necessidade de radiografias cranianas embora essas possam mostrar protuberâncias frontais, e em alguns casos poderá haver erosão do assoalho da fossa hipofisária. A investigação por imagens de ressonância magnética (RM) é a modalidade de escolha embora a tomografia computadorizada (TC) também possa demonstrar a maioria dos tumores que causam acromegalia. Todos os pacientes devem

```
┌─────────────────────────────────┐
│ Mudança na aparência física     │
│ Dor de cabeça, sudorese         │
│ Intolerância à glicose, hipertensão │
│ Alterações radiológicas         │
└─────────────────────────────────┘
                │
        ┌───────────────┐
        │     IGF-1     │
        │ oGTT com níveis de GH │
        └───────────────┘
                │
   ┌────────────┼────────────┬──────────────┐
┌──────────┐ ┌─────┐ ┌──────────────┐ ┌──────────────────┐
│Teste de TRH│ │ RM │ │Campos visuais│ │Função da hipófise*│
│(TSH, GH e  │ └─────┘ └──────────────┘ └──────────────────┘
│ prolactina)│
└──────────┘
```

Considerar o tratamento médico para controlar os sintomas e diminuir o tamanho do tumor

Cirurgia – Transesfenoidal
    Transcraniana (tumor grande, efeitos de pressão)

Curado[†]   Não curado

Revisão anual   OU

Radioterapia

Tratamento médico – Análogo da somatostatina
Pegvisomanto
Cabergolina

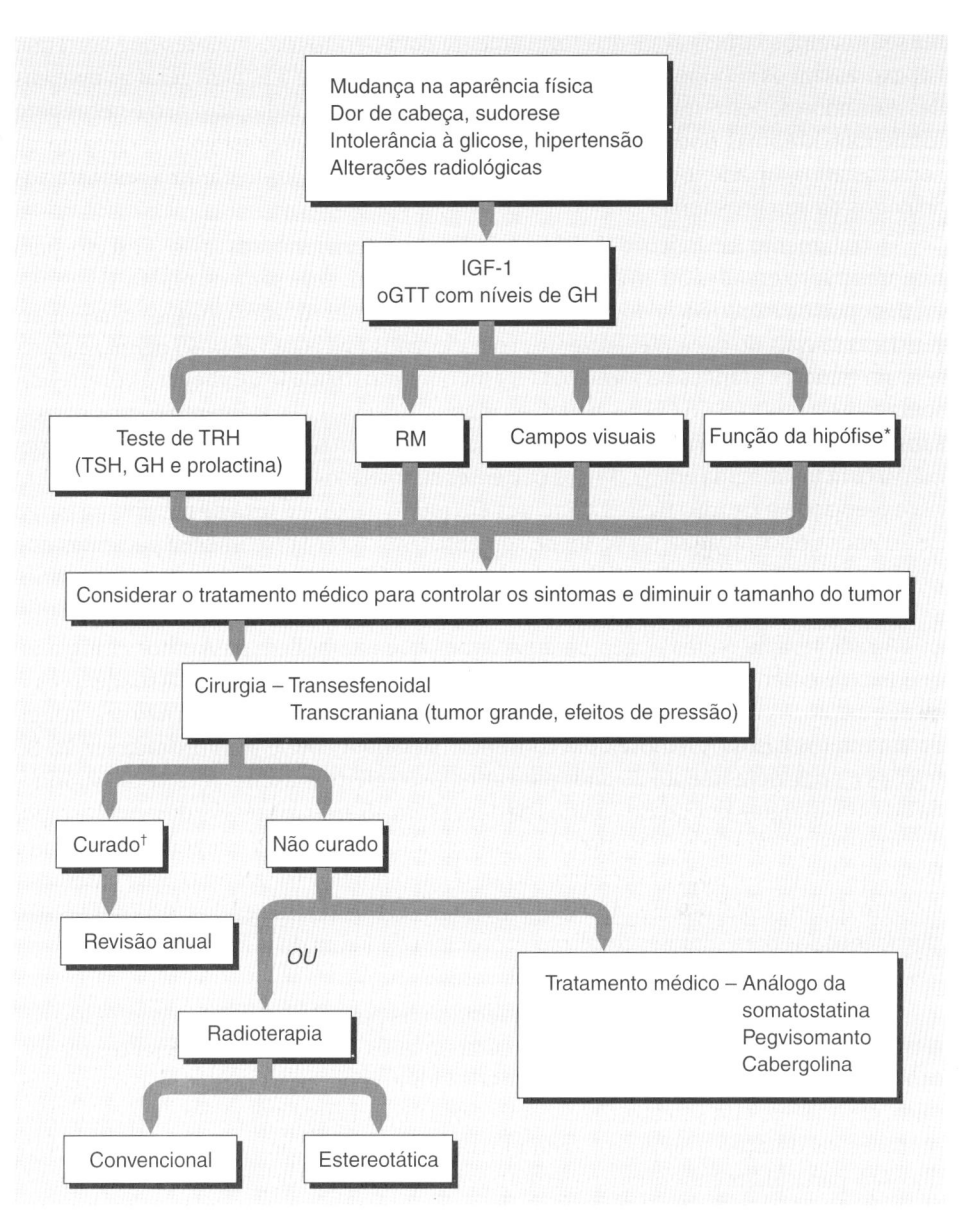

Convencional   Estereotática

Fig. 16.1 Investigação e tratamento da acromegalia. *Todas as funções hipofisárias anteriores devem ser controladas – eixos tiróideos, gonadal e suprarrenal, bem como a função hipofisária posterior (osmolalidade plasmática e eletrólitos). [†]A definição de cura é representada pela volta ao normal para idade do fator 1 de crescimento semelhante à insulina (IGF)-1 e pela redução do hormônio do crescimento (GH) a menos de 1 ng/mL após uma carga de glicose oral. oGTT = teste oral de tolerância à glicose; TRH = hormônio de liberação da tireotrofina; TSH = tireotrofina (hormônio de estimulação da tireoide).

ter seus campos visuais avaliados formalmente com perimetria. Tumores que secretam GH expressam os subtipos do receptor da somatostatina[2] 2 e 5 e, para gerar as imagens desses tumores, pode-se usar o octreotídeo marcado com [111] Índio. Isto não é necessário rotineiramente, mas pode ser útil em casos de dúvida de diagnóstico. A expressão da somatostatina em adenomas somatotróficos é importante porque prediz a resposta aos análogos da somatostatina.

O tratamento cirúrgico definitivo é indicado na maioria dos casos, exceto para tumores muito grandes ou invasivos, via transesfenoidal, deve ser a escolhida. O resultado depende da experiência do cirurgião, da escolha da abordagem cirúrgica e das características iniciais do paciente. Pacientes com elevados níveis de GH (> 45 ng/mL) e aqueles com tumores grandes ou invasivos têm menor probabilidade de chegar à cura, representada pela redução do GH a 1 ng/mL ou menos. Em geral, o tratamento é considerado satisfatório se o nível de GH for reduzido a < 5 ng/mL. Em uma recente grande série alemã,[3] a cura foi atingida em 57,3% dos pacientes submetidos à cirurgia transesfenoidal. O risco associado à cirurgia nesses pacientes era muito baixo, e a taxa de recidiva ao longo de 10 anos de acompanhamento foi de somente 0,4%. A taxa de cura para pacientes que precisaram de cirurgia transcraniana ou de cirurgia de repetição foi muito inferior atingindo índices de 5,2 e 21,3%, respectivamente.

A radioterapia é uma opção para pacientes que não podem passar por cirurgia ou que não se curaram após a cirurgia. Como a maioria dos tumores é macroadenoma e invade a dura, os ossos ou os seios cavernosos, não é surpresa que a cura não seja atingida em muitos casos. A radioterapia convencional geralmente é administrada em 20-30 frações e pode demorar até 20 anos para atingir seu efeito máximo. A secreção suprimida do GH é atingida por quase 75% dos pacientes em 15 anos, e até 85% desenvolve hipopituitarismo progressivo.[4] Os métodos estereotáticos e focados atingem a cura muito mais rapidamente e podem ser administrados em um único tratamento. Esses métodos incluem o *gama knife*, o acelerador linear e a radioterapia por feixes de prótons. Eles não são adequados para tumores localizados próximo de 5 mm do quiasma óptico, porque, nesses casos, podem provocar a perda da visão.

O tratamento clínico deve ser considerado nos pacientes nos quais não é possível realizar a cirurgia, naqueles que não se curaram após a cirurgia, nos pacientes idosos, naqueles com tumores pequenos, e depois de radioterapia até atingir a remissão bioquímica. Os análogos da somatostatina tornaram-se o principal tratamento médico. Duas preparações de ação prolongada, administradas via injeção intramuscular cada 14-28 dias são particularmente úteis: o octreotídeo-LAR e o lanreotídeo. Os níveis de IGF-1 são, significativamente, diminuídos em pelo menos 70% dos pacientes. O efeito na diminuição do tumor pode ser insatisfatório com menos de 50% dos pacientes apresentando redução no volume do tumor, e com contração tumoral média inferior a 20%. Entretanto, poucos tumores aumentam em tamanho durante o tratamento. Uma recente metanálise[2] confirmou a eficácia desses agentes, e que o octreotídeo de atuação prolongada é levemente mais eficiente que o lanreotídeo. Os efeitos colaterais incluem diarreia, cólicas abdominais e cálculos biliares ou lamabiliar. Para pacientes que não podem tolerar os análogos da somatostatina, ou para aqueles que realmente se beneficiam de seu uso, o pegvisomanto, antagonista do receptor de GH, pode ser utilizado. Esta droga se liga ao receptor do GH, impedindo sua dimerização e bloqueando sua sinalização. É administrada por via subcutânea em dose inicial de 80 mg, seguida de 10 mg/dia, aumentada em 5 mg até a dose diária máxima de 30 mg. Os níveis normais do IGF-1 são atingidos em 90%. Os agonistas da dopamina foram usados na acromegalia por muitos anos. De fato, somente 30 a 50% dos pacientes atingem níveis satisfatórios de IGF-1 e, em uma proporção menor de pacientes ocorre o encolhimento do tumor. Desses agentes, a melhor evidência se observa com a cabergolina, que deverá ser usada na dose de 1 a 4 mg por semana. A terapia com agonistas da dopamina é mais adequada em tumores pequenos ou mistos (prolactina e GH).

Desenvolvimentos Recentes

1. Geralmente existe uma disparidade entre os níveis de GH e IGF-1,[5] dificultando a definição da cura em alguns pacientes. Pacientes com essa disparidade, muito provavelmente apresentam recidiva bioquímica após a cirurgia e requerem acompanhamento cuidadoso.
2. A qualidade de vida é severamente prejudicada em pacientes com acromegalia, especialmente se tiverem sido submetidos, anteriormente, a terapias caras e complexas.[6] O AcroQol é um questionário amigável com 22 perguntas relacionadas com a saúde e que parece proporcionar meios específicos de avaliar as condições de saúde de pacientes com acromegalia.
3. O ciclo-hexapeptídeo (SOM230) tem alta afinidade com os subtipos 1, 2 e 3 do receptor da somatostatina e mostrou ser uma promessa para o tratamento da acromegalia e dos tumores neuroendócrinos gastrintestinais.[7] Esses desenvolvimentos poderão não somente levar a tratamentos mais especificamente focados nas drogas, mas também preparar o caminho para melhorar a administração local do tratamento de radioterapia ou de quimioterapia direcionando os agentes citotóxicos para os locais dos tumores.
4. Um recente estudo italiano, multicêntrico e de controle de casos[8] demonstrou que 27,7% dos pacientes com acromegalia tinham neoplasia colônica, comparados com os 15,5% nos controles que se apresentaram com reclamações abdominais não específicas. O nível de IGF-1 e a duração da acromegalia não pareceram ser prognósticos de desenvolvimento de neoplasia.

Conclusões

A medição do IGF-1 circulante é um teste de avaliação útil quando os resultados são avaliados em comparação com as variações normais corrigidas por idade. O teste bioquímico mais definitivo é a medição do GH durante um teste de tolerância à glicose. A cirurgia para remover o tumor da hipófise é indicada para a maioria de pacientes com acromegalia. A terapia clínica é útil no período pré-cirurgia e para aqueles pacientes que não se curaram com a cirurgia. Nesse último caso, deve-se considerar a aplicação de radioterapia. Os riscos a longo prazo associados à condição incluem hipopituitarismo, diabetes, hipertensão, risco aumentado de doença vascular e neoplasias do cólon. Os pacientes também podem apresentar incapacidade provocada por artrite e deformidade dentária. Há, também, prevalência maior de doenças respiratórias, incluindo apneia do sono e doença pulmonar obstrutiva. Devido à esta última, deve-se considerar a administração de vacina pneumocócica e imunização anual contra a *influenza*. Os controles anuais do teste de tolerância à glicose ou do perfil do GH diário são recomendados e as outras funções da hipófise devem ser controladas concomitantemente.

Leituras Complementares

1. Park C, Yang I, Woo J, *et al.* Somatostatin (SRIF) receptor subtype 2 and 5 gene expression in growth hormone-secreting pituitary adenomas: the relationship with endogenous SRIF activity and response to octreotide. *Endocr J* 2004; **51**: 227-36.
2. Freda PU, Katznelson L, van der Lely AJ, Reyes CM, Zhao S, Rabinowitz D. Long-acting somatostatin analogue therapy of acromegaly; a meta-analysis. *J Clin Endocrinol Metab* 2005; **90**: 4465-73.
3. Nomikos P, Buchfelder M, Fahibush R. The outcome of surgery in 668 patients with acromegaly using current criteria of biochemical control. *Eur J Endocrinol* 2005; **152**: 379-87.
4. Minniti G, Jaffrain-Rea ML, Osti M, et at. The long-term efficacy of conventional radiotherapy in patients with GH-secreting pituitary adenomas. *Clin Endocrinol* 2005; **62**: 210-16.
5. Espinosa de los Monteros AL, Sosa E, Cheng S, *et al.* Biochemical evaluation of disease activity after pituitary surgery in acromegaly: a critical analysis of patients who spontaneously change disease status. *Clin Endocrinol* 2006; **64**: 245-9.
6. Rowles SV, Prieto L, Badia X, Shalet SM, Webb SM, Trainer PJ. Quality of life (QOL) in patients with acromegaly is severely impaired: use of a novel measure of QOL: acromegaly quality of life questionnaire. *J Clin Endocrinol Metab* 2005; **90**: 3337-41.
7. Oberg K. Future aspects of somatostatin- receptor mediated therapy. *Neuroendocrinology* 2004; **80**(suppl 1): 57-61.
8. Terzolo M, Reimondo G, Gasperi M, *et al.* Colonoscopic screening and follow-up in patients with acromegaly: a multicenter study in Italy. *J Clin Endocrinol Metab* 2005; **90**: 84-90.

PROBLEMA

17 Prolactinoma

Anamnese

Uma garota de 17 anos apresenta-se junto com a mãe. A menarca foi normal aos 13 anos, mas a menstruação se interrompeu aproximadamente há 8 meses. Ela observou descarga leitosa das mamas, especialmente durante o banho. Com exceção desse quadro, ela está adequada, é saudável e não toma drogas. Seu nível de prolactina é de 6.000 mU/L (quando o normal é até 360 mU/L).

Discutir a investigação complementar dos níveis elevados de prolactina.

Qual será o tratamento, provavelmente, mais favorável?

Durante quanto tempo deverá ser tratada?

Como deverá ser acompanhada?

Fundamentos

O prolactinoma é responsável por 40% dos tumores da hipófise.[1] Vários estímulos fisiológicos e patológicos aumentam a prolactina (Tabela 17.1). Os aumentos provocados por estímulos fisiológicos (exceto a gravidez) e drogas geralmente são modestos (prolactina sérica < 800 mU/L). Como regra geral, níveis superiores a 1.000 mU/L exigem investigação. Níveis superiores a 3.000 mU/L geralmente são indicativos de presença de prolactinoma. Os níveis intermediários podem ser provocados por compressão nesta hipófise ou por microprolactinoma. Existe correlação razoável entre o tamanho do tumor e o nível de prolactina. A exceção pode ocorrer com os tumores grandes que comprimem o pedículo da hipófise. Além disso, um artefato de ensaio ou um efeito de gancho podem resultar em níveis falsamente baixos, a não ser que as amostras sejam diluídas em série. Durante os últimos 20 anos, os diagnósticos radiológicos e bioquímicos melhorados e a compreensão desse quadro aprimoraram, consideravelmente, o tratamento de pacientes com prolactinoma.

Devem ser levados em considerações diversos fatores importantes:

- A grande maioria (90%) é composta por microtumores, e somente uma pequena proporção deles (1%) cresce após o diagnóstico.
- A terapia clínica com agonistas da dopamina é o tratamento de escolha que tanto diminui a prolactina quanto retrai os tumores na maioria dos casos.
- A prolactina sérica é um bom marcador para o tamanho do tumor e, após a investigação inicial, pode ser usada para ajustar a dose da terapia com agonistas da dopamina.

Mulheres com prolactinoma apresentam-se com oligomenorreia ou amenorreia e 80% têm galactorreia. Os homens apresentam-se com impotência ou libido diminuída. A

Tabela 17.1	Diagnóstico diferencial da hiperprolactinemia
Fisiológico	Gravidez (até 10 vezes o normal) Estresse, alimentação, esforço Estimulação das mamas Lesões da parede do tórax
Drogas	Metoclopramida, domperidona Fenotiazinas, risperidona Inibidores da monoamina oxidase Inibidores tricíclicos de retomada seletiva da serotonina Verapamil, metildopa Estrogênios Cimetidina Opioides, cocaína Inibidores da protease
Endócrinos	Hipotireoidismo Síndrome de ovários policísticos Prolactinoma – micro (< 10 mm) macro (≥ 10 mm)
Pedículo da hipófise	Tumores hipofisários grandes Irradiação craniana Craniofaringiomas Corte transversal do pedículo (trauma)
Outros	Insuficiência renal crônica (*clearance* diminuído) Idiopático

fertilidade é diminuída, tanto em homens quanto em mulheres. A densidade mineral óssea é diminuída em razão do hipogonadismo, cuja recuperação pode não ser completa após um tratamento bem-sucedido. Os homens na maioria dos casos apresentam-se com tumores maiores devido ao diagnóstico tardio e provavelmente por causa de diagnóstico negligenciado de pequenas lesões.

Os testes endócrinos dinâmicos têm papel limitado no diagnóstico do prolactinoma. Em geral realizamos um teste de hormônio de liberação da tireotrofina (TRH). A administração da TRH intravenosa geralmente aumenta a prolactina em 30 minutos. Pacientes com prolactinoma mostram níveis basais elevados e não respondem à TRH. Um teste similar com antagonistas da dopamina (p. ex., domperidona ou metoclopramida 5 a 10 mg por via IV) é realizado em alguns centros. Ambos os testes mostram respostas suprimidas em pacientes com lesões suprasselares. A investigação por imagens de ressonância magnética (RM) intensificada com gadolínio é a modalidade de escolha, embora a maioria das lesões também possa ser detectada através de tomografias computadorizadas intensificadas por contraste.

A dopamina é o regulador fisiológico dominante da liberação da prolactina e seu efeito é inibidor. As drogas agonistas da dopamina são a primeira linha de tratamento para a maioria das pacientes com prolactinoma. A bromocriptina normaliza a prolactina em 80% dos casos e restaura o fluxo menstrual normal e a fertilidade em 90%. Os efeitos colaterais incluem náusea, hipotensão postural, depressão e outras psicoses. O tratamento deve ser iniciado de forma gradual e aumentado de acordo com a resposta ao longo de várias semanas. Recomenda-se a dose inicial de 0,625 mg/dia. Em geral, microtumores requerem 5 a 7,5 mg/dia. Em pacientes com microtumores, 25% dos pacientes terão remissão duradoura quando a bromocriptina for suspensa depois de 24 meses. Por causa da meia-vida curta, a bromocriptina é a droga de escolha para a mulher que deseja engravidar. Ela será instruída sobre como continuar com a contracepção mecânica até que tenha tido duas menstruações normais após o início do tratamento; a droga deverá ser interrompida assim que ela deixar de menstruar e a gravidez for confirmada.

A cabergolina, um agonista do receptor D2 de ação prolongada, atualmente é a droga mais amplamente usada.[2] Trata-se de uma não ergotina, com incidência menor de efeitos colaterais que a bromocriptina e só precisa ser administrada duas vezes por semana. A dose inicial deve ser de 0,25 mg, uma vez por semana. Doses de 1 mg duas vezes por semana, ou menos, geralmente são suficientes para tratar os microprolactinomas. A droga pode ser tolerada por aqueles que não toleram a bromocriptina e pode ser eficiente em pacientes com resistência comprovada à bromocriptina. Colao et al.[3] estudaram pacientes após a retirada da cabergolina a longo prazo. A droga era suspensa se o nível de prolactina fosse normal e não houvesse tumor ou se o tumor tivesse se retraído mais de 50%. A taxa de recidiva foi de 24% nos casos de hiperprolactinemia não tumoral, 31% em pacientes com microprolactinoma e 36% em pacientes com macroprolactinoma. A taxa de recidiva é particularmente baixa quando a RM é negativa à época da retirada da droga.

O tratamento médico é a primeira linha, inclusive em casos de tumores grandes. A citorredução cirúrgica (*debulking*) é indicada em mulheres considerando engravidar devido ao risco de aumento do tumor sob a influência do estrogênio durante a gravidez. Por outro lado, a cirurgia e a radioterapia são reservadas para aquelas que ou não toleram ou não respondem ao tratamento médico. As estimativas sobre o risco de progressão do microadenoma para o macroadenoma variam, porém, de acordo com alguns autores, o quadro pode ocorrer em até 7% dos casos. Portanto, as pacientes para as quais o tratamento não seja necessário ainda precisam ser regularmente avaliadas em termos clínicos, bioquímicos e radiológicos. Pacientes com tumores grandes estão no grupo de risco de hipopituitarismo e de anormalidades do campo visual e deverão ser avaliadas pelo menos a cada 6 meses. A Figura 17.1 mostra um algoritmo para o tratamento de pacientes com prolactinoma.

Desenvolvimentos Recentes

1 A hiperprolactinemia frequentemente é provocada por drogas, especialmente as antipsicóticas.[4] Essas drogas manifestam sua ação terapêutica bloqueando os receptores D2 e D4 na área mesolímbica do cérebro. Os efeitos colaterais extrapiramidais são provocados pelo bloqueio dos receptores D2 na área estriada. A

Seção 3 Hipófise

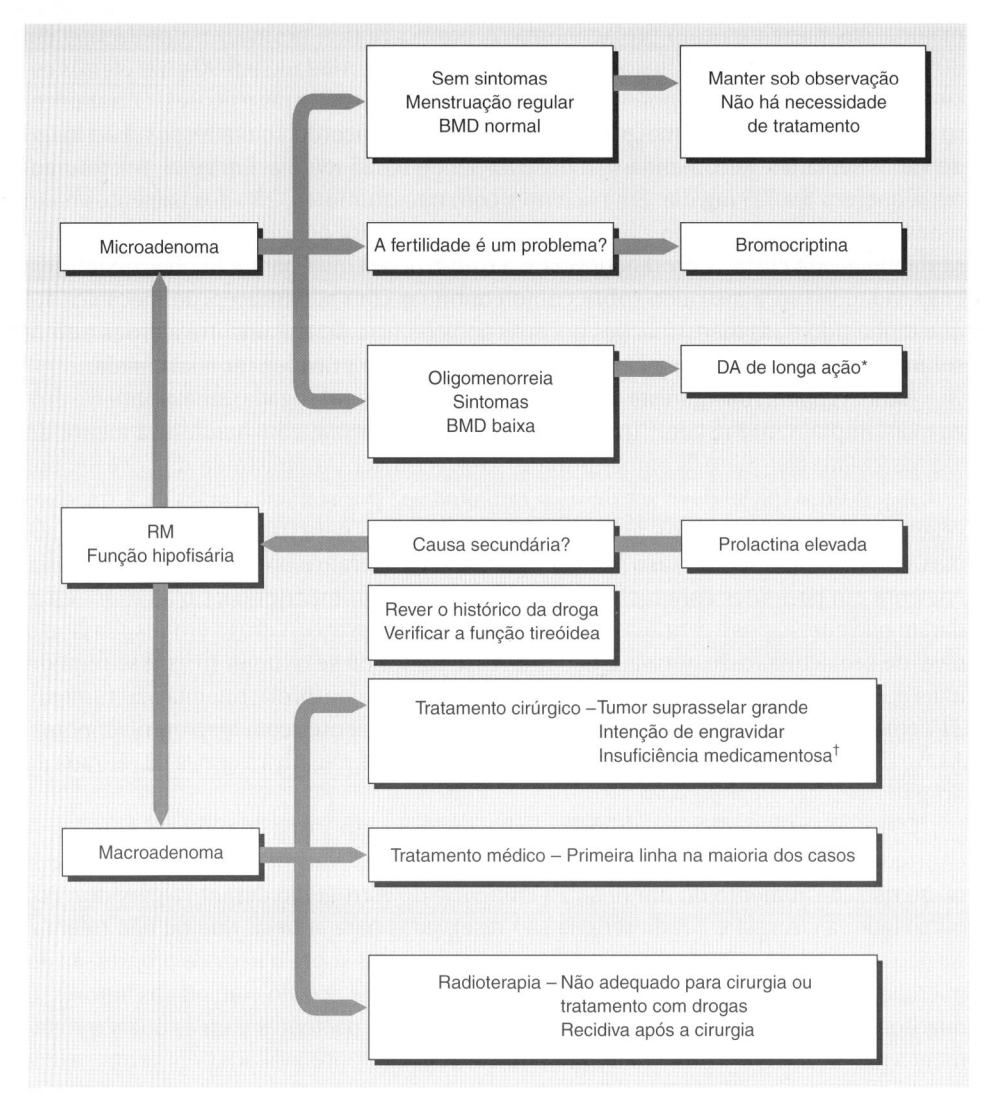

```
Microadenoma ──┬── Sem sintomas / Menstruação regular / BMD normal ──► Manter sob observação / Não há necessidade de tratamento
               ├── A fertilidade é um problema? ──► Bromocriptina
               └── Oligomenorreia / Sintomas / BMD baixa ──► DA de longa ação*

RM Função hipofisária ◄── Causa secundária? ◄── Prolactina elevada
                          Rever o histórico da droga / Verificar a função tireóidea

Macroadenoma ──┬── Tratamento cirúrgico – Tumor suprasselar grande / Intenção de engravidar / Insuficiência medicamentosa†
               ├── Tratamento médico – Primeira linha na maioria dos casos
               └── Radioterapia – Não adequado para cirurgia ou tratamento com drogas / Recidiva após a cirurgia
```

Fig. 17.1 Tratamento do prolactinoma. *Em pacientes que são intolerantes ou que não respondem ao agonista da dopamina, deve-se considerar a reposição de estrogênio ou de testosterona. †A cirurgia deve ser considerada em pacientes que não toleram ou não respondem ao tratamento com drogas. BMD = densidade mineral óssea; DA = agonista da dopamina.

hiperprolactinemia deve-se ao bloqueio dos receptores D2 no sistema túbero-infundibular e nos lactotrofos da hipófise. Se a droga não puder ser interrompida, o hipogonadismo poderá ser tratado com reposição de estrogênio ou de testosterona. Alternativamente, a terapia com agonistas da dopamina pode normalizar os níveis de prolactina em alguns casos, embora exista um pequeno risco de exacerbação da psicose subjacente.

2 Os testes hormonais devem sempre ser interpretados à luz do quadro clínico. As isoformas da prolactina podem causar confusão e o laboratório precisa considerar esse fato, tomando as medidas necessárias para medir somente a forma biologicamente ativa e monomérica da kDa 23. A macroprolactina é uma prolactina monomérica ou dimérica ligada à IgG e pode levar à estimativa exagerada da prolactina. Além disso, a prolactina grande (50 kDa) ou a prolactina muito grande (150kDa) podem ser responsáveis por até 25% dos hormônios imunorreativos.[5,6] A falta de conhecimento dessas isoformas da prolactina pode levar ao tratamento inadequado de pacientes que, de fato, não têm hiperprolactinemia sintomática, ou ao tratamento excessivo de pacientes que apresentam quadros hiperprolactinêmicos.

3 Até 10% dos prolactinomas respondem insatisfatoriamente aos agonistas da dopamina. Os antagonistas dos receptores da prolactina podem ser úteis para este difícil grupo de pacientes.[7] Esses drogas podem ter um papel no tratamento de malignidades que respondam à hormonoterapia: a prolactina é um fator de crescimento significativo para os tumores de mama e próstata. Existe produção local significativa de prolactina nessas lesões e, portanto, suprimir a secreção de prolactina da hipófise com um agonista da dopamina provavelmente não será benéfico.

Conclusões

A paciente do caso-índice tem grandes probabilidades de ter um tumor da hipófise com esse grau de hiperprolactinemia. É provável que seja um tumor de secreção de prolactina, porém, nesse nível de prolactina pode ser um tumor não funcionante que provoque o aumento da prolactina através de compressão do pedículo. A cabergolina é o medicamento mais adequado, a não ser que ela queira engravidar. O tratamento deve ser reavaliado depois de 2 anos e, periodicamente, depois desse prazo. O tratamento com agonistas da dopamina pode ser interrompido com segurança em muitos pacientes cuja prolactina tenha-se normalizado e cujo tumor tenha encolhido. Pacientes com macrotumores ou aqueles em que há um tumor residual na RM têm mais probabilidade de recidiva.

Leituras Complementares

1. Schlechte JA. Prolactinoma. *N Engl J Med* 2003; **349**: 2035-41.
2. Cook DM. Long-term management of prolactinomas—use of long-acting dopamine agonists. *Rev Endocr Metab Disorders* 2005; **6**: 15-21.
3. Colao A, Di Sarno A, Cappabianca P, Di Somma C, Pivonello R, Lombardi G. Withdrawal of long-term cabergoline therapy for tumoral and non-tumoral hyperprolactinaemia. *N Engl J Med* 2003; **349**: 2023-33.
4. Molitch ME. Medication-induced hyperprolactinaemia. *Mayo Clin Proc* 2005; **80**: 1050-7.
5. Suliman AM, Smith TP, Gibney J, McKenna TJ. Frequent misdiagnosis and mismanagement of hyperprolactinemic patients before the introduction of macroprolactin screening:

application of a new strict laboratory definition of macroprolactinemia. *Clin Chem* 2003; **49**: 1504-9.
6. Mounier C, Trouilla J, Claustrat B, Duthel R, Estour B. Macroprolactinaemia associated with prolactin adenoma. *Hum Reprod* 2003; **18**: 853-7.
7. Goffin V, Bernichtein S,Tourraine P, Kelly PA. Development and potential clinical uses of human prolactin receptor antagonists. *Endocr Rev* 2005; **26**: 400-22.

PROBLEMA

18 Adenoma Hipofisário não Funcionante

Anamnese

Um senhor de 68 anos vem notando um declínio gradual da visão com perda dos campos visuais periféricos. Ele reclama de se sentir cansado e da capacidade diminuída para se exercitar ao longo do último ano, mais ou menos. O exame confirma a hemianopia bitemporal e perda de pelos do corpo. A investigação por imagens de ressonância magnética (RM) mostra massa da hipófise de 4 cm estendendo-se em orientação superior e comprimindo o quiasma óptico. As investigações confirmam que ele tem hipopituitarismo.

Quais são as opções de tratamento disponíveis?

Qual é o prognóstico para a visão e a função hipofisária do paciente?

Como ele deverá ser acompanhado?

Fundamentos

Os adenomas hipofisários são responsáveis por 10 a 15% das neoplasias intracranianas. Quando são não secretórios, ou secretam quantidades mínimas de hormônio que não produzem distúrbios endócrinos clinicamente significativos, eles são referidos como não funcionantes. São sintomáticos se forem grandes e se produzirem efeitos de pressão sobre as estruturas circundantes; ocasionalmente, eles são assintomáticos e detectados durante as investigações rotineiras por imagem. Os macroadenomas (> 1 cm de diâmetro) têm mais probabilidade de dar origem aos sintomas de pressão intracraniana.

As apresentações mais comuns incluem cefaleia, defeitos do campo visual e paralisias dos nervos cranianos. A cefaleia é comum em pacientes com tumores grandes. Geralmente é intensa e aumenta com a tosse, podendo-se localizar no vértice, nas áreas frontoccipital, retroorbital, frontotemporal ou occipitocervical. Muitas vezes pode resultar da distensão do diafragma selar pelo tumor. A dor de cabeça pode-se apresentar em vários padrões clínicos, e geralmente melhora após a hipofisectomia-1, mas pode piorar com o tratamento com agonistas da dopamina. Raramente, o paciente pode-se apresentar com apoplexia hipofisária como quadro de emergência, com sintomas que incluem dor de cabeça/meningismo, vômitos, redução dos campos visuais, diplopia e consciência prejudicada. É mais provável que a apoplexia hipofisária ocorra com adenomas da hipófise não funcionantes. Em até 50% dos casos pode não ser vista na tomografia computadorizada (TC). Muitos casos podem ser tratados de forma conservadora, mas a descompressão urgente é indicada quando predominam os sintomas de pressão (Tabela 18.1) da massa hipofisária.

A cirurgia transesfenoidal (Tabela 18.2) continua sendo o tratamento de primeira escolha para os tumores grandes, pois proporciona alívio rápido dos efeitos da pressão incluindo a melhora da visão. Complicações sérias da cirurgia ocorrem em menos de 5% dos casos. O risco de complicações é inversamente proporcional à experiência do cirurgião. As complicações pós-operatórias incluem a piora da visão, hemorragia, rinorreia do líquido cefalorraquidiano e meningite. As deficiências hormonais podem ocorrer como consequência da cirurgia, inclusive se a função tiver sido preservada antes da cirurgia. O diabetes insípido pode ser transitório ou permanente. A radioterapia pós-operatória pode ser administrada, mas implica em alto risco de hipopituitarismo.

A radioterapia na hipófise é um adjunto útil ao tratamento se a RM depois de 6 a 12 meses mostrar o recrescimento do tumor. A radioterapia de rotina não é mais recomendada porque nos últimos anos o aprimoramento da técnica de investigação por imagens tem permitido a identificação de tumores recorrentes quando são feitos exames de acompanhamento regulares. A RM pode ser difícil de interpretar se for feita logo após a cirurgia (< 3 meses), devido aos artefatos. A radioterapia convencional está sendo cada

Tabela 18.1	Efeitos da pressão dos tumores da hipófise não funcionante
Trato óptico e quiasma (defeitos do campo visual)	Hemianopsia bitemporal – mais comum (8% dos pacientes desenvolvem perda completa da visão em um dos olhos com defeito temporal no outro) Escotomas bitemporais – tumor de crescimento rápido com quiasma prefixado Defeitos do campo monocular – temporal superior; escotoma central Todos os pacientes com defeitos do campo visual têm, também, dilatação da sela
Seios cavernosos	Envolvimento dos nervos cranianos em função da extensão lateral Defeitos do campo visual – geralmente ausentes III – mais comuns; função papilar preservada como neuropatia diabética IV, V, VI, (dor e dormência em sua distribuição) Compressão ou obstrução da artéria carótida
Hipotálamo	Hiperfagia, regulação da temperatura anormal, perda de consciência, perda da secreção hormonal do hipotálamo
Terceiro ventrículo	Hidrocefalia obstrutiva (menos comum que em casos de craniofaringiomas)
Lobo temporal	Ataques parciais complexos
Lobos frontais	Alteração no estado mental Sinais de excitação do lobo frontal
Fossa posterior	Disfunção do tronco cerebral

Tabela 18.2	Avaliação cirúrgica e acompanhamento
Avaliação pré-operatória	Verificar as deficiências hormonais e fazer sua reposição Identificar um marcador como subunidade α que possa ser utilizado para monitorar a resposta à cirurgia

Cuidados pós-operatórios	Imediatos (dentro dos primeiros dias):
	   Podem-se desenvolver: SIADH ou diabetes insípido; o volume de urina e o sódio devem ser monitorados de perto
	A curto prazo (algumas semanas):
	   Verificar se há adenoma residual – RM e/ou subunidade α
	   Verificar o estado hormonal – T_4 livre, cortisol (metirapona ou somatostatina seguidos do teste de tolerância à insulina); é necessária a privação de água
	   Reposição das deficiências hormonais
	A longo prazo:
	   RM e avaliação hormonal para adequação da reposição ou para identificar deficiências hormonais subsequentes

SIADH = síndrome da secreção inapropriada do hormônio antidiurético.

vez mais substituída pelos métodos de radiação estereotáticos (p. ex., o (*gama knife*), visto que a difusão da radiação nas estruturas circundantes é mínima e há menos chances de hipopituitarismo.

A terapia clínica tem papel limitado no tratamento dos adenomas hipofisários não funcionantes. Menos de 20% dos tumores mostram redução significativo quando se administram agonistas da dopamina. Dos agentes disponíveis, a cabergolina tem maior probabilidade de produzir efeito benéfico. Os análogos da somatostatina podem ser úteis nos casos em que a cirurgia é contraindicada ou tardia, porém, esses agentes diminuem o tamanho de somente uma minoria dos tumores.

Desenvolvimentos Recentes

1. A radiocirurgia foi adicionada à variedade de opções de tratamento para pacientes com adenomas da hipófise.[2] O uso do acelerador linear ou *gama knife* permite a administração da radioterapia em uma única fração. Os meios melhorados de imobilização do paciente e de geração de imagens contribuíram para a utilidade dessas técnicas. A experiência do acompanhamento a longo prazo em pacientes com tumores não funcionantes, entretanto, é limitada e a cirurgia ainda é o tratamento de escolha.
2. Uma revisão[3] recente de uma longa série de apoplexias hipofisárias confirmou que o tratamento conservador é mais adequado para a maioria; já pacientes com insuficiência visual, muito provavelmente, precisarão de intervenção cirúrgica imediata. O prognóstico, incluindo os defeitos do campo visual, é muito bom. A apo-

Problema 18 Adenoma Hipofisário não Funcionante

plexia da hipófise geralmente é vista como uma complicação rara. Contudo, um estudo dinamarquês descobriu que ela ocorre em 21% dos pacientes com tumores da hipófise não funcionantes.[4]

3. A radioterapia pós-operatória era considerada necessária em muitos casos de tumores da hipófise não funcionantes depois da cirurgia. A prática clínica mudou e agora somente pacientes com evidências claras de tumor residual após o tratamento cirúrgico requerem radioterapia nos primeiros estágios pós-operatórios (Figura 18.1).[5] A desvantagem óbvia da radioterapia é a elevada incidência de hipopituitarismo progressivo nos anos que se seguem ao tratamento.

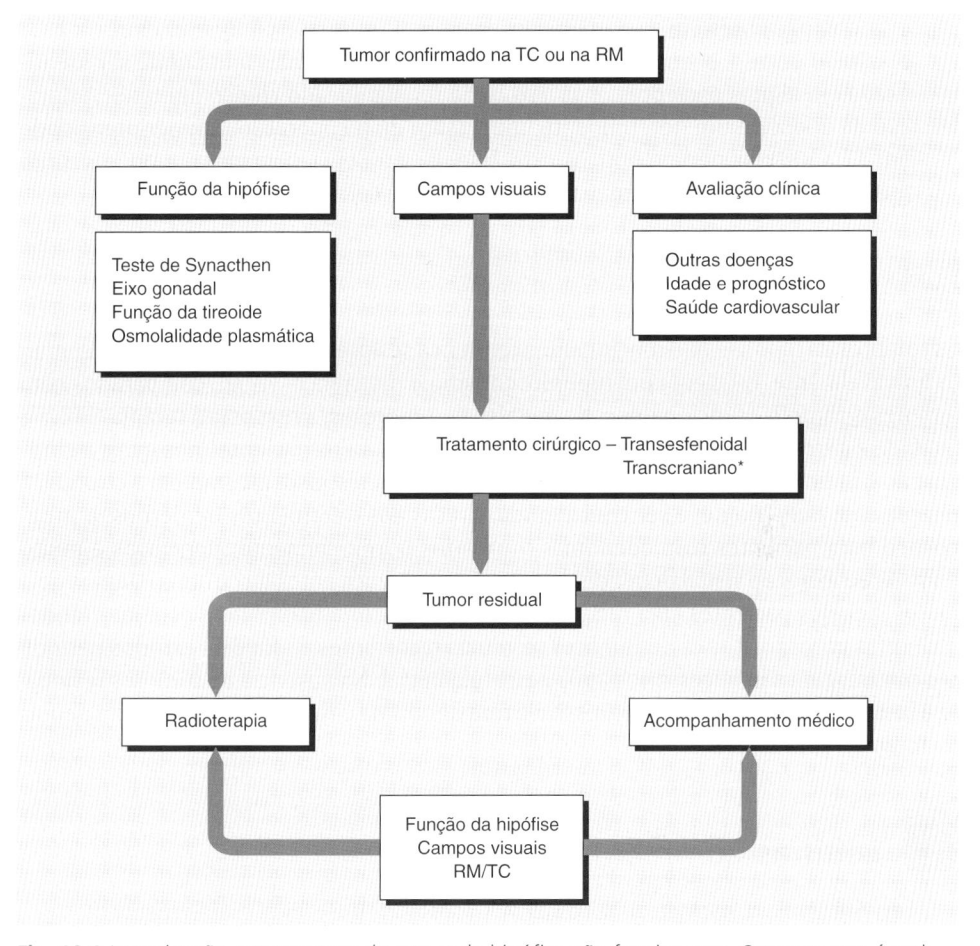

```
                    Tumor confirmado na TC ou na RM
                                   │
         ┌─────────────────────────┼─────────────────────────┐
         │                         │                         │
   Função da hipófise         Campos visuais           Avaliação clínica
         │                                                   │
   Teste de Synacthen                                  Outras doenças
   Eixo gonadal                                        Idade e prognóstico
   Função da tireoide                                  Saúde cardiovascular
   Osmolalidade plasmática
                                   │
              Tratamento cirúrgico – Transesfenoidal
                          Transcraniano*
                                   │
                            Tumor residual
                                   │
                ┌──────────────────┴──────────────────┐
           Radioterapia                        Acompanhamento médico
                └──────────────────┬──────────────────┘
                            Função da hipófise
                             Campos visuais
                                 RM/TC
```

Fig. 18.1 Investigação e tratamento do tumor da hipófise não funcionante. O tratamento é mais urgente em pacientes com sintomas visuais. *A cirurgia transcraniana é indicada a pacientes com tumores grandes ou invasivos e a alguns pacientes que apresentam insuficiência visual. O acompanhamento regular com estudos de imagem e dos campos visuais é essencial em todos os pacientes, visto não existirem testes de sangue úteis que indiquem a presença de tumores residuais ou recorrentes.

4. Tumores hipofisários não funcionantes vêm sendo detectados com frequência cada vez maior. Eles são responsáveis por aproximadamente 20% dos tumores hipofisários que se apresentam com sintomas clínicos em pacientes adultos com menos de 70 anos de idade. Entretanto, a proporção de tumores descobertos incidentalmente que não secretam hormônios é de aproximadamente 40%, enquanto cerca de 80% dos tumores diagnosticados nas pessoas idosas são não funcionantes.[6] A cirurgia transesfenoidal é segura e eficaz nos pacientes idosos.

5. A recuperação da função visual após o tratamento é a principal preocupação para a maioria dos pacientes. A recuperação rápida (em poucos dias) ocorre em alguns pacientes, incluindo aqueles que se apresentam com apoplexia da hipófise. A maioria dos pacientes com recuperação completa, ou quase completa, chega a esse resultado entre 1 e 4 meses.[7] Uma fase de recuperação mais lenta pode ser identificada em alguns pacientes, mas isso pode ter significado clínico limitado. A duração da doença é um determinante importante da recuperação. A hiperintensidade em T2 a RM dos nervos ópticos está associada à deficiência visual e pode ser um meio útil de prever sintomas visuais e de monitorar a recuperação.[8]

Conclusões

Os tumores da hipófise não funcionantes tendem a se apresentar de forma tardia e, muito provavelmente, o fazem com hipopituitarismo e deficiência visual, comparados com tumores da hipófise funcionantes. Na melhor das hipóteses, a resposta à terapia clínica é limitada e a cirurgia é indicada na maioria dos casos. Para os pacientes nos quais a cirurgia não é indicada, ou não é desejada, e nos casos com resposta incompleta à cirurgia, a terapia com radiação deve ser considerada. Graças aos tratamentos modernos, o prognóstico para pacientes com adenomas pituitários hormonalmente silenciosos é muito bom. A recuperação visual depende da duração da doença antes da cirurgia. Depois de 4 meses, aqueles pacientes cuja recuperação é insatisfatória não podem esperar grandes melhorias na visão. A taxa de tumores residuais/recorrentes é alta e os estudos periódicos por imagem são necessários após a cirurgia inicial. Na ausência de tumores residuais, a insuficiência hipofisária progressiva é rara depois da cirurgia, porém, comum depois da terapia com radiação.

Leituras Complementares

1. Levy MJ, Matharu MS, Meeran K, Powell M, Goadsby PJ. The clinical characteristics of headache in patients with pituitary tumours. *Brain* 2005; **128**: 1921-30.

2. Brada M, Alithkumar TV, Minniti G. Radiosurgery for pituitary adenomas. *Clin Endocrinol* 2004; **61**: 531-43.

3. Sibal L, Ball SG, Connolly V, *et al*. Pituitary apoplexy: a review of clinical presentation, management and outcome in 45 cases. *Pituitary* 2004; **7**: 157-63.

4. Nielsen EH, Lindholm J, Bjerre P, et al. Frequent occurrence of pituitary apoplexy in patients with non-functioning pituitary adenoma. *Clin Endocrinol* 2006; **64**: 319-22.
5. Almeda C, Lucas T, Pineda E, et al. Experience in management of 51 non-functioning pituitary adenomas: indications for post-operative radiotherapy. *J Endocrinol Invest* 2005; **28**: 18-22.
6. Minniti G, Esposito V, Piccirilli M, Fratticci A, Snatoro A, Jaffrain-Rea ML. Diagnosis and management of pituitary tumours in the elderly: a review based on personal experience and evidence of literature. *Eur J Endocrinol* 2005; **153**: 723-35.
7. Kerrison JB, Lynn MJ, Baer CA, Newman SA, Biousse V, Nemann NJ. Stages of improvement in visual fields after pituitary tumour resection. *Am J Ophtalmol* 2000; **130**: 813-20.
8. Tokamaru AM, Sakata I, Terada H, Kosuda S, Nawashiro H, Yoshii M. Optic nerve hyperintensity on T2-weighted images among patients with pituitary macroadenoma:

PROBLEMA

19 Hipopituitarismo – Investigação e Tratamento

Anamnese

O Senhor TP é um contador de 48 anos que sofreu traumatismo craniano intenso em um acidente de trânsito há 2 anos. Ele não tem déficit neurológico residual, mas percebe que sua libido não voltou ao normal e que tem dificuldades em manter a ereção. Em geral, ele também sente cansaço e falta de energia.

Como deve ser investigada sua função hipofisária?

Quais são as anomalias mais prováveis?

É provável que sua função hipofisária se recupere espontaneamente?

Discutir a abordagem de seu tratamento a longo prazo.

Fundamentos

O hipopituitarismo é definido como deficiência de um ou mais hormônios hipofissários. As causas comuns do hipopituitarismo estão listadas na Tabela 19.1.

As manifestações clínicas dependem do número e do tipo de hormônios prejudicados, da intensidade da deficiência hormonal e da rapidez de sua manifestação. As características da insuficiência da hipófise são profundas nas crianças com insuficiência hipófisária congênita que podem ter também outros defeitos estruturais (possivelmente de linha média). Se a insuficiência hipofisária for aguda, como nos casos de apoplexia hipofisária, o paciente vai-se apresentar com hipotensão, choque, hipoglicemia, náusea,

Tabela 20.1 Causas comuns da amenorreia primária

Causas	Frequência relativa (%)	Condições
Anormalidades cromossômicas e insuficiência ovariana	50	Disgenesia gonadal, geralmente por causa da síndrome de Turner
Hipogonadismo hipotalâmico	20	Amenorreia funcional hipotalâmica
Disgenesia mülleriana	15	Síndrome de Mayer-Rokitansky-Kuster-Hauser (MRKH)
Septo vaginal transverso ou hímen imperfurado	5	
Doença hipotalâmica e da hipófise	5	Deficiência congênita do hormônio liberador de gonadotropina Hiperprolactinemia Craniofaringioma Hemocromatose Sarcoidose
Outras causas	5	Síndrome de insensibilidade aos androgênios Deficiência da enzima 5α-redutase Hiperplasia suprarrenal congênita Síndrome do ovário policístico

A avaliação de uma paciente com amenorreia primária deverá incluir uma história detalhada com foco em certos aspectos importantes:

- Desenvolvimento puberal; velocidade do crescimento; desenvolvimento de características sexuais secundárias.
- História familiar de puberdade tardia.
- Doença neonatal ou na infância, se houver.
- Sintomas de virilização, se houver.
- História recentes de estresse, dieta extrema ou esforço físico;
- Drogas.
- Sintomas de doença hipotalâmico-hipofisária-cefaleia, defeitos visuais, galactorreia.

O exame físico deverá incluir a medição da altura e a comparação com os demais membros da família, o desenvolvimento das mamas e o exame da genitália externa, além de um exame geral completo. Testes endócrinos basais, hormônio de estimulação de folículos (FSH), hormônio luteinizante (LH), hormônio de estimulação da tireoide (TSH), T4 livre, estradiol e testosterona deverão fornecer indicações para os testes complementares. É também obrigatório o ultrassom da pelve para detectar a presença ou a ausência de útero intacto.

Os distúrbios funcionais são muito mais comuns que as situações de doença mencionadas. A Figura 20.1 mostra uma abordagem à avaliação de uma paciente com amenorreia. A avaliação clínica deverá incluir sempre perguntas sobre dietas e esforço físicos. A massa corporal é, provavelmente, o principal impulso para a puberdade e o desenvolvimento de um ciclo menstrual normal. Em um estudo recente que comparou as bailarinas com controles da mesma idade,[1] a menarca manifestou-se mais tarde, com prevalência mais alta de distúrbios menstruais: 20% das bailarinas apresentaram amenorreia e 10% oligomenorreia. O termo "tríade da mulher atleta" foi dado à combinação de distúrbio alimentar, amenorreia e osteoporose associada a um alto nível de participação em atividades esportivas.[2] A prevalência de amenorreia primária é inferior a 1% na população feminina em geral, comparada a 20% nas atletas de alto desempenho. Mulheres com essa tríade apresentam alta predominância de vômito autoinduzido e abuso de purgan-

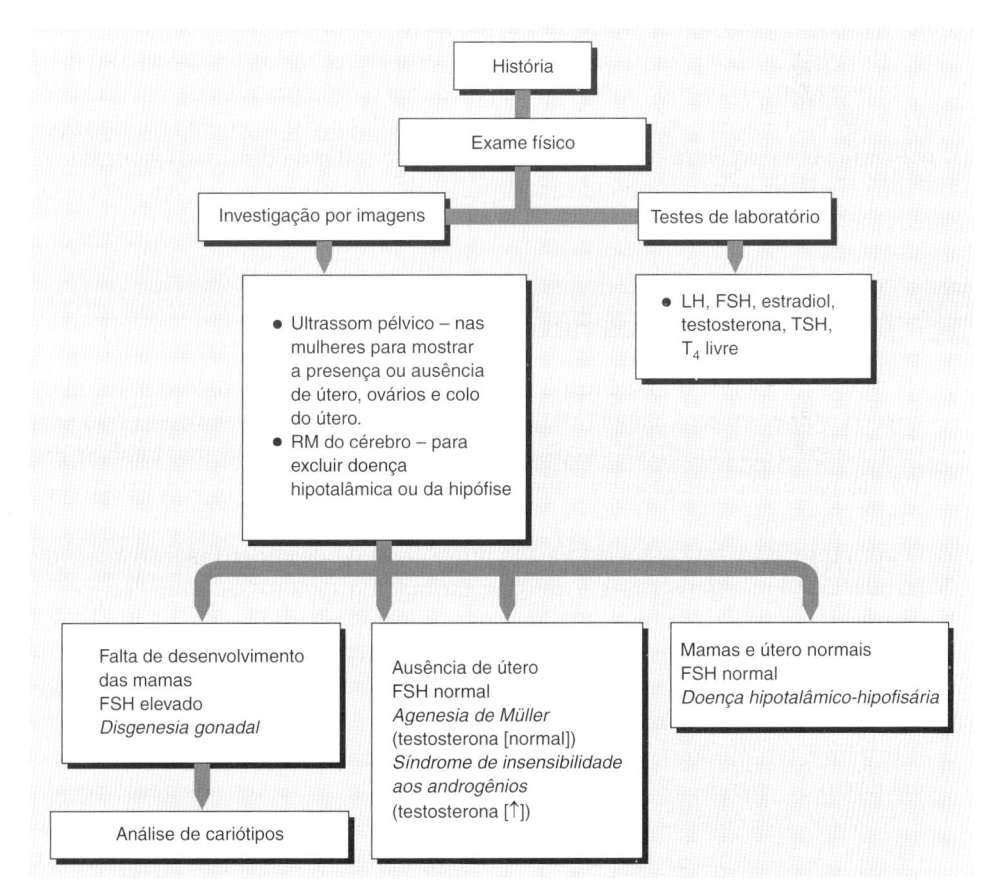

Fig. 20.1 Visão geral da avaliação de amenorreia. A investigação deverá ser feita, em todos os casos, após a avaliação clínica cuidadosa. Um diagnóstico preciso permitirá que a paciente seja informada do prognóstico de desenvolvimento e fertilidade. FSH = hormônio de estimulação de folículos; LH = hormônio luteinizante; TSH = hormônio estimulador da tireoide.

tes. Graus mais sutis de disfunção reprodutiva estão presentes em até 3/4 das atletas de elite, incluindo anovulação e distúrbios da fase lútea.

A possibilidade de transtorno alimentar deverá ser sempre considerada em todas as pacientes com amenorreia primária. Como acontece com a tríade da mulher atleta, existe um distúrbio da frequência e da amplitude de pulso do LH. A anorexia nervosa ocorre em 0,3 a 1% da população feminina.[3]

Com frequência, observa-se a associação com o esforço físico compulsivo e as pacientes descrevem, com frequência, medo de engordar e uma percepção distorcida da imagem corporal. Esse distúrbio ocorre em dois padrões: restrição alimentar e o comer compulsivo seguido de eliminação (*binging-purging*). Observa-se o aumento na frequência de outros diagnósticos psiquiátricos incluindo depressão, ansiedade, transtorno obsessivo-compulsiva e abuso de álcool e de drogas. O transtorno manifesta-se, geralmente, na adolescência e até 70% das pacientes se recuperam totalmente. Daquelas que continuam a sofrer o problema na vida adulta ou que desenvolvem o quadro na vida adulta, menos de 50% conseguem recuperar-se. O aumento da morbidade é considerável, além do aumento no risco de morte prematura. O foco do tratamento precoce é a realimentação, que se inicia com 1.200 a 1.500 kcal/dia. As pacientes são mais bem cuidadas por uma equipe multidisciplinar que inclua um psiquiatra com *expertise* especial para tratar de distúrbios alimentares. As terapias medicamentosas, incluindo antidepressivos e antipsicóticos podem influenciar algumas pacientes, especialmente na prevenção da recaída.

Desenvolvimentos Recentes

1. Há discussões sobre se o distúrbio menstrual deve ser usado como critério diagnóstico para desordens alimentares.[4] A amenorreia ou a oligomenorreia estão presentes não só em quase todas as pacientes com anorexia nervosa, mas também em 1/4 das pacientes com distúrbio alimentar não específico e em 15% das pacientes com bulimia nervosa.
2. O diabetes tipo 1 está associado à alta prevalência de desordens menstruais e de fertilidade.[5] Em alguns casos a causa é atribuída a quadros autoimunes, como hipofisite e insuficiência ovariana, mas para a maioria o motivo são os distúrbios funcionais, mais comuns em pacientes com controle glicêmico insatisfatório. A coexistência da deficiência de insulina e resistência à insulina pode ser relevante em alguns pacientes.
3. A leptina é um produto exclusivo dos adipócitos e exerce papel fundamental no equilíbrio da energia. Os receptores de leptina estão presentes nos neurônios do hipotálamo que controlam esse equilíbrio e a função reprodutiva. Em um estudo recente,[6] a administração da leptina recombinante humana 2 vezes ao dia durante até 3 meses restaurou o comportamento alimentar e normalizou os distúrbios no eixo hipofisáro-gonadal em um pequeno número de mulheres com amenorreia hipotalâmica. A função da tireoide também voltou ao normal, mas as anormalidades na secreção de cortisol persistiram.

Conclusões

A paciente do caso-índice deverá ser submetida a uma avaliação clínica completa orientada para detectar doenças no eixo hipotalâmico-hipofisário-gonadal, com atenção especial na determinação de se a ingestão de energia atinge as exigências do seu consumo. Quando a investigação é necessária, ela deverá ser orientada para estabelecer se a anatomia da genitália interna e externa é normal, se a função do eixo gonadal é normal, se não há lesões destrutivas ou de desenvolvimento no hipotálamo e na hipófise e se a avaliação cromossômica é normal. A paciente deverá ser aconselhada a manter ou atingir o peso normal e poderá precisar da ajuda de um nutricionista. A medição da densidade óssea pode ser necessária e acompanhada de medidas farmacológicas para evitar a perda adicional de minerais ósseos. Crescimento e desenvolvimento deverão ser cuidadosamente acompanhados até o estabelecimento da menstruação normal e presente por, pelo menos, 1 ano.

Leituras Complementares

1. Stokic E, Srdic B, Barak O. Body mass index, body fat mass and the occurrence of amenorrhea in ballet dancers. *Gynecol Endocrinol* 2005; **20**: 195-9.
2. Louks AB, Nattiv A. Essay: the female athlete triad. *Lancet* 2005; **366**: 549-60.
3. Yager J, Andersen AC. Anorexia nervosa. *N Engl J Med* 2005; **353**: 1481-8.
4. Abraham SF, Pettigrew B, Boyd C, Russell J, Taylor A. Usefulness of amenorrhoea in the diagnosis of eating disorder patients. *J Psychsomat Obstet Gynaecol* 2005; **26**: 211-15.
5. Arrais RF, Dib SA. The hypothalamus-pituitary-ovarian axis and type 1 diabetes; a mini review. *Hum Reprod* 2006; **21**: 327-37.
6. Welt CK, Chan JL, Bullen J, et al. Recombinant human leptin in women with hypothalamic amenorrhea. *N Engl J Med* 2004; **351**: 987-97.

PROBLEMA

21 Amenorreia Secundária

📁 Anamnese

Uma senhora casada de 22 anos queixa-se de que sua menstruação cessou há 6 meses. Sua menarca ocorreu aos 13 anos e a menstruação começou a se mostrar irregular a partir dos 18 anos. Ela nunca engravidou, apesar da prática de relações sexuais sem qualquer contraceptivo durante 3 anos. Ela tem 31 kg/m² de índice de massa corporal (IMC). A história familiar é significativa para diabetes e hipertensão. A mãe da paciente também teve problemas com menstruação irregular e dificuldade de conceber.

Deve-se discutir o diagnóstico diferencial e a investigação?

A história familiar é relevante?

Como você trataria essa paciente?

🔍 Fundamentos

Amenorreia secundária é a ausência de menstruação por mais de 3 ciclos ou 6 meses em mulheres que anteriormente tinham menstruação. A gravidez é a causa mais comum da amenorreia secundária e deverá ser excluída em todas as pacientes que se apresentam informando falta de menstruação. A Tabela 21.1 mostra as outras causas desse distúrbio.

Tabela 21.1 Causas comuns de amenorreia secundária

Causas	Frequência relativa (%)	Condições
Doença do ovário	40	Síndrome do ovário policístico Insuficiência ovariana
Disfunção do hipotálamo	35	Amenorreia hipotalâmica funcional Anorexia nervosa Esforço físico e estresse Deficiência congênita do hormônio de liberação da gonadotropina Doença infiltrativa – hemocromatose, linfoma, sarcoidose
Doença da hipófise	19	Hiperprolactinemia Síndrome de sela vazia
Doença do útero	5	Síndrome de Asherman
Outras causas	1	Hipotireoidismo primário

Problema 21 Amenorreia Secundária

Um teste de gravidez (β-gonadotropina coriônica sérica humana) é o primeiro passo em todos os casos de amenorreia secundária. O exame físico deverá incluir a medição de altura e peso (IMC), desenvolvimento das mamas e exame da genitália externa, além de um exame geral completo. Este último deverá incluir a busca por acne, estrias, vitiligo e *acanthosis nigricans*. Em todos os casos são realizados testes endócrinos basais, hormônio de estimulação de folículos (FSH), hormônio luteinizante (LH), hormônio de estimulação da tireoide, T_4 livre e estradiol. Testosterona e sulfato de desidro-3-epiandrosterona deverão ser medidos se houver sinais de virilização. A Figura 21.1 resume a avaliação de uma paciente com amenorreia secundária. A síndrome de Asherman é um quadro incomum no qual a cicatrização intensa na cavidade uterina leva à redução da função menstrual e da fertilidade. Esse quadro pode acompanhar um procedimento de dilatação e curetagem, de infecção uterina ou de cirurgia do útero.

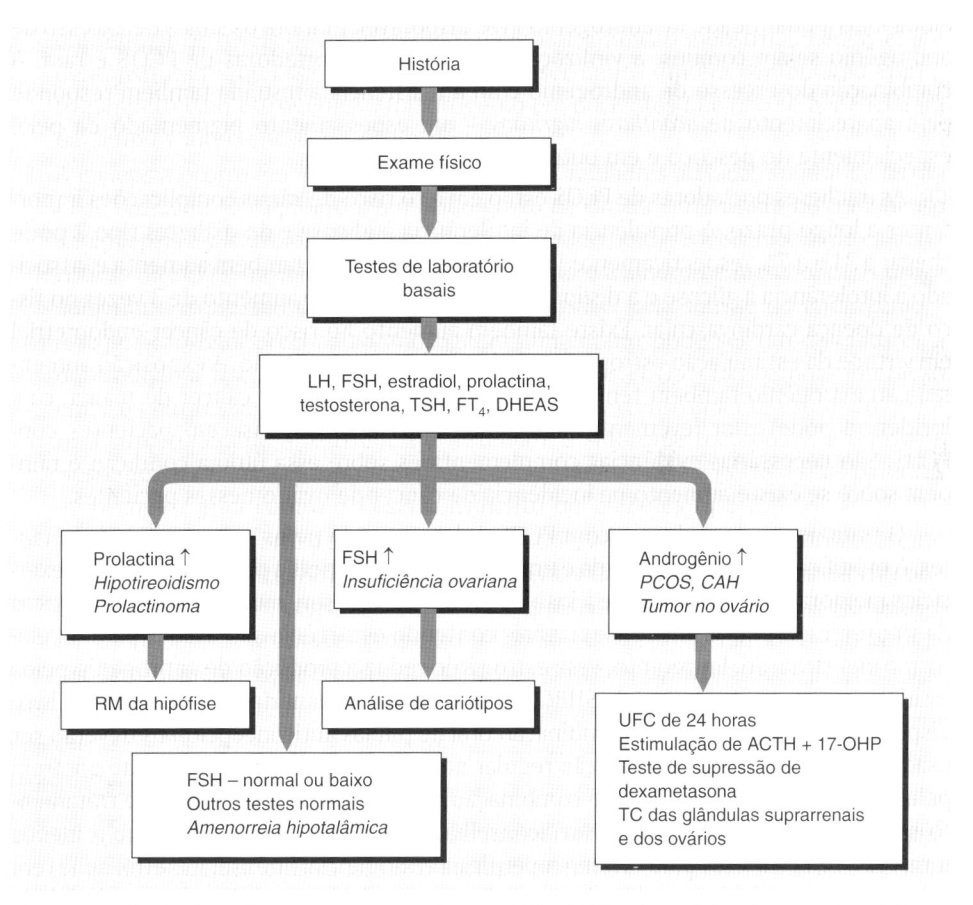

Fig. 21.1 Avaliação de paciente com amenorreia secundária. ACTH = hormônio adrenocorticotrópico; CAH = hipoplasia suprarrenal congênita; DHEAS = sulfato de desidro-3-epiandrosterona; FSH = hormônio de estimulação de folículos; LH = hormônio luteinizante; PCOS = síndrome do ovário policístico; TSH = hormônio de estimulação da tireoide; UFC = cortisol livre urinário.

Mesmo as mulheres com pequeno excesso de peso e portadoras de PCOS podem-se beneficiar da perda de peso e dos exercícios. Uma perda de 5% pode ser suficiente para restaurar a menstruação normal e a ovulação. A perda de peso também melhora a resistência à insulina e reduz os níveis de androgênio. Muitas mulheres com PCOS tentaram vários meios para induzir a perda de peso e pode ser muito difícil encontrar uma abordagem que seja tanto aceitável ao paciente quanto efetiva. A avaliação detalhada dos hábitos alimentares e de exercício da paciente deverá ser realizada no início. Será importante que a paciente elabore um diário sobre a alimentação. Em muitos centros, as orientações locais e nacionais não recomendam o tratamento de fertilidade para pacientes com IMC superior a 30 kg/m². Não se conhece qual a melhor abordagem dietética para pacientes com PCOS, mas ela pode ser diferente do aconselhamento dietético para a população em geral. O alto nível de insulina, às vezes, orienta a fome e estimula o desejo por alimentos com altos níveis de carboidratos. Pode-se chegar a um estado hipocalórico ou reduzindo a ingestão de alimentos ou aumentando o gasto de energia. O tratamento com drogas específicas pode ser útil para alguns pacientes. O medicamento orlistat é seguro para pacientes com PCOS, embora deva ser interrompido se a paciente engravidar. Da mesma forma, a sibutramina deverá ser suspensa assim que se confirmar a gravidez e não deverá ser usada em mulheres com hipertensão descontrolada.

A base de tratamento para induzir a ovulação em pacientes com PCOS é o citrato de clomifeno (CC), um antagonista não esteroide do receptor de estrogênios.[1] Normalmente, o medicamento é administrado na dose de 25 a 50 mg nos primeiros 5 dias do ciclo, sendo comum a administração de seis ciclos de tratamento antes de se considerarem outras opções. O citrato de clomifeno pode ser dado em doses de até 250 mg/dia, e já há relatos de regimes que variam de 3 a 10 dias. Essa substância tem sido bem-sucedida em induzir a ovulação em até 85% das mulheres com PCOS. Entretanto, somente a metade desse grupo conseguiu engravidar. É possível que a ação antiestrogênica da droga contribua para a disparidade entre as taxas de ovulação e gestação. Essa droga é menos eficaz em mulheres com obesidade e resistência intensa à insulina e naquelas com aumento acentuado nos níveis de androgênio. Pode-se aumentar o efeito do CC com o tratamento adjunto de uma droga de sensibilização à insulina (metformina). A gonadotropina coriônica humana (hCG) pode ser usada com o CC para desencadear a indução à ovulação. Os riscos do tratamento com CC incluem a síndrome de hiperestimulação ovariana e gestações múltiplas.

O uso da metformina, seja como tratamento de primeira linha ou como terapia adjuvante, em mulheres resistentes ao CC aumentou acentuadamente na última década.[2] Quando usada como tratamento primário, o efeito parece ser comparável àquele do CC. O tratamento com metformina tem o potencial de prevenir, ou retardar o início do diabetes. Essa droga também pode ser usada com o hormônio recombinante estimulador de folículos (rFSH) para induzir a ovulação. Há controvérsias sobre se a metformina deve ser mantida durante a gravidez em mulheres que ovulam e concebem com sucesso. A prática corrente é interromper a droga assim que a gravidez seja confirmada. A rosiglitazona também tem sido estudada em mulheres com PCOS e atua sobre os androgênios, a função menstrual e a ovulação, de maneira semelhante à da metformina. Esta última é o tratamento preferido em e mulheres que estejam tentando engravidar, pois a experiência com rosiglitazona durante a gravidez é limitada. Entretanto, nenhuma das duas drogas está licenciada para uso em PCOS.

A terapia com gonadotropina para induzir a ovulação deverá ser conduzida em centros especializados, por causa do risco de hiperestimulação ovariana e de gestações múltiplas. Mulheres com PCOS são particularmente sensíveis às gonadotropinas. O FSH puro ou recombinante hoje é preferido à gonadotropina menopausal humana para induzir o desenvolvimento de folículos, geralmente por meio de um regime gradativo de baixa dose. O desenvolvimento de folículos é cuidadosamente monitorado com ultrassom e com níveis de estradiol. Quando um único folículo de 16 a 20 mm de diâmetro se desenvolveu, a ovulação poderá ser induzida com hCG. Pacientes mais idosas, aquelas com aumento de peso e aquelas com resistência significativa à insulina têm menos probabilidade de responder à terapia com gonadotropina. A terapia pulsátil com o hormônio de liberação de gonadotropina (GnRH) é menos usada e mais complexa, mas tem risco menor de hiperestimulação ovariana, de gestações múltiplas e de aborto espontâneo. Os agonistas do GnRH são amplamente usados em fertilização *in vitro* e em protocolos de injeção intracitoplásmica de esperma (ICSI), mas não são exigidos para a indução direta da ovulação. Os agonistas de GnRH mais recentes (cetrorelix e ganirelix) também podem ser úteis para aumentar a resposta às gonadotropinas, particularmente em pacientes que apresentem altos níveis de hormônio luteinizante.

Os inibidores da aromatase (letrozol e anastrozol) podem ser usados para reduzir o histórico bloqueio de estrogênio no nível da hipófise e, por isso, induzir a ovulação em mulheres resistentes ao CC.[2] Essas drogas parecem ser bem eficazes e seguras. Sua meia-vida curta é uma vantagem, pois é pouco provável que atinjam o feto. O tratamento de fertilidade em pacientes com PCOS está resumido na Figura 22.1.

O tratamento cirúrgico é indicado em uma minoria de pacientes. A técnica da cunha ovariana não é mais usada e o método mais amplamente aplicado é a perfuração ovariana laparoscópica (LOD) executada com agulha de eletrólise ou *laser* – ambas as técnicas com taxas similares de sucesso. Nesse procedimento, são feitas de 4 a 10 portas em cada ovário. Ainda não está totalmente esclarecido como as técnicas cirúrgicas realizam benefícios clínicos. Talvez seja pela redução do parênquima ovariano hipersecretor com níveis reduzidos de androgênio, permitindo o aumento na secreção de FSH e, por isso, a maturação dos folículos ovarianos. Já se elaborou também a hipótese de que a lesão ao ovário aumentava a secreção local do fator 1 de crescimento semelhante à insulina e de que isso poderia sensibilizar o ovário à FSH em circulação. Outras técnicas incluem a diatermia ovariana e a perfuração ovariana transvaginal.

Desenvolvimentos Recentes

1. A metformina conquistou hoje um lugar definido no tratamento de mulheres com PCOS. A síndrome metabólica está presente em até 50% dos pacientes.[2] O papel das drogas tiazolidinedionas ainda precisa ser estabelecido e, por enquanto, deverão, provavelmente, ser consideradas como drogas de segunda linha para mulheres com resistência à insulina.[3]

```
                    ┌─────────────────────────┐
                    │ Infertilidade anovulatória │
                    └─────────────┬───────────┘
                                  ▼
                    ┌─────────────────────────────────┐
                    │  Confirmar patência tubária      │
                    │  Verificar contagem de esperma   │
                    │  do parceiro                     │
                    └──────┬──────────┬──────────┬────┘
                           ▼          ▼          ▼
         ┌──────────────────────┐ ┌──────────────┐ ┌──────────────────┐
         │ Gonadotropina baixa/ │ │ Prolactina   │ │ Gonadotropina    │
         │ normal LH/FSH ↑      │ │ alta         │ │ alta             │
         └──────────┬───────────┘ └──────┬───────┘ └────────┬─────────┘
                    ▼                     ▼                  ▼
         ┌────────────────────┐  ┌─────────────────┐ ┌──────────────────┐
         │ Ultrassonografia   │  │ TC ou RM da     │ │ Insuficiência    │
         │ do ovário          │  │ hipófise        │ │ ovariana?        │
         └──────────┬─────────┘  └─────────┬───────┘ └──────────────────┘
                    ▼                       ▼
         ┌────────────────────┐  ┌─────────────────┐
         │ Modificação do     │  │ Agonista de     │
         │ estilo de vida     │  │ dopamina        │
         │ 3-6/12             │  │                 │
         └──────────┬─────────┘  └─────────────────┘
                    ▼
         ┌──────────────┐    ┌──────────────┐
         │ Clomifeno    │    │ Metformina   │
         └──────┬───────┘    └──────┬───────┘
                ▼                   ▼
         ┌─────────────────────────────────────┐
         │ Clomifeno + metformina (3-6 ciclos) │
         └──────────┬──────────────────┬───────┘
                    ▼                  ▼
         ┌──────────────────────┐ ┌──────────────────┐
         │ Terapia com          │ │ Considerar LOD   │
         │ gonadotropina        │ │                  │
         └──────────┬───────────┘ └──────────────────┘
                    ▼
                 ┌──────┐
                 │ IVF  │
                 └──────┘
```

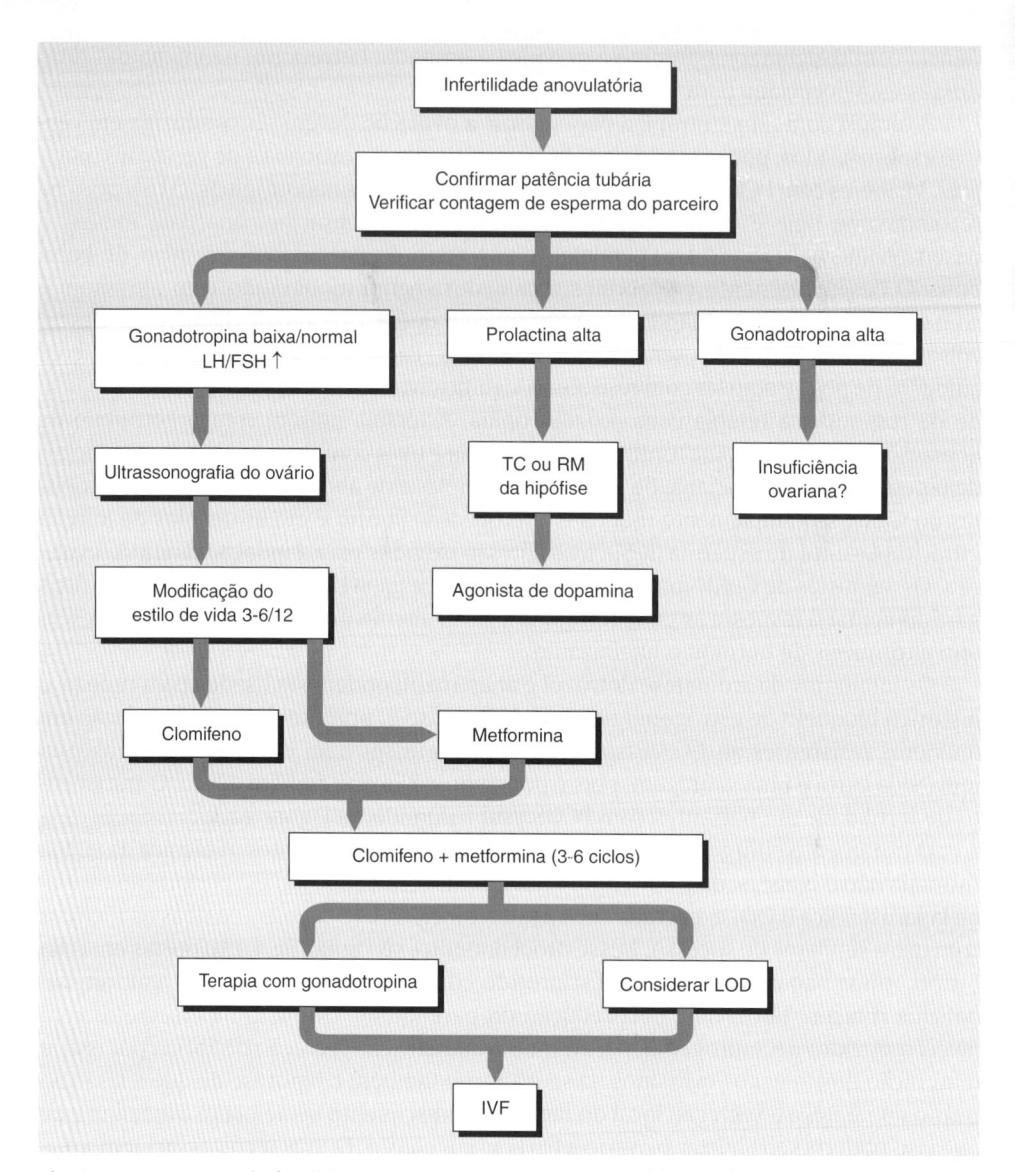

Fig. 22.1 Tratamento de fertilidade em síndrome do ovário policístico (PCOS). Drogas para o controle de peso (orlistat ou sibutramina) podem ser consideradas em mulheres que não respondem às modificações no estilo de vida e que não queiram engravidar imediatamente. A metformina pode ser o tratamento medicamentoso primário preferido em mulheres portadoras de diabetes, resistentes à insulina ou com excesso de peso. LOD = perfuração ovariana laparoscópica.

2. O efeito dos contraceptivos orais combinados sobre o risco cardiovascular e as complicações em longo termo da PCOS permanece obscuro.[4] De modo geral, esses agentes não parecem exercer qualquer efeito de grande porte nesse sentido, embora a resistência à insulina possa piorar, em uma proporção de pacientes, com certas preparações.
3. A terapia com gonadotropina vem sendo usada desde 1930. Hoje, justifica-se provavelmente o uso somente de preparações puras ou recombinantes. A necessidade da administração de gonadotropinas em forma de injeção tem uma desvantagem nítida e agonistas orais ativos dos receptores não peptídeos de gonadotropinas estão em desenvolvimento.[5] Esses compostos podem expandir o uso da terapia com gonadotropinas para induzir a ovulação em mulheres com PCOS.

Conclusões

Em mulheres com suspeita de PCOS e que desejam ter filhos, o diagnóstico deverá ser confirmado precocemente, tanto por bioquímica quanto por ultrassonografia do ovário. A contagem de esperma do parceiro deverá ser verificada, além da avaliação da permeabilidade das tubas uterinas. A perda de peso modesta melhora muitas das características da PCOS, incluindo a função menstrual e a ovulação. O papel da resistência à insulina nesse quadro já está amplamente reconhecido e a metformina é útil para melhorar o estado glicêmico e a função reprodutiva. Os principais riscos da PCOS a longo prazo são o diabetes tipo 2, a doença cardiovascular e o câncer endometrial. Embora as mulheres devam ser informadas dos riscos, e providências devam ser tomadas para prevenir consequências não esperadas, é importante não causar alarme indevido em mulheres jovens e sadias que buscam aconselhamento sobre fertilidade.

Leituras Complementares

1. Cristello F, Cela V, Artini PG, Genazzi AR. Therapeutic strategies for ovulation induction in infertile women with polycystic ovary syndrome. *Gynecol Endocrinol* 2005; 21: **340**-52.
2. Kashyap S, Wells GA, Rosenwaks Z. Insulin-sensitizing agents as primary therapy for patients with polycystic ovarian syndrome. *Hum Reprod* 2004; **19**: 2474-83.
3. Checa MA, Requena A, Salvador C, *et al.* Reproductive Endocrinology Interest Group of the Spanish Society of Fertility. Insulin-sensitizing agents: use in pregnancy and as therapy in polycystic ovary syndrome. *Hum Re rod Update* 2005; **11**: 375-90.
4. Vrbikova J, Cibula D. Combined oral contraceptives in the treatment of polycystic ovary syndrome. *Hum Reprod Update* 2005; **11**: 277-91.
5. Lunenfeld B. Historical perspectives in gonadotrophin therapy. *Hum Rep rod Update* 2004; **10**: 453-67.

PROBLEMA

23 Menopausa Precoce

Anamnese

Uma mulher de 36 anos vem sofrendo declínio gradual na função menstrual há um ano. Ela não menstruou nos últimos 6 meses e vem observando rubor facial e secura vaginal. Ela não tinha problemas anteriormente com a menstruação e teve dois filhos, sem dificuldade para conceber. Não há história anterior de doença endócrina ou autoimune, nem história familiar digna de nota.

Quais investigações deverão ser conduzidas?
Você recomendaria a ela a terapia de reposição de estrogênio?
Se positivo, por quanto tempo ela deverá ser tratada?

Fundamentos

A insuficiência ovariana prematura (POF – *premature ovarian failure*) pode ser diagnosticada quando a anovulação e a amenorreia ocorrem por mais de 3 meses e estão associadas a um nível de hormônio de estimulação de folículos (FSH) superior a 30 U/L em uma mulher com menos de 40 anos.[1-3] Essa insuficiência ovariana ocorre em até 1% das mulheres e, dada essa frequência, a etiologia é surpreendentemente pouco compreendida. A definição não implica, necessariamente, a cessação permanente da atividade ovariana, pois até 50% das mulheres podem continuar a ter essa atividade intermitente e até 25% podem ovular. Segue-se, portanto, que se a mulher for sexualmente ativa e não quiser conceber, medidas contraceptivas deverão ser consideradas. A menopausa precoce ocorre em até 25% das mulheres com amenorreia primária e em até 20% das mulheres com amenorreia secundária. Cerca de 4% dos casos são familiares, mas a grande maioria ocorre esporadicamente. O número de oócitos tem seu pico às 20 semanas de gestação. Dos 7 milhões de ovos em potencial, somente 500 são realmente abrigados durante a vida reprodutiva típica.

Na maioria dos casos, a causa da menopausa precoce não é identificada. A Tabela 23.1 mostra as causas em potencial dessa condição. O trabalho desenvolvido até agora é extenso para definir as causas genéticas subjacentes. Anormalidades em uma faixa de genes localizados no cromossomo X e nos autossômicos já foram identificados,[3] mas nenhuma delas é responsável por uma grande quantidade de casos e a triagem genética de rotina não é recomendada ou disponível no momento.[3] Por isso, a contribuição dos estudos genéticos ao tratamento das pacientes com suspeita de menopausa precoce é atualmente limitada.

O papel da autoimunidade também gera controvérsias.[4] Os autoanticorpos aos componentes ovarianos têm sido descritos em 30 a 66% das mulheres com menopausa precoce. Entretanto, o papel evidente desses autoanticorpos na patogênese da insuficiência ovariana ainda precisa ser estabelecido. Eles podem representar um fenômeno

Problema 23 Menopausa Precoce

Tabela 23.1	Causas da menopausa precoce
Anormalidades citogenéticas e defeitos no cromossomo X	Trissomia do X (com ou sem mosaicismo) Pré-mutações *FMR1* (gene X frágil) Vários *loci* autossômicos e do cromossomo X
Defeitos de enzimas	Deficiência da 17α-hidroxilase ou da 17,20-liase Deficiência da aromatase Galactosemia
Outros defeitos genéticos	Proteína-15 morfogênica dos ossos Gene da inibina-α Gene regulador autoimune (AIRE) Fator 2 de transcrição *forkhead*
Anormalidades na secreção e ação da gonadotropina	Mutações dos genes do receptor de LH e de FSH Anormalidades das subunidades β de LH e de FSH
Autoimune	Autoanticorpos para vários determinantes ovarianos Associada a outras doenças autoimunes (particularmente a doença de Addison)
Destruição de tecido ovariano	Dano/remoção cirúrgica Irradiação da pelve Quimioterapia Vírus (caxumba) e toxinas

FSH = hormônio estimulador de folículos; LH = hormônio luteinizante.

secundário em muitos casos, resultando de exposição anormal de antígenos ovarianos durante um processo patológico subjacente. Já foram descritos anticorpos contra as células da granulosa e da teca, contra a zona pelúcida, contra o citoplasma dos oócitos, contra o corpo lúteo e contra as gonadotropinas e seus receptores. Em alguns pacientes, a presença desses anticorpos está associada à insuficiência reprodutiva recorrente, na ausência de insuficiência ovariana. O papel da autoimunidade já é mais claro na insuficiência ovariana associada às síndromes poliglandulares autoimunes. Os anticorpos às células de secreção de esteroides na suprarrenal, ovários (principalmente na teca interna), placenta e testículos são encontrados em até 20% dos pacientes jovens com a doença de Addison. Os anticorpos suprarrenais são mais coerentemente direcionados à enzima 21-hidroxilase, enquanto os anticorpos ovarianos podem-se apresentar contra determinantes em outras enzimas esteroidogênicas, incluindo a clivagem da cadeia lateral do citocromo P450 e a 17α-hidroxilase.

A Figura 23.1 mostra a investigação de menopausa precoce suspeita. O diagnóstico é feito na base de níveis aumentados de gonadotropinas (FSH > 30 U/L) associados à redução dos níveis de estradiol e de estronas. Pode-se considerar a ultrassonografia do ovário, mas a maioria dos ginecologistas não efetuaria rotineiramente a biópsia do ovário. O cariótipo deverá ser solicitado, especialmente em mulheres mais jovens e os anticorpos antiovarianos, se presentes, podem fornecer indicação sobre a etiologia subja-

```
┌─────────────────────────────┐
│ Idade < 40 anos             │
│ Amenorreia > 3 meses        │
│                             │
│ Sintomas vasomotores        │
│ Secura vaginal              │
│ Distúrbios do sono/humor    │
└─────────────────────────────┘
              │
              ▼
    ┌───────────────────┐
    │ FSH > 30 U/L      │
    │ Estradiol baixo   │
    └───────────────────┘
```

- Cariótipo *Gene FMR1* → Aconselhamento genético
- Autoanticorpos: Célula esteroide, Suprarrenal, Tireoide → Função da tireoide, Teste de Synacthen
- Densitometria óssea
- Perfil de risco cardiovascular

→ **Investigação completa**

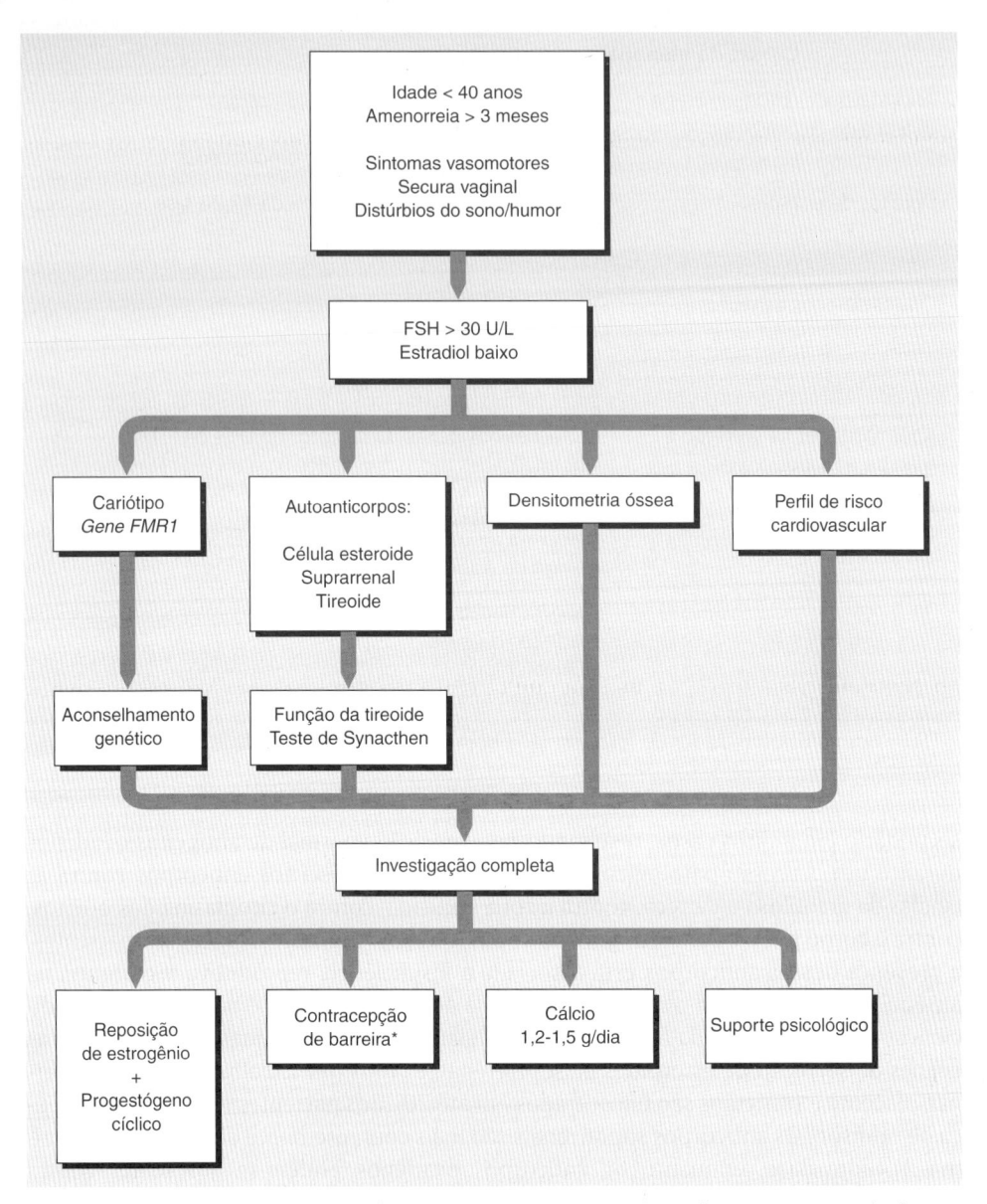

- Reposição de estrogênio + Progestógeno cíclico
- Contracepção de barreira*
- Cálcio 1,2-1,5 g/dia
- Suporte psicológico

Fig. 23.1 Investigação e tratamento de menopausa precoce. Os riscos de osteoporose e de doença cardiovascular são maiores em mulheres com menopausa precoce. Medidas de prevenção apropriadas devem ser tomadas uma vez concluída a triagem. *A reposição hormonal não é recomendada na presença de altos níveis de gonadotropinas. A abordagem correta dependerá de a paciente desejar filhos. FSH = hormônio de estimulação de folículos.

cente. Não se justifica o teste de progestina em caráter de rotina. Os testes de função da tireoide deverão ser solicitados, pois até 20% das mulheres terão hipotireoidismo. As investigações para descartar a insuficiência das glândulas suprarrenais deverão ser conduzidas nas pacientes com evidência de autoimunidade e especialmente consideradas em mulheres mais jovens. A medição do FSH no terceiro dia do ciclo é um indicador útil de menopausa precoce incipiente. Níveis inferiores a 10 U/L indicam função ovariana normal, níveis entre 10 e 15 U/L estão associados à probabilidade reduzida de concepção e níveis de 20 UI ou superiores indicam que a paciente não tem probabilidade de engravidar.

A base do tratamento é a reposição de estrogênio. Mulheres com menopausa precoce tendem a exigir doses mais altas de estrogênio que aquelas que precisam dessa reposição após a menopausa normal. O hormônio deverá ser administrado com progestógenos em um regime que induza o sangramento mensal. Outras medidas podem ser consideradas para controlar os sintomas vasomotores. Uma vez que uma proporção de mulheres pode conceber após um diagnóstico de menopausa precoce, essas pacientes deverão ser aconselhadas quanto a medidas contraceptivas. Diante de altos níveis de gonadotropina, a contracepção hormonal não é indicada e pode não ser eficaz, de modo que as mulheres que não queiram engravidar deverão usar métodos contraceptivos de barreira. A triagem para osteoporose é altamente recomendada e as pacientes deverão ser aconselhadas a manter a ingestão de cálcio, 1,2 a 1,5 g ao dia. Isso pode exigir a suplementação oral de cálcio. Sintomas como libido reduzida e falta de energia em geral podem resultar da deficiência de androgênio. O papel da reposição desse hormônio ainda gera controvérsias. Embora até 10% das mulheres com menopausa precoce possam conceber espontaneamente, não há tratamento conhecido para aumentar essa chance. Para aquelas que desejam filhos, as principais opções são a fertilização *in vitro* de ovos dos doadores, a doação de embriões e a adoção.

Desenvolvimentos Recentes

1. As perspectivas para a fertilidade em mulheres com menopausa precoce em desenvolvimento estão melhorando.[5] A compreensão aperfeiçoada da base genética ou autoimune pode levar à identificação mais cedo de pacientes enquanto ainda haja uma perspectiva de criopreservação de oócitos ou de tecido ovariano. Em pacientes mais jovens pode ser preferível preservar o tecido e essa preservação associada a um pedículo vascular permitirá o reimplante posterior, seja no sítio ovariano normal (ortotopicamente) ou no antebraço (heterotopicamente).

2. Para pacientes que precisam de quimioterapia, a indução do hipogonadismo com agonistas ou antagonistas do GnRH é um novo meio de proteger os ovários dos agentes quimioterápicos.[6] Uma grande proporção de pacientes reassume a função ovariana normal assim que terminam a quimioterapia e a manipulação endócrina seja revertida.

3. A noção de que o complemento dos oócitos possa ser feito a partir de células primordiais durante a vida adulta é estimulante, mas ainda gera controvérsias.[7] As células primordiais da linha germinativa no ovário podem ser induzidas a se diferenciar em oócitos maduros. As células primordiais derivadas da medula óssea também podem ser induzidas a se diferenciarem em oócitos.
4. Para as pacientes não afetadas pela síndrome poliglandular autoimune, os anticorpos direcionados na zona pelúcida parecem ser os anticorpos ovarianos detectados de forma mais coerente.[8] O antígeno não solubilizado pode ser usado como base para um imunoensaio. Entretanto, medições e métodos de triagem mais exatos terão como base a identificação exata do antígeno.

Conclusões

Conforme as definições atuais, a menopausa precoce ocorre em até 25% das mulheres com amenorreia primária e em 20% daquelas com amenorreia secundária, e o quadro continua completamente desconhecido. As investigações demonstrarão níveis elevados de gonadotropina diante da redução do estrogênio. A terapia cíclica com estrogênios deverá ser considerada até a idade da menopausa normal e poderá ajudar a melhorar a saúde cardiovascular e a proteger contra o desenvolvimento da osteoporose. A menopausa precoce pode causar desgaste psicológico considerável, especialmente se a paciente desejar ter filhos, e esse aspecto do tratamento não pode ser negligenciado.

Leituras Complementares

1. Rebar RW. Mechanisms of premature menopause. *Endocrinol Metab Clin North Am* 2005; **34**: 923-33.
2. Nelson LM, Covington SN, Rebar RW. An update: spontaneous premature ovarian failure is not an early menopause. *Fertil Steril* 2005; **83**: 1325-32.
3. Goswami D, Conway GS. Premature ovarian failure. *Hum Reprod Update* 2005; **11**: 391-410.
4. Monnier-Barbarino P, Forges T, Faure GC, Bene MC. Gonadal antibodies interfering with female reproduction. *Best Pract Res Clin Endocrinol Metab* 2005; **19**: 135-48.
5. Lobo RA. Potential options for preservation of fertility in women. *N Engl J Med* 2005; **353**: 64-73.
6. Franke HR, Smit WM, Vermes I. Gonadal protection by a gonadotropin-releasing hormone agonist depot in young women with Hodgkin's disease undergoing chemotherapy. *Gynecol Endocrinol* 2005; **20**: 274-8.
7. Bukovsky A. Can ovarian infertility be treated with bone marrow- or ovary-derived germ cells? *Reprod Biol Endocrinol* 2005; **3**:36-9.
8. Kelkar RL, Meherji PK, Kadam SS, Gupta SK, Nandedkar TD. Circulating auto-antibodies against the zona pellucida and thyroid microsomal antigen in women with premature ovarian failure. *J Reprod Immunol* 2005; **66**: 53-67.

PROBLEMA

24 Hirsutismo

Anamnese

HM é uma jovem solteira de 26 anos que sofre de hirsutismo desde a adolescência. O problema é tão embaraçoso que interfere em sua vida social. As menstruações são razoavelmente regulares e ela não tem história clínica anterior digna de nota. No momento ela não está sob nenhum tratamento e nunca recebeu tratamento ou investigação para hirsutismo.

Qual é o diagnóstico diferencial?

Quais investigações são apropriadas para a triagem da doença subjacente?

Quais opções de tratamento estão disponíveis e quais precauções deverão ser tomadas com relação a elas?

Fundamentos

O hirsutismo afeta entre 5 e 15% das mulheres.[1] Com frequência, o quadro causa desgaste às pacientes e todo cuidado deve ser tomado para que as investigações endócrinas complexas não levantem expectativas indevidas sobre a melhora rápida ou mesmo a cura. Define-se hirsutismo como o crescimento excessivo de pelos em áreas do corpo normalmente associado à distribuição de pêlos masculina. É preciso diferenciar esse quadro da hipertricose, que é um crescimento exagerado e generalizado de cabelos e mais comumente induzido por drogas.

O quantitativo total do adulto de cerca de 5 milhões de folículos pilosos está presente por volta da 22ª semana de gestação. A diferenciação entre os pelos de velo finos e pálidos em pelos escuros em crescimento depende dos androgênios. O limiar de concentração de androgênios para essa diferenciação varia em diferentes sítios do corpo, explicando a distribuição diferente de pelos entre homens e mulheres. O hirsutismo surge por causa do aumento na produção de androgênios, da maior biodisponibilidade de androgênios ou por causa da sensibilidade aumentada aos androgênios. O crescimento de cabelo ocorre em três fases distintas:

- Anágena – que é a fase de crescimento piloso ativo, ocupando 70 a 85% do ciclo de vida de um pêlo.
- Catágena – nessa fase não há crescimento piloso e ocorre regressão de uma porção do folículo; essa fase ocupa cerca de 3% do ciclo piloso (a fase dura tipicamente poucas semanas).
- Telógena – essa é a fase de repouso do ciclo piloso e ocupa, tipicamente, cerca de 15% do ciclo (um período de até 3 meses).

O escore de Ferriman-Gallwey permanece como ferramenta clínica muito útil. Nove áreas do corpo são consideradas e a cada uma é atribuído um escore de zero (sem pelos) a 4 (muitos pelos), dependendo do grau de hirsutismo.[1] Um escore de 8–15 é considerado hirsutismo moderado; se superior a 15, o hirsutismo é intenso. Todas os pacientes deverão ser submetidas a uma avaliação completa e apropriada à sua situação clínica – devem-se considerar a família e a história racial e verificar sinais de virilização (agravamento da voz, calvície central, aumento da musculatura, hipertrofia do clitóris). A presença de acne também indica estado com alto nível de androgênios. A síndrome do ovário policístico (PCOS) é, de longe, a causa subjacente mais comum de hirsutismo – obtenha a história reprodutiva, considere se a paciente tem sobrepeso, busque por acantose *nigricans*. Considere outras causas subjacentes: doença de Cushing, hiperplasia suprarrenal congênita, acromegalia, prolactinoma, hipotireoidismo (aumenta o crescimento de pelos reduzindo a globulina de ligação do hormônio sexual (SHBG), criando, assim, androgênio livre).

Entre as mulheres com hirsutismo moderado (escore 8-15), 50% apresentam hirsutismo idiopático e a PCOS é, de longe, o diagnóstico mais comum no restante dessa população. Observa-se sobreposição considerável de aspectos bioquímicos e clínicos entre mulheres com hirsutismo idiopático e naquelas hiperandrogenêmicas. No primeiro grupo, anormalidades bioquímicas sutis podem aparecer mediante verificação dinâmica, incluindo a resposta androgênica ao Synacthen. Todas as mulheres que se apresentam no consultório com hirsutismo moderado deverão ser investigadas e uma bateria mínima de testes adequados é aquela composta de testosterona sérica, SHBG e função da tireoide. Nem todas as mulheres com esse grau de hirsutismo precisam ser encaminhadas ao endocrinologista (Figura 24.1).

Os níveis de SHBG são reduzidos em mulheres com altos níveis de androgênio, assim como em pacientes com hipotireoidismo. Isso aumenta os níveis de androgênios livres. A medição direta da testosterona livre não está amplamente disponível. O índice de androgênios livres (FAI) é amplamente usado, embora as faixas de referência variem de centro para centro. O FAI é calculado a saber: testosterona (mol/L)/SHBG (mol/L) × 100. A faixa normal para mulheres é 0-11 e para homens 25-190. Há outros métodos disponíveis para calcular indiretamente a testosterona livre.

Todas as mulheres com hirsutismo intenso (escore superior a 15) deverão ser submetidas à investigação completa (Figura 24.1). Como avaliação basal verifique o seguinte: função da tireoide; prolactina; androgênios (testosterona, androstenediona, sulfato de desidroepiandrosterona); hormônio luteinizante e hormônio estimulador de folículos (tomando nota do estágio do ciclo menstrual); SHBG; 17-hidroxiprogesterona (17-OHP) e cortisol. Deve-se excluir uma causa tumoral em todas as mulheres com hirsutismo intenso, naquelas com características de virilização, que apresentam altos níveis de androgênio, e quando o quadro aparecer subitamente e progredir com rapidez. A investigação na mulher pós-menopausa representa um problema em particular. Um quadro frequentemente despercebido é a hipertecose ovariana. Trata-se de um quadro benigno que pode ocorrer particularmente em mulheres resistentes à insulina e com história anterior de PCOS.

Pacientes com altos níveis de androgênio possuem uma fonte suprarrenal ou ovariana, embora a conversão local também contribua para os níveis séricos (Tabela 24.1). A

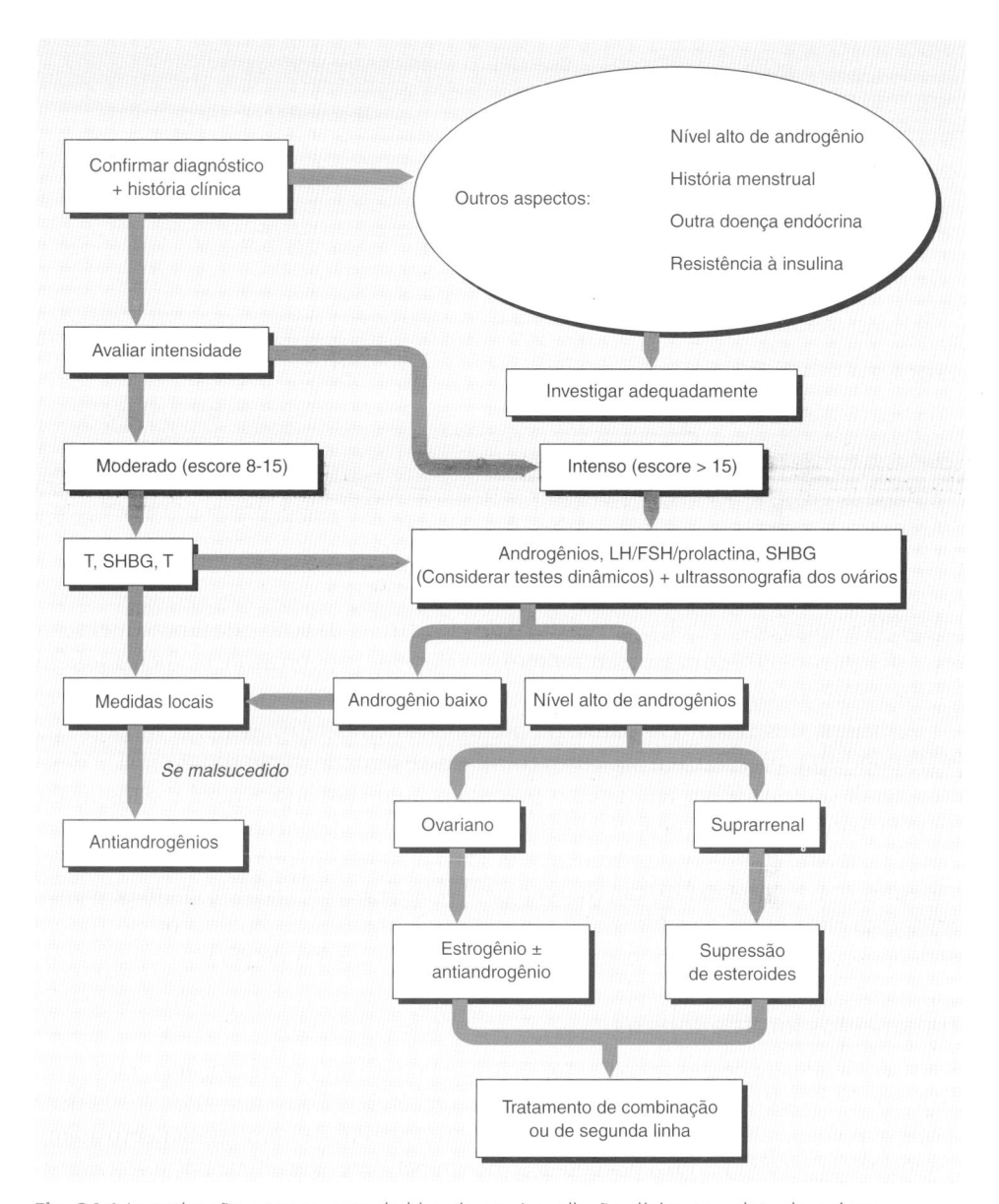

Fig. 24.1 Investigação e tratamento de hirsutismo. A avaliação clínica completa deverá ser realizada desde o início em todos os casos. Todas as mulheres com altos níveis de androgênio deverão ser completamente investigadas e o encaminhamento a um endocrinologista deverá ser considerado. FSH = hormônio estimulador de folículos; LH = hormônio luteinizante; T = testosterona sérica; SHBG = globulina de ligação do hormônio sexual.

Tabela 24.1 Diagnóstico diferencial de estados elevados de androgênio	
Diagnóstico	Porcentagem de pacientes
Síndrome do ovário policístico	82,0
Nível aumentado de androgênios + hirsutismo com menstruação normal	6,7
Hirsutismo idiopático	4,5
Síndrome HAIR-AN	3,8
Deficiência não clássica da 21-hidroxilase	2,1
Deficiência clássica da 21-hidroxilase	0,7
Tumores secretores de androgênio	0,2

Adaptada de Azziz et al.[2] HAIR-AN = hiperandrogenismo – resistência à insulina – acantose nigricans.

terapia hormonal deve resultar em melhora do hirsutismo, da acne e da função menstrual em pelo menos 80% dos casos. Entretanto, uma grande proporção de mulheres sofrem efeitos colaterais com o tratamento.

A maioria dos casos tem patologia predominantemente ovariana. O fenótipo da PCOS pode estar presente em pacientes com excesso de androgênio suprarrenal. A desidroepiandrosterona é um androgênio predominantemente suprarrenal e altos níveis sugerem patologia suprarrenal. Em distúrbios do ovário, a testosterona e a androstenediona mostram-se predominantemente elevadas. A supressão por esteróides é útil em pacientes com hiperplasia suprarrenal congênita clássica e não clássica, em muitas pacientes com altos níveis de androgênio sem disfunção menstrual, em uma proporção de pacientes com hirsutismo idiopático e em algumas portadoras de PCOS.

Tratamentos locais e tópicos

A revisão detalhada desses tratamentos está além do escopo deste trabalho, mas recomendam-se ao leitor duas excelentes revisões recentes.[3,4] Os tratamentos cosméticos locais sempre deverão ser considerados como primeira linha e como tratamento adjunto em pacientes submetidos à manipulação hormonal, pois essa última opção geralmente não afeta os pelos terminais totalmente diferenciados. A Tabela 24.2 resume os tratamentos disponíveis. A depilação não aumenta a taxa de crescimento piloso, mas, ao produzir restolho mais curto e mais áspero, pode tornar a paciente mais ciente do problema. Os cremes depilatórios reduzem as ligações de dissulfeto nos pelos maduros, causando a exfoliação. As técnicas de epilação exigem tratamentos múltiplos e podem levar até 24 meses para serem concluídas. O tratamento a *laser* é o mais eficaz e com menor probabilidade de causar cicatrizes em pacientes com cabelos escuros e pele clara. As pessoas com pele escura precisam de *laser* de ondas mais longas.

Tabela 24.2	Tratamentos locais para hirsutismo
Cosmético	Maquiagem Descoloração
Depilatório	Raspagem Cremes (ácido tioglicólico)
Epilação temporária (remoção do pelo do folículo)	Arrancar Aplicar cera Aparar Dispositivos mecânicos
Epilação permanente (destruição do pelo + folículo)	Termólise (diatermia) Eletrólise *Laser* Luz intensa pulsada Terapia fotodinâmica (com ácido aminolevulínico)

A eflornitina a 11,5% (Vaniqa) é um inibidor irreversível da enzima ornitina descarboxilase, que converte a ornitina em putrescina, um passo crítico na síntese da poliamina e, portanto, no crescimento piloso. O creme é aplicado topicamente, duas vezes ao dia. O benefício pode aparecer em 8 semanas e até 80% das pacientes observam benefícios significativos. O creme pode ser combinado com outros tratamentos clínicos ou tópicos. Entretanto, o benefício desaparece também em 8 semanas após a suspensão do tratamento. A eflornitina inibe o crescimento dos pelos durante a fase anágena, que é também a fase na qual o tratamento a *laser* é mais eficaz. Assim, os dois tratamentos podem ser úteis em combinação.

Drogas que reduzem a produção de androgênios pelos ovários

Já que a PCOS é, de longe, o diagnóstico mais comum, a abordagem preferida em muitos pacientes com hirsutismo é reduzir a produção ou limitar a ação dos androgênios ovarianos, ou uma combinação das duas abordagens. É comum o uso de contraceptivos orais combinados. O estrogênio inibe a produção de hormônio luteinizante pela hipófise, reduzindo assim significativamente o estímulo à produção ovariana de androgênios. Deve-se escolher um progestágeno que tem baixa atividade androgênica (medroxiprogesterona ou didrogesterona) ou atividade antiandrogênica (ciproterona).

Os agonistas e antagonistas do hormônio de liberação de gonadotropina (GnRH) foram considerados de ampla aplicação no tratamento de homens com câncer de próstata, em puberdade precoce, para reduzir os níveis de estrogênio em pacientes com menorragia ou endometriose e em fertilização *in vitro*. Os agonistas (leuprolida, buserelina, goserelina), após ação inicial sobre a atividade agonista, regulam para baixo (*downregulate*) os receptores de GnRH e inibem, profundamente, a liberação de gonadotropina. Os antagonistas puros (cetrorelix e ganirelix) já estão amplamente disponíveis. O uso a curto prazo deste último pode ser tentado como teste diagnóstico se não houver certeza de que o ovário é a fonte do excesso de androgênio.

As drogas de sensibilização à insulina – metformina e as glitazonas – reduzem a produção de androgênio nas mulheres com PCOS, mas seu benefício em reduzir o hirsutismo é limitado e geralmente não se manifesta de forma clínica.

Drogas que reduzem a produção de androgênios pelas glândulas suprarrenais

Chega-se a esse resultado usando-se doses de glicocorticoides ligeiramente mais altas que as doses fisiológicas – por exemplo, 5 a 7,5 mg de prednisolona ou 0,25 a 0,5 mg de dexametasona à noite. A paciente deverá estar ciente de que estará exposta aos riscos associados ao excesso de esteroides, e de que medições periódicas dos níveis de hormônio adrenocorticotrópico (ACTH) e de esteroides suprarrenais deverão ser tomadas para assegurar a obtenção da redução de ACTH com a dose mínima de esteroides. Cetoconazol, substância usada no tratamento da síndrome de Cushing, também bloqueia a produção de androgênio por seu efeito inibitório sobre as enzimas 17α-hidroxilase e 17-20 desmolase.

Drogas que reduzem o envio de androgênios

A SHBG (faixa normal: homem 9-45 nmol/L, mulher 13-110 nmol/L) diminui em estados de níveis altos de androgênio. Doses farmacológicas de estrogênio aumentam essa globulina e, por isso, reduzem os níveis de androgênios livres biodisponíveis. A finasterida é um inibidor da enzima 5α-redutase, que converte a testosterona na di-hidrotestosterona, biologicamente mais ativa. Como acontece com os antiandrogênios, a droga só deverá ser usada com contracepção adequada, pois há o risco de feminização de um feto masculino.

Antiandrogênios

As drogas esteróides antiandrogênios, ciproterona e espironolactona, são amplamente usadas. A primeira é mais usada na Europa e a segunda é a preferida nos EUA e na Austrália. A ciproterona é mais usada em combinação com etinilestradiol, na dose de 2 mg e 35 µg, respectivamente. Em casos resistentes, às vezes são aplicadas doses de 50 mg e de 100 mg dessa droga, mas ainda não está esclarecido se doses mais elevadas são mais benéficas que as doses baixas. A espironolactona é usada tipicamente em doses de 100 a 300 mg. Antiandrogênios não esteroides potentes já estão disponíveis para o tratamento de câncer de próstata. Desses, a flutamida tem sido amplamente aplicada no tratamento de hirsutismo. As drogas mais recentes dessa classe, nilutamida e bicalutamida, não tiveram esse uso tão difundido. Por fim, a cimetidina, um antagonista do receptor de histamina-2, tem atividade antiandrogênio apreciável e deverá, certamente, ser considerada para mulheres que precisem de terapia concomitante para a redução de ácido gástrico.

Desenvolvimentos Recentes

1. Os tratamentos disponíveis para hirsutismo são, no máximo, apenas parcialmente eficazes. Tratamentos de combinação para reduzir a ação dos androgênios, como tem sido feito no carcinoma da próstata, podem ser benéficos. Um estudo clínico recente[5] confirmou a eficácia do tratamento de combinação com espironolactona junto com finasterida.
2. A drospirenona é um progestógeno antimineralocorticóide lançado recentemente no mercado. Um estudo clínico limitado, também recente,[6] confirmou que a substância é eficaz na redução do hirsutismo nas mulheres portadoras de PCOS. Outros estudos com essa droga confirmam que ela é segura e provavelmente tem menos risco de efeitos colaterais que a espironolactona.
3. Os sensibilizadores à insulina têm sido usados amplamente em mulheres com PCOS, mas podem ser mais amplamente aplicados em mulheres com hirsutismo. Recentemente, o polimorfismo Pro12Ala do gene PPAR-γ tem sido estudado em pacientes com PCOS.[7] Em comparação com pacientes com o tipo selvagem Pro-Pro, aquelas mulheres com pelo menos uma alela Ala mostraram-se mais sensíveis à insulina e com hirsutismo mais moderado. Esse estudo dá mais suporte à associação entre hirsutismo e resistência à insulina.

Conclusões

Para as pacientes com hirsutismo moderado (escore 8-15 de Ferriman-Gallwey), uma simples bateria de testes consistindo em testosterona sérica, SHBG e função da tireoide é suficiente. Para aquelas com níveis de androgênio comprovadamente altos e hirsutismo mais intenso, a investigação completa é obrigatória. A PCOS é, de longe, o diagnóstico mais comum, e o tratamento desse quadro é governado não só pelo hirsutismo, mas também por outras considerações, incluindo a necessidade de fertilidade. As investigações sobre hirsutismo deverão ser orientadas visando estabelecer se existe nível elevado de androgênio e, se houver, se a origem é predominantemente ovariana ou suprarrenal. As abordagens de tratamento podem ser cosméticas ou tópicas, de redução da produção de androgênio (ovariano ou suprarrenal), de redução do envio de androgênio e de bloqueio da ação dos androgênios.

Leituras Complementares

1. Rosenfield RL. Hirsutism. *N Engl J Med* 2005; **353**: 2578-88.
2. Azziz R, Sanchez LA, Knochenhauer ES, *et al.* Androgen excess in women: Experience with over 1000 consecutive patients. *J Clin Endocrinol Metab* 2004; 89: 453-62.
3. Dawber RPR. Guidance for the management of hirsutism. *Curr Med Res Opin* 2005; **21**: 1227-34.

O tratamento com androgênios é contraindicado em homens com carcinoma de próstata, carcinoma de mama e naqueles com prolactinoma não tratado. Além disso, o tratamento é relativamente contraindicado em homens com apneia obstrutiva do sono e naqueles com policitemia. O hormônio não deverá ser administrado aos homens que desejam procriar imediatamente, pois diminuirá o volume testicular e a contagem do esperma. Esses pacientes deverão ser tratados com gonadotropinas ou com GnRH. A Tabela 26.2 resume as preparações de androgênio disponíveis. Para muitos homens, a injeção intramuscular de uma mistura de ésteres de testosterona (sustanon) é a forma mais conveniente de terapia. O paciente deverá ser reexaminado periodicamente, com a avaliação dos sintomas e medição dos hormônios (testosterona, LH e FSH) para assegurar a adequação do tratamento. O agendamento das consultas coincidindo com a baixa estimada na concentração de testosterona pode ser útil. Podem ser feitas alterações tanto na dose quanto no esquema de administração, para otimizar o tratamento. As preparações orais têm a desvantagem de absorção variável e os comprimidos precisam ser tomados 2 ou 3 vezes por dia. Homens mais idosos deverão ser questionados regularmente sobre os sintomas da próstata; se houver sintomas, um exame clínico deverá ser feito e o antígeno prostático específico (PSA) deverá ser medido anualmente.

Para pacientes com intenção de procriação, hCG é o tratamento inicial preferido, administrado por injeção intramuscular ou subcutânea, na dose de 1.000 a 2.000 U, 2 a 3

Tabela 26.2 Preparações disponíveis para reposição de androgênio

Via	Preparação	Dose*
Oral	Undecanoato de testosterona (Restandol)	40-120 mg ao dia
	Mesterolon	50-75 mg ao dia
Bucal	Striant SR Comprimidos mucoadesivos bucais	30 mg 2 vezes ao dia
Intramuscular profunda	Sustanon 100 (ésteres misturados de testosterona)	100 mg a cada 2 semanas
	Sustanon 250	250 mg a cada 3 semanas
	Propionato de testosterona	50 mg, 2-3 vezes por semana
Implante	Pelotas de 100 ou 200 mg	Até 600 mg a cada 4-5 semanas
Transcutânea	Andropatch 2,5 ou patches de 5 mg Testoderm (patch escrotal)	Um patch por dia. Á área do escroto deve ser raspada. Alta administração local de di-hidrotestosterona
	Testim (50 mg de testosterona por tubo de 5 g)	Até 100 mg por dia
	Testogel (50 mg de testosterona por sachet de 5 g)	25-100 mg por dia

vezes por semana. A testosterona deverá ser medida mensalmente, o tamanho dos testículos monitorado e a contagem de esperma verificada quando a testosterona estiver próxima da faixa normal e o volume testicular estiver aumentado. Vale a pena tentar a hCG isoladamente durante até 6 meses, especialmente em homens que tenham apresentado respostas satisfatórias à hCG anteriormente e naqueles com deficiência parcial de gonadotropinas. Para aqueles nos quais ainda não ocorre a espermatogênese, deve-se iniciar a aplicação de FSH por via intramuscular ou subcutânea, na dose de 75-150 U, 2 a 3 vezes por semana. Para pacientes com hipófise intacta, uma outra alternativa disponível em centros especializados é o uso da terapia com bombas de infusão de GnRH. Por meio de pulsos de GnRH de 2 horas, medição nos níveis de hormônio a cada 2 semanas e na contagem de esperma quando houver aumento nos níveis de LH, FSH e testosterona.

Desenvolvimentos Recentes

1. Assim como ocorre com os estrogênios, existem avanços na maneira de administração dos androgênios e no desenvolvimento de novos agentes.[3] A testosterona encapsulada em microesferas tem sido tentada como um novo meio de terapia. A di-hidrotestosterona provavelmente é pouco usada na prática clínica. Além de ser cinco vezes mais potente que a testosterona, ela é não aromatizável e, portanto, teoricamente preferível para o uso na puberdade retardada e na ginecomastia. As preparações aromatizáveis podem ser melhores quando o cérebro, os ossos e a saúde cardiovascular representem a consideração principal. Moduladores do receptor seletivo de androgênios já foram desenvolvidos em laboratório. Trata-se de drogas não esteroides que não são aromatizadas e que trazem o benefício da ação seletiva sobre alguns tecidos respondedores aos androgênios mas não a outros hormônios.

2. Há muitas controvérsias cercando o uso de androgênios em mulheres após a menopausa;[4] 25% da testosterona em circulação e 40% da androstenediona são de origem ovariana. Os níveis de todos os quatro androgênios principais diminuem após a menopausa em cerca de 50%. Até o momento, os estudos clínicos conduzidos mostram claramente que esses e outros sintomas estão associados à deficiência de androgênio e melhora pelo tratamento. Estudos clínicos usaram várias preparações: tibolona 2,5 mg/dia; metiltestosterona 1,25-2,5 mg 4 vezes ao dia; desidro-3-epiandrosterona 30-50 mg/dia. Outras formas de testosterona também têm sido usadas e a androstenediona também tem sido considerada como agente útil, sendo o androgênio ovariano mais abundante em mulheres antes da menopausa. Todo cuidado deverá ser tomado com a terapia de androgênios em mulheres após a menopausa, pois níveis elevados desses hormônios nessa fase são considerados como fator de risco para o câncer de mama.[5]

3. Cuidados também devem ser tomados ao administrar a reposição de androgênios a homens com prolactinoma.[6] Níveis aumentados de prolactina e do volume do tumor já foram documentados com a terapia de androgênios. Os problemas poderi-

am ser evitados com o uso de androgênios não aromatizáveis ou com o uso concomitante de inibidores da aromatase.

4. Níveis reduzidos de testosterona são vistos em homens com obesidade visceral, diabetes tipo 2 e naqueles em alto risco de doença cardiovascular. A testosterona é considerada como exercendo papel importante na regulação da sensibilidade à insulina. Estudos clínicos de intervenção a curto prazo demonstraram que a administração de testosterona em homens com PADAM melhora a sensibilidade à insulina e o perfil de risco cardiovascular.

Conclusões

Com a história de olfato prejudicado, é possível que o paciente do caso-índice tenha a síndrome de Kallmann. As investigações iniciais estabelecerão rapidamente se ele tem hipogonadismo primário ou secundário. Todo cuidado deve ser tomado ao se introduzir androgênios em um paciente que não tenha sido exposto há algum tempo ou que nunca tenha sido exposto, pois poderão ocorrer mudanças de humor significativas. Os pacientes deverão ser monitorados regularmente, para assegurar a adequação da reposição, a escolha da preparação e a triagem quanto a complicações, incluindo a doença da próstata. Os prospectos de fertilidade com a terapia de gonadotropina são muito bons em pacientes com hipogonadismo secundário, especialmente se esse quadro se desenvolveu tarde na vida. Não existe um consenso geral sobre o que fazer com a reposição de androgênios mais tarde na vida, quando os níveis desse hormônio geralmente diminuem.

Leituras Complementares

1. Petak SM, Nankin HR, Spark RF, Swerdloff RS, Rodriguez-Rigau LJ. American Association of Clinical Endocrinologists medical guidelines for clinical practice for the evaluation and treatment of hypogonadism in adult male patients—2002 update. *Endocr Pract* 2002; **8**: 439-56.
2. Jockenhovel F. Testosterone therapy—what, when and to whom? *Aging Male* 2004; **7**: 319-24.
3. Gooren LJG, Bunck MCM. Androgen replacement therapy: past, present and future. *Drugs* 2004; **64**: 1861-91.
4. Cameron DR, Braunstein GD. Androgen replacement therapy in women. *Fertil Steril* 2004; **82**: 273-89.
5. Kaaks R, Rinaldi S, Key TJ, *et al.* Postmenopausal serum androgens and breast cancer risk: the European prospective investigation into cancer and nutrition. *Endocr Relat Cancer* 2005; **12**: 1071-82.
6. Sodi R, Fikri R, Diver M, Ranganath L, Vora J. Testosterone replacement-induced hyperprolactinaemia: case report and review of the literature. *Ann Clin Biochem* 2005; **42**: 153-9.
7. Kapoor D, Malkin CJ, Channer KS, Jones TH. Androgens, insulin resistance and vascular disease in men. *Clin Endocrinol* 2005; **63**: 239-50.

SEÇÃO CINCO   5

Crescimento

27 Puberdade Tardia
28 Ginecomastia
29 Síndrome de Turner
30 Síndrome de Klinefelter

PROBLEMA
27 Puberdade Tardia

Anamnese

Um adolescente de 17 anos comparece ao consultório com seu responsável. Ele está preocupado com sua baixa estatura – ele é o mais baixo da classe na escola. Além disso, sua voz não mudou e ele ainda mantém aparência infantil. Além do desconforto social, ele está incomodado sobre começar a procurar um trabalho e sente que sua aparência possa prejudicar suas chances de obter um bom emprego.

Defina como ele deverá ser avaliado e investigado.
Qual é o diagnóstico diferencial para esse jovem?
Assumindo-se um quadro de puberdade tardia, como ele deverá ser tratado?

Fundamentos

Chamamos de puberdade tardia a ausência ou o desenvolvimento incompleto das características sexuais secundárias em qualquer idade na qual 95% das crianças daquele sexo e histórico étnico iniciaram a maturação sexual.

Puberdade é o processo de adquirir a maturação sexual e a capacidade reprodutiva normais. O processo começa com a adrenarca, por volta dos 8 anos. A maturação da zona glomerulosa leva ao aumento na secreção de androgênios suprarrenais e, portanto, o começo do desenvolvimento das características sexuais secundárias. O processo também faz parte da preparação do eixo hipotalâmico-hipofisário para a puberdade. Essa última começa com a secreção de gonadotropinas da hipófise (gonadarca). A seguir, são estabelecidos gradualmente os padrões normais de secreção de gonadotropina e do hormônio do crescimento. Vários hormônios estão envolvidos nesse processo, incluindo testosterona, estradiol, inibina, ativina e folistatina.

A puberdade tardia resulta da secreção defeituosa do hormônio de liberação da gonadotropina (GnRH), resultando em baixos níveis de gonadotropinas. É muito importante obter uma história cuidadosa, com foco no padrão de crescimento até o momento da avaliação. No atraso constitucional, existe uma associação temporal com a velocidade de declínio do crescimento e o atraso da maturação do esqueleto. Exercícios de alta intensidade ou problemas metabólicos subjacentes podem atrasar o crescimento e também levar à puberdade tardia. Pode haver história familiar positiva para a puberdade tardia. Em geral, os pacientes têm baixa estatura. Aqueles com deficiência congênita de GnRH podem apresentar anormalidades associadas ou defeitos da linha média. Uma história familiar também pode estar presente. A Tabela 27.1[1-3] mostra o diagnóstico diferencial de puberdade tardia. Em uma série[3] retrospectiva recente e de grande porte, o

Tabela 27.1 Causas da puberdade tardia

Causa	Porcentagem de casos
Atraso constitucional	53

Hipogonadismo hipogonadotrópico funcional
  Deficiência do hormônio do crescimento
  Hipotireoidismo
  Doença celíaca
  Doença inflamatória do intestino
  Anorexia nervosa
  Exercício intenso
  Subnutrição
  Asma
  Outras doenças crônicas
	19

Hipogonadismo hipogonadotrópico permanente
  Síndrome de Kallmann
  Deficiência isolada de gonadotropina
  Hipofisite
  Cisto ou fenda da bolsa de Rathke
  Tumores do SNC – craniofaringioma, glioma etc.
  Síndromes congênitas – Prader-Willi etc.
	12

Hipogonadismo hipergonadotrópico
  Insuficiência ovariana
  Quimioterapia ou irradiação gonadal
  Síndromes genéticas ou congênitas:
    Klinefelter
    Turner
    Galactosemia
    Síndromes de insensibilidade aos androgênios
	13

Outras síndromes que não se adaptam à classificação	3

Nesta tabela, as porcentagens e os diagnósticos diferenciais são adaptados daqueles de Sedimeyer e Palmert.[3]

atraso constitucional estava presente na metade da população estudada. Esse quadro geralmente não está associado a qualquer doença subjacente e tende a ocorrer em famílias, sendo mais comum nos homens.

O exame físico pode revelar hábito corporal eunucoidal (envergadura dos braços superior à altura em mais de 5 cm). A altura deverá ser registrada em gráficos de crescimento que incluam o padrão normal de crescimento com os centis, para permitir a comparação com relação às leituras anteriores e avaliar a velocidade do crescimento, relacionando essa altura com a idade óssea. As características sexuais secundárias deverão ser classificadas pela escala de Tanner. A investigação sobre puberdade retardada está resumida na Figura 27.1. Para avaliar a idade óssea, uma radiografia do punho esquerdo é comparada com as radiografias-padrão compiladas por Greulich e Pyle. As epífises das falanges e os ossos do carpo são comparados com os padrões, observando-se a presença ou a ausência de osso sesamoide no polegar. O crescimento será considerado como atrasado se a idade óssea apresentar mais de dois desvios-padrão inferiores à idade cronológica. As investigações

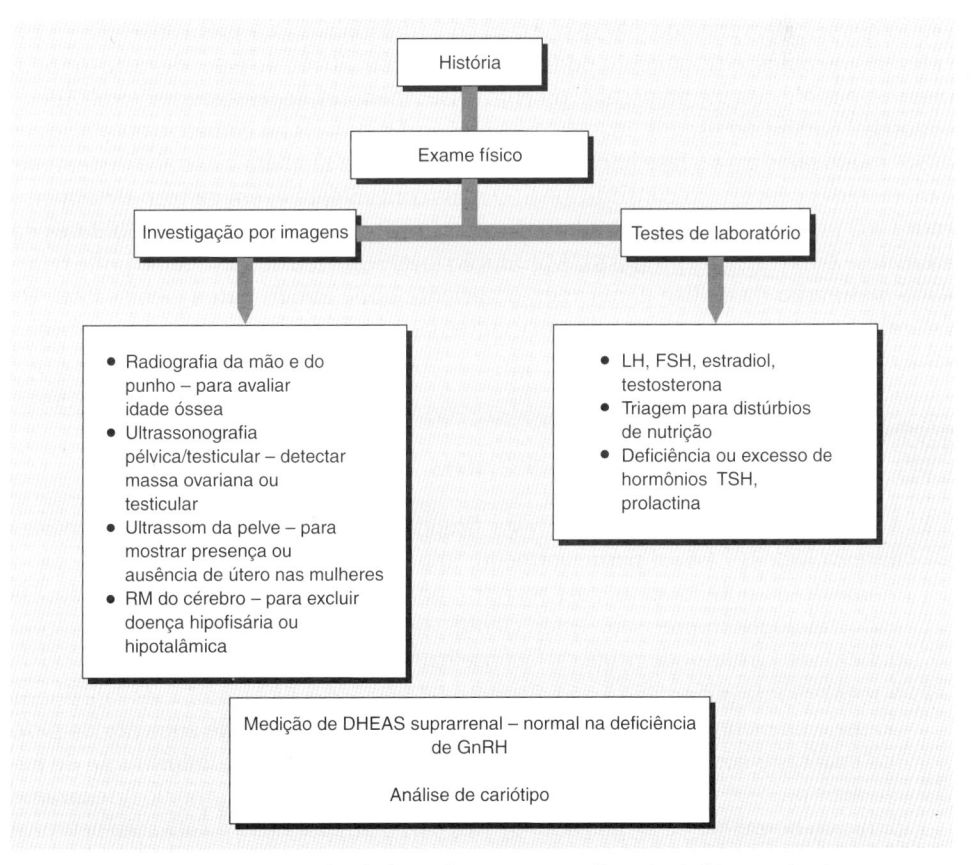

```
                    História
                       │
                  Exame físico
                       │
        ┌──────────────┴──────────────┐
Investigação por imagens      Testes de laboratório
```

- Radiografia da mão e do punho – para avaliar idade óssea
- Ultrassonografia pélvica/testicular – detectar massa ovariana ou testicular
- Ultrassom da pelve – para mostrar presença ou ausência de útero nas mulheres
- RM do cérebro – para excluir doença hipofisária ou hipotalâmica

- LH, FSH, estradiol, testosterona
- Triagem para distúrbios de nutrição
- Deficiência ou excesso de hormônios TSH, prolactina

Medição de DHEAS suprarrenal – normal na deficiência de GnRH

Análise de cariótipo

Fig. 27.1 Investigações para a puberdade tardia. DHEAS = sulfato de desidro-3-epiandrosterona; FSH = hormônio de estimulação de folículos; GnRH = hormônio de liberação de gonadotropina; LH = hormônio luteinizante; TSH = tireotropina (hormônio de estimulação da tireoide).

também deverão incluir contagem de hemácias, testes de função hepática, glicose e eletrólitos. Cerca de 8% dos pacientes adolescentes com baixa estatura têm doença celíaca, quadro em que a medição do nível de anticorpos antiendomisiais deverá ser solicitada, além da função da tireoide e dos níveis de prolactina. O nível do fator-1 de crescimento semelhante à insulina (IGF) pode fornecer indicação da situação do hormônio do crescimento. A diferenciação confiável entre atraso constitucional e deficiência isolada do hormônio do crescimento ou da gonadotropina é difícil: testes de estimulação do hormônio do crescimento podem ser realizados após a preparação com esteróides sexuais – o teste deve ser aplicado 72 horas após a aplicação de 50 mg intramuscular de propanoato de testosterona em meninos ou 3 dias após a aplicação de 25 µg de etinilestradiol em meninas. O teste de GnRH tem aplicação limitada nessa diferenciação.

No atraso constitucional, os objetivos do tratamento são: iniciar a puberdade normal, promover o desenvolvimento de características sexuais secundárias normais e a função reprodutiva. Na falta de uma causa subjacente identificada, a abordagem usual ao paciente ou à família é a espera vigilante com o devido reconforto. O tratamento com esteróides sexuais será indicado se o atraso constitucional causar preocupação ao paciente. Nos meninos, o tratamento pode ser iniciado com 50 mg de éster de testosterona, uma vez por mês via intramuscular, ou com doses menores de testosterona oral. Adesivos ou gel podem ser usados, mas as preparações disponíveis no comércio administram doses muito altas para a fase inicial da puberdade. Existe também a escolha de terapias para meninas com atraso constitucional. O mais conveniente é, em geral, o tratamento com 1 a 3 µg ao dia de etinilestradiol. O cotratamento dos meninos com inibidores da aromatase também já foi proposto. A produção local reduzida de estrogênio pode retardar a maturação da epífise e, por isso, o paciente pode atingir altura significativa. Os esteroides anabólicos também já foram usados para promover o crescimento sem acelerar a maturação sexual.

Desenvolvimentos Recentes

1. A idade de início da puberdade está ficando cada vez mais precoce nos países desenvolvidos.[4,5] Isso é particularmente importante para as meninas, nas quais o momento da puberdade é mais aparente por causa do início da menstruação. Os endocrinologistas precisam estar cientes dessa tendência, pois pacientes com puberdade tardia podem buscar aconselhamento mais cedo.
2. A regulação da puberdade está sob controle genético e ambiental.[5,6] As influências do meio ambiente podem ser adquiridas *in utero*. A tendência de aumento de peso nas crianças e nos adolescentes é um dos principais fatores de administração do início mais precoce da puberdade. A regulação da produção do hormônio luteinizante (LH) e do hormônio de estimulação de folículos (FSH) por meio da ativação neuronal e das vias inibidoras no cérebro anterior já está muito bem compreendida.[6]
3. A resposta à gonadotropina coriônica humana injetada (hCG) tem sido usada para diferenciar entre atraso constitucional e hipogonadismo hipogonadotrópico. As

respostas da testosterona à hCG são consideravelmente mais altas no retardo constitucional.[7] Os agonistas da hCG também podem ser úteis em verificação dinâmica.[8] A administração a curto prazo de um agonista de GnRH leva a um aumento rápido em LH nos pacientes com atraso constitucional, enquanto os níveis de FSH podem ser menos discriminatórios.
4. As influências nutricionais são importantes no crescimento e vários suplementos nutricionais já demonstraram acelerar o crescimento em crianças com atraso constitucional. Em um estudo recente de Zadik et al.,[9] a vitamina A (6.000 UI/semana) e o ferro (12 mg/dia) foram comparados com o tratamento hormonal. No grupo tratado com suplementos nutricionais, o crescimento foi maior que o dos controles e comparável com o crescimento dos meninos tratados com testosterona ou com esteroides anabólicos.

Conclusão

A maioria dos casos de puberdade tardia é constitucional e, portanto, não associada a qualquer doença subjacente. O grau de investigação de um paciente depende do nível de preocupação do paciente ou de seus responsáveis, da idade desse paciente e do grau de crescimento ou maturação comprometido. Para a maioria dos pacientes, as investigações endócrinas simples deverão ser realizadas inicialmente, seguidas de vigilância regular para avaliar crescimento e desenvolvimento. Para aqueles que não progridem conforme o esperado, deve-se considerar a possibilidade da presença de hipogonadismo, hipopituitarismo ou síndrome genética. Para os pacientes com atraso constitucional preocupados com seu progresso, geralmente se adota o tratamento direto para provocar as alterações da puberdade com doses baixas de esteroides sexuais.

Leituras Complementares

1. Israel EJ, Levitsky LL, Anupindi SA, Pitman MB. Case 3-2005: a 14-year old boy with recent slowing of growth and delayed puberty. *N Engl J Med* 2005; **352**: 393-403.
2. Nathan BM, Palmert MR. Regulation and disorders of pubertal timing. *Endocrinol Metab Clin North Am* 2005; **34**: 617-41.
3. Sedlmeyer IL, Palmert MR. Delayed puberty: analysis of a large case series from an academic center. *J Clin Endocrinol Metab* 2002; **87**: 1613-20.
4. Herman-Giddens ME. Recent data on pubertal milestones in US children: the secular trend toward earlier development. *Int J Androl* 2005; **29**: 24-6.
5. Gluckman PD, Hanson MA. Evolution, development and timing of puberty. *Trends Endocrinol Metab* 2006; **17**: 7-12.
6. Ojeda SR, Roth C, Mungenast A, *et al.* Neuroendocrine mechanisms controlling female puberty: new approaches, new concepts. *Int J Androl* 2006; **29**: 256-63.
7. Degros V, Cortet-Rudelli C, Soudan B, Dewailly D. The human chorionic gonadotropin test is more powerful than the gonadotropin-releasing hormone agonist test to discriminate

male isolated hypogonadotropic hypogonadism from constitutional delayed puberty. *Eur J Endocrinol* 2003; **149**: 23-9.

8. Wilson DA, Hofman PL, Miles HL, Unwin KE, McGrail CE, Cutfield WS. Evaluation of the buserelin stimulation test in diagnosing gonadotropin deficiency in males with delayed puberty. *J Pediatr* 2006; **148**: 89-94.

9. Zadik Z, Sinai T, Zung A, Reifen R. Vitamin A and iron supplementation is as efficient as hormonal therapy in constitutionally delayed children. *Clin Endocrinol* 2004; **60**: 682-7.

PROBLEMA

28 Ginecomastia

Anamnese

Um jovem de 19 anos finalmente toma coragem e busca ajuda médica, pois tem observado aumento de ambas as mamas desde os 15 anos. O problema está piorando e ele tem dificuldade de dissimular esse aumento das mamas. Ele não tem namorada, não consegue nadar ou participar de atividades esportivas há algum tempo.

Existe a probabilidade de uma doença endócrina?

Quais investigações deverão ser realizadas?

Qual tratamento está disponível?

Fundamentos

Ginecomastia é a dilatação visível ou palpável da mama masculina, sendo, de longe, a doença mais comum,[1] ocorrendo em 30% dos homens até 30 anos de idade e em 50% daqueles com 45 anos. A doença é unilateral em cerca de 1/3 dos casos e surge em virtude de um desequilíbrio entre a estimulação de estrogênios e a inibição de androgênios do crescimento da mama. A hiperprolactinemia *per se* não parece ser a causa direta, exceto por meio da produção de hipogonadismo secundário. A Figura 28.1 mostra uma abordagem ao diagnóstico diferencial de ginecomastia.

A dilatação da mama na puberdade afeta até 60% dos meninos e pode-se manifestar já por volta dos 10 anos de idade. Tipicamente, ocorre inchaço subareolar, firme e frequentemente sensível, estendendo-se por até 5 cm de diâmetro. A desordem geralmente desaparece dentro de 12 a 18 meses na puberdade. O período neonatal e a idade avançada são outros momentos nos quais a ação dos estrogênios predomina e a mama masculina pode aumentar. Nos homens em processo de envelhecimento, a testosterona e outros níveis de androgênio declinam enquanto, especialmente nos homens obesos, aumenta a aromatização periférica para a produção de estrogênio. Causas graves de ginecomastia são relativamente raras.

Problema 28 Ginecomastia 149

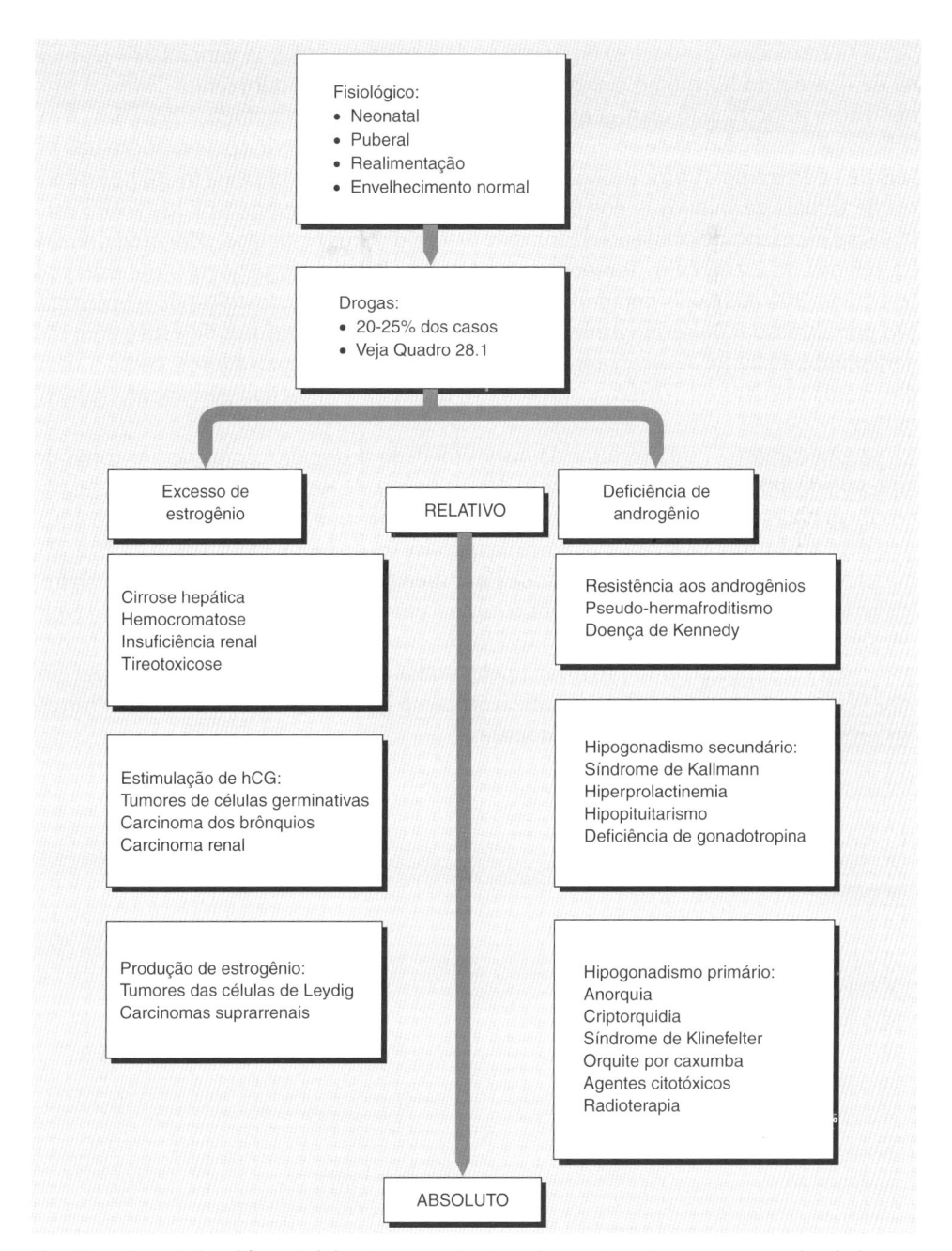

```
┌─────────────────────────┐
│ Fisiológico:            │
│ • Neonatal              │
│ • Puberal               │
│ • Realimentação         │
│ • Envelhecimento normal │
└───────────┬─────────────┘
            │
            ▼
┌─────────────────────────┐
│ Drogas:                 │
│ • 20-25% dos casos      │
│ • Veja Quadro 28.1      │
└───────────┬─────────────┘
            │
   ┌────────┼────────┐
   ▼        ▼        ▼
```

Excesso de estrogênio	RELATIVO	Deficiência de androgênio
Cirrose hepática Hemocromatose Insuficiência renal Tireotoxicose		Resistência aos androgênios Pseudo-hermafroditismo Doença de Kennedy
Estimulação de hCG: Tumores de células germinativas Carcinoma dos brônquios Carcinoma renal		Hipogonadismo secundário: Síndrome de Kallmann Hiperprolactinemia Hipopituitarismo Deficiência de gonadotropina
Produção de estrogênio: Tumores das células de Leydig Carcinomas suprarrenais		Hipogonadismo primário: Anorquia Criptorquidia Síndrome de Klinefelter Orquite por caxumba Agentes citotóxicos Radioterapia
	ABSOLUTO	

Fig. 28.1 Diagnóstico diferencial de ginecomastia. Essa doença é muito comum na puberdade e mais tarde na vida e o principal impulso de investigação é determinar se o paciente tem hipogonadismo e, se positivo, se essa doença se deve a causas primárias (testiculares) ou secundárias. Tumores que produzem estrogênio ou gonadotropina coriônica humana (hCG) são raros, mas deverão ser considerados em todos os casos.

A tireotoxicose e a doença do fígado podem ser associadas ao aumento da globulina de ligação do hormônio sexual, levando à redução nos androgênios livres. A aromatização periférica ao estrogênio aumenta em pacientes com doença hepática. A insuficiência renal associa-se ao aumento de estrogênio e prolactina pela redução dos níveis de androgênio. A produção da gonadotropina coriônica humana (hCG) por tumores de células germinativas dos testículos ou por outros tumores sólidos leva à estimulação excessiva de células secretoras de esteroides nos testículos, com predominância relativa de estrogênio. Tumores das células de Leydig são pequenos tumores dos testículos, 90% dos quais benignos. Muitos não são palpáveis, justificando a investigação por ultrassom ou termografia. Tumores suprarrenais secretores de estrogênio são geralmente malignos e carregam prognóstico ruim. Outros marcadores, como a desidro-3-epiandrosterona (DHEA) e seu sulfato, também se mostram geralmente aumentados.

A ginecomastia pode resultar da insensibilidade aos androgênios, assim como do hipogonadismo primário ou secundário. Níveis baixos de testosterona com níveis elevados de gonadotropina sugerem hipogonadismo primário, e níveis baixos de testosterona e de gonadotropina sugerem doença da hipófise ou do hipotálamo. Cerca de 20 a 25% dos casos de ginecomastia são induzidos por medicamentos (Quadro 28.1). Em alguns casos, as drogas interferem no equilíbrio normal entre estrogênio e androgênio, mas em outros casos o mecanismo é desconhecido. A ginecomastia causada por testosterona pode não ser simplesmente provocada pela aromatização do hormônio ao estrogênio, uma vez que androgênios não aromatizáveis como a metiltestosterona e a di-hidrotestosterona também podem causar a doença.

Quadro 28.1 Ginecomastia induzida por drogas

Tratamentos hormonais
- Testosterona, DHEAS
- Estrogênio
- Corticosteroides
- Esteroides anabólicos
- Antiandrogênios
- Finasterida
- Cimetidina

Anti-infectivos
- Isoniazida
- Cetoconazol
- Metronidazol

Drogas cardiovasculares
- Furosemida, bumetanida
- Bloqueadores dos canais de cálcio
- Metildopa
- Digoxina

Quadro 28.1 **Ginecomastia induzida por drogas** *(Cont.)*
Drogas sociais
- Álcool
- Anfetaminas
- Narcóticos
- Maconha

Drogas de ação central
- Tricíclicos
- Fenotiazinas
- Diazepam

Outras drogas
- Agentes citotóxicos
- Teofilina
- Penicilamina

A Figura 28.2 sugere um protocolo para a investigação de ginecomastia. Nem todos os casos exigem investigação e a maioria não requer investigação extensa na apresentação inicial. Por volta da puberdade, a medição do nível de testosterona sérica resulta em informações limitadas, mas pode ajudar a determinar se o paciente está entrando ou já entrou nessa fase. Mais tarde, na vida, a ginecomastia deverá ser investigada na ausência de causa precipitante evidente como medicamentos e quando o quadro tiver início recente associado ao hipogonadismo ou a aspectos possíveis de outra doença subjacente.

A cirurgia é o esteio principal de tratamento para aqueles pacientes que precisam desse procedimento. A mastectomia subcutânea com incisão ao redor da aréola é amplamente executada. Há vários procedimentos cirúrgicos plásticos, incluindo a lipoaspiração (com ou sem orientação por ultrassom) e as complicações da cirurgia incluem hematoma e infecção, formação de cicatriz disforme, tecido mamário assimétrico, necrose da papila ou da aréola e alterações sensoriais. O tratamento médico para manipular a situação hormonal é, no momento, limitado.

Desenvolvimentos Recentes

1. O câncer de mama é responsável por somente 0,2% das malignidades nos homens e deverá ser suspeito em casos de ginecomastia dolorosa, assimétrica e de início recente, e quando houver fixação aos tecidos circundantes ou linfadenopatia regional. Ainda não está esclarecido se a ginecomastia representa fator de risco para o câncer de mama, exceto em pacientes com a síndrome de Klinefelter, na qual o risco aumenta em 50 vezes, em comparação com o risco da população em geral.[2] O aumento no risco associado a essa síndrome pode-se estender a outras causas de hipogonadismo.[3] Um estudo de acompanhamento extensivo desenvolvido na Suécia sugeriu que pode haver aumento no risco de carcinoma de células escamosas da pele e de câncer dos testículos em pacientes com ginecomastia, mas não observou aumento no risco geral de malignidade.[4]

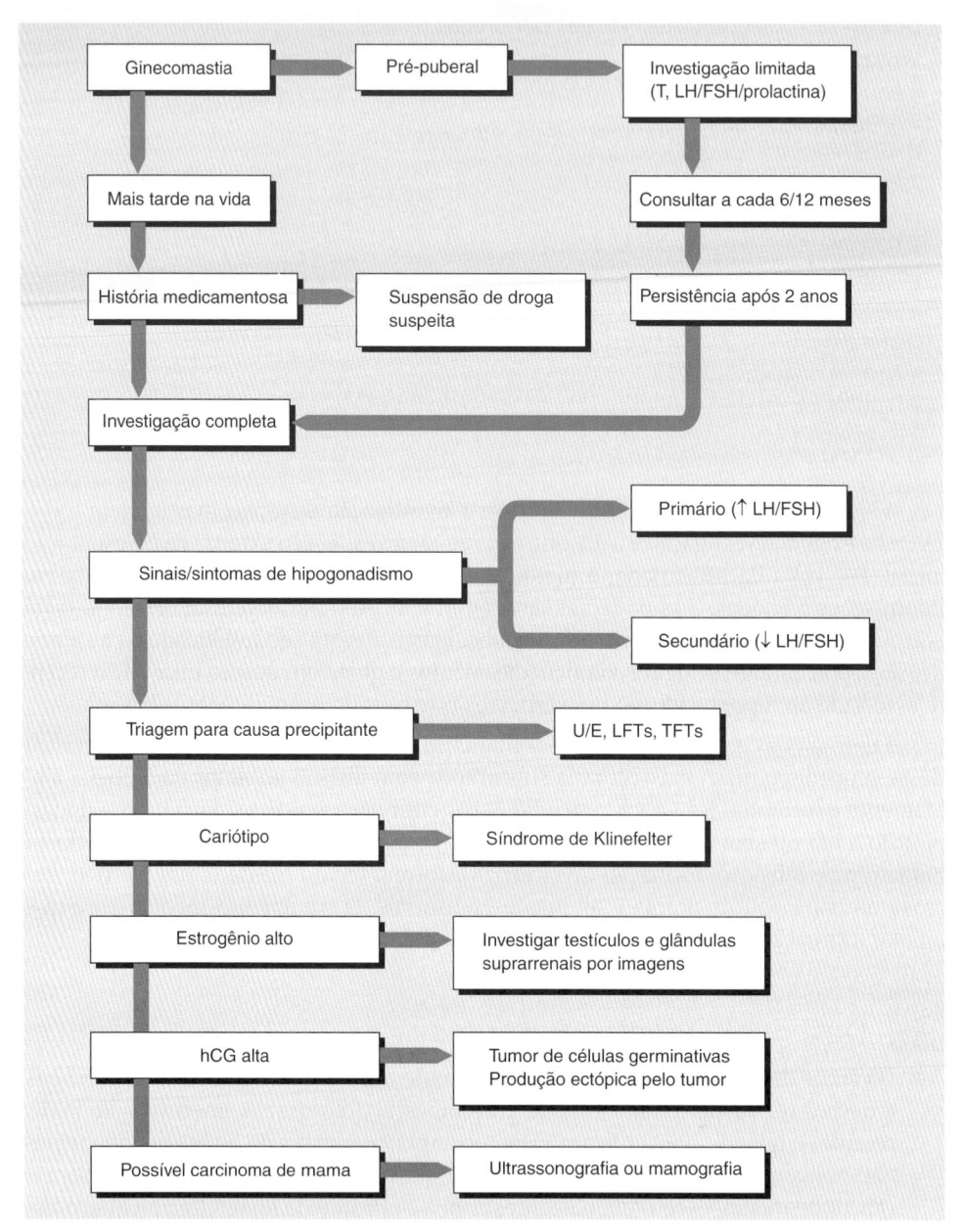

```
┌─────────────────┐      ┌─────────────────┐      ┌──────────────────────────┐
│  Ginecomastia   │─────▶│   Pré-puberal   │─────▶│   Investigação limitada  │
└─────────────────┘      └─────────────────┘      │  (T, LH/FSH/prolactina)  │
         │                                         └──────────────────────────┘
         ▼                                                      │
┌─────────────────┐                               ┌──────────────────────────┐
│ Mais tarde na vida │                            │  Consultar a cada 6/12 meses │
└─────────────────┘                               └──────────────────────────┘
         │                                                      │
         ▼                                                      ▼
┌─────────────────────┐   ┌──────────────────┐    ┌──────────────────────────┐
│ História medicamentosa │─▶│ Suspensão de droga │   │  Persistência após 2 anos │
└─────────────────────┘   │     suspeita      │    └──────────────────────────┘
         │                 └──────────────────┘                 │
         ▼                                                      │
┌─────────────────────┐◀─────────────────────────────────────────┘
│ Investigação completa │
└─────────────────────┘
         │
         │                                          ┌──────────────────────────┐
         │                                       ┌─▶│   Primário (↑ LH/FSH)    │
         ▼                                       │  └──────────────────────────┘
┌──────────────────────────────┐─────────────────┤
│ Sinais/sintomas de hipogonadismo │              │  ┌──────────────────────────┐
└──────────────────────────────┘                 └─▶│  Secundário (↓ LH/FSH)   │
         │                                          └──────────────────────────┘
         ▼
┌──────────────────────────────┐        ┌──────────────────┐
│ Triagem para causa precipitante │───▶ │  U/E, LFTs, TFTs │
└──────────────────────────────┘        └──────────────────┘
         │
         ▼
┌─────────────────┐                    ┌──────────────────────┐
│    Cariótipo    │───────────────────▶│ Síndrome de Klinefelter │
└─────────────────┘                    └──────────────────────┘
         │
         ▼
┌─────────────────┐                    ┌───────────────────────────────┐
│ Estrogênio alto │───────────────────▶│ Investigar testículos e glândulas │
└─────────────────┘                    │  suprarrenais por imagens     │
         │                              └───────────────────────────────┘
         ▼
┌─────────────────┐                    ┌───────────────────────────────┐
│    hCG alta     │───────────────────▶│  Tumor de células germinativas │
└─────────────────┘                    │  Produção ectópica pelo tumor  │
         │                              └───────────────────────────────┘
         ▼
┌──────────────────────────┐            ┌───────────────────────────────┐
│ Possível carcinoma de mama │──────────▶│ Ultrassonografia ou mamografia │
└──────────────────────────┘            └───────────────────────────────┘
```

Fig. 28.2 Investigação de ginecomastia. A abordagem à investigação é, até certo ponto, determinada pela ansiedade do paciente sobre sua situação. É essencial que não se subestime um diagnóstico subjacente sinistro, mas que se reconheça que a investigação excessiva por aumentar essa ansiedade. FSH = hormônio de estimulação de folículos; hCG = gonadotropina coriônica humana; LFT = teste de função hepática; LH = hormônio luteinizante; T = testosterona; TFT = teste de função da tireoide; U/E = ureia e eletrólitos.

2. A evidência associada ao tratamento medicamentoso de ginecomastia e surpreendentemente limitada. Em um estudo de pequeno porte, tamoxifeno e raloxifeno, que é um modulador seletivo do receptor de estrogênio (SERM – *selective oestrogen receptor modulator*) demonstraram ser benéficos.[5,6] Outros medicamentos usados são o clomifeno e a testolactona, que é um inibidor da aromatase. Recentemente, foram publicados alguns artigos sobre experiências com anastrozol, um outro inibidor da aromatase.[7]
3. A ginecomastia também está sendo cada vez mais identificada entre os homens infectados com o vírus da imunodeficiência humana (HIV). Em um estudo recente,[8] as medições dos níveis hormonais em homens HIV-positivos com ginecomastia foram comparadas às dos controles com HIV mas sem a dilatação das mamas. A presença da ginecomastia foi associada ao hipogonadismo mas não ao uso de drogas antirretrovirais específicas.

Conclusão

Provavelmente nosso paciente não tem nenhum distúrbio endócrino subjacente. A ginecomastia puberal nem sempre exige investigação. Talvez seja melhor, simplesmente, confortar o paciente e examiná-lo a cada 6 meses. O aumento das mamas que persistir por mais de 2 anos após o encerramento da fase da puberdade ou aquele que apresentar crescimento contínuo e dores nas mamas deverão ser investigados. As investigações iniciais incluem níveis de testosterona, hormônio luteinizante, hormônio de estimulação de folículos e de prolactina. Além disso, deve-se executar também uma investigação por ultrassom para confirmar a presença de tecido mamário. Para os pacientes que precisarem de tratamento, geralmente se recomenda a cirurgia. Para aqueles que não queiram esse procedimento, especialmente se as mamas se mostram sensíveis, pode-se considerar um tratamento medicamentoso (p. ex., tamoxifeno) durante 6 meses.

Leituras Complementares

1. Wise GJ, Roorda AK, Kalter R. Male breast disease. *J Am Coll Surg* 2005; **200**: 255-69.
2. Giordano SH. A review of the diagnosis and management of male breast cancer. *Oncologist* 2005; **10**: 471-9.
3. Weiss JR, Moysich KB, Swede H. Epidemiology of male breast cancer. *Cancer Epidemiol Biomarkers Prev* 2005; **14**: 20-6.
4. Olsson H, Bladstrom A, Alm P. Male gynecomastia and risk for malignant tumours—a cohort study. *BMC Cancer* 2002; **2**: 26-32.
5. Khan HN, Blarney RW. Endocrine treatment of physiological gynaecomastia. *BMJ* 2003; **327**: 301-2.
6. Lawrence SE, Faught KA, Jethamuthu J, Lawson ML. Beneficial effects of raloxifene and tamoxifen in the treatment of pubertal gynaecomastia. *J Pediatr* 2004; **145**: 71-6.

7. Riepe FG, Baus I, Wiest S, Krone N, Sippell WG, Pertsch CJ. Treatment of pubertal gynaecomastia with the specific aromatise inhibitor anastrazole. *Horm Res* 2004; **62**: 113-18.
8. Biglia A, Blanco IL, Martinez E, *et al.* Gynaecomastia among HIV-infected patients is associated with hypogonadism: a case control study. *Clin Infect Dis* 2004; **39**: 1514-19.

PROBLEMA

29 Síndrome de Turner

Anamnese

A mãe de uma adolescente de 15 anos, com síndrome de Turner, vem ao consultório pois está preocupada com o desenvolvimento da filha. Ela é subdesenvolvida e de baixa estatura. A jovem e sua mãe gostariam de saber se existe algum tratamento hormonal que possa melhorar o quadro.

Como você abordaria a reposição de esteroides sexuais nessa paciente?

A terapia com hormônios do crescimento seria uma opção?

Quais são as implicações desse diagnóstico a longo prazo?

Fundamentos

A síndrome de Turner – 45,X ocorre em 1:2.500 nascimentos de meninas. De fato, somente cerca da metade dessa população tem o genótipo 45,X puro. Dez por cento têm uma duplicação (isocromossomo) geralmente do braço longo de X – 46,X,i(X_q). O restante apresenta mosaicismo, com genótipo 45,X em algumas células e outras células com genótipo normal, ou uma variedade de outros genótipos anormais.[1,2] Para o diagnóstico de mosaicismo é necessária a contagem de até 100 células. Além disso, em alguns casos, pode não ser possível diagnosticar o distúrbio a partir dos linfócitos do sangue periférico. Nesses casos, pode-se executar a biópsia de pele e a cariotipagem de fibroblastos.

Os aspectos principais dessa síndrome estão resumidos na Tabela 29.1. Entre as outras características estão: obesidade, resistência à insulina e hipertensão; cataratas; escoliose; doença inflamatória do intestino; doença autoimune da tireoide; e formação de cicatriz queloide.

A baixa estatura e a insuficiência ovariana são aspectos virtualmente universais nessa síndrome. Cerca de 1/3 dos casos é diagnosticado na infância ou no início da adolescência, por causa da deficiência de crescimento. O número de células germinativas no ovário degenera a partir da metade da gestação. A fertilidade espontânea é rara, mas pode ocorrer em jovens com mosaicos 46,XX ou 47,XXX, ou ainda naquelas com deleções X_p distais. Na minoria, existe função endócrina suficiente para iniciar o desenvolvimento das mamas e de outras alterações da puberdade. Na verdade, até 40% das jovens com síndrome de Turner não tratada desenvolverão menarca espontânea. Entretanto, em quase todos os

Tabela 29.1 Características clínicas da síndrome de Turner	
Característica	Porcentagem de casos
Baixa estatura	100
Insuficiência ovariana	95
Tórax largo	80
Linha posterior baixa do cabelo	80
Mãos e pés inchados	80
Cubitus valgus	70
Epiconto	70
Mandíbula inferior pequena	70
Hipoplasia das unhas	70
Anormalidades renais	60
Anormalidades cardíacas	50
Pescoço alado	50
Quarto dígito curto	50
Nevos pigmentados	50
Perda de audição	50

casos a insuficiência ovariana é completa. Mãos e pés inchados são causados por linfedema congênito e *locus* de suscetibilidade para essa doença foram identificados no braço curto do cromossomo X. Essa característica frequentemente é responsável pelo diagnóstico da síndrome no período pré-natal ou no início da fase neonatal.

As características do esqueleto incluem alargamento do tórax, geralmente descrito como tórax em concha, resultando em mamilos amplamente espaçados. Às vezes, eles se mostram invertidos. A deformidade *cubitus valgus* (ângulo na abdução aumentado) do cotovelo e a presença de membrana cervical (*pterygium colli*, ou pescoço alado) são também características esqueléticas dessa síndrome. A mandíbula inferior pequena resulta da hipoplasia do osso mandibular. Entre os outros defeitos congênitos principais, aqueles que afetam os rins e o coração são os mais significativos. As anormalidades renais são mais comuns, mas frequentemente assintomáticas, embora possam causar problemas por meio de hidronefrose ou infecções do trato urinário. As anormalidades renais mais comuns são o rim em ferradura e a duplicação dos sistemas de coleta (pelve ou ureteres renais). Os problemas cardíacos incluem a coarctação da aorta e a valva aórtica bicúspide, com a ocorrência de hipoplasia de câmaras esquerdas em uma minoria de casos. A dilatação da aorta ascendente e o aneurisma da aorta também já foram descritos. A hipertensão essencial é comum e pode levar a problemas cardiovasculares secundários mais tarde na vida.

Observa-se aumento na incidência de estrabismo e catarata prematura. As alterações anatômicas associadas à síndrome de Turner tornam comum e recorrente o quadro de otite média na infância. A causa para a doença inflamatória do intestino informada (tanto doença de Crohn quanto colite ulcerativa) é desconhecida. A doença celíaca também pode ser mais comum na síndrome de Turner. A doença autoimune da tireoide ocorre em até 30% e justifica a triagem regular a partir dos 10 anos de idade. Os efeitos da síndrome de Turner sobre o desenvolvimento psicológico, psicomotor e cognitivo são complexos – às vezes sutis, às vezes de significado clínico muito importante, a saber: o desenvolvimento espacial motor ou visual retardado e os problemas com a identidade sexual e a socialização. De modo geral, a morbidade aumenta com a síndrome, mas ainda não foi documentado qualquer efeito significativo dessa doença sobre a expectativa de vida. As jovens com mosaicismo que inclua material do cromossomo Y estão em risco maior de desenvolverem gonadoblastoma.

No diagnóstico, as pacientes deverão ser submetidas à triagem quanto a anormalidades cardíacas e renais. Cerca de 1/4 dos casos hoje podem ser diagnosticados no nascimento, principalmente por causa da pele inchada e do excesso de pele na nuca. Essas meninas precisam passar por exames cuidadosos quanto a anomalias congênitas associadas e submeterem-se a uma avaliação completa e periódica do desenvolvimento. Cerca de 1/3 das pacientes é identificada pela baixa estatura na infância. A terapia com hormônios do crescimento é hoje aplicada rotineiramente e, embora possa aumentar o risco de resistência à insulina e hipertensão com o uso prolongado, ainda não foram identificadas questões reais envolvendo a segurança. Noventa por cento das meninas com síndrome de Turner precisaram de tratamento hormonal para iniciar a puberdade. O tratamento com estrogênios pode começar aos 12 anos, nas meninas que recebem hormônios do crescimento, e aos 14, naquelas que não recebem esses hormônios. O tratamento inicial deverá ser feito com estrogênio conjugado (premarin) 0,3 mg, etinilestradiol 2-5 µg ou adesivo de estradiol 17β à noite. A dose de estrogênio deverá ser aumentada aos 6 meses naquelas que demonstrem resposta limitada ou ausência de resposta. Após 1 ano de estrogênio isoladamente, deve-se dar início à terapia cíclica combinada. Um estudo qualitativo recente[3] confirmou que a falta de fertilidade é a principal preocupação das mulheres com essa síndrome durante toda a vida e o tratamento dessa questão continua difícil. Para alguns, pode ser possível a criopreservação de tecido ovariano viável durante a juventude. As técnicas de doação de oócitos hoje apresentam resultado em pacientes da síndrome de Turner comparável àquele de outros grupos de pacientes. A Figura 29.1 mostra um esquema para o tratamento da síndrome.

Desenvolvimentos Recentes

1. O transplante de ovário de doadoras com tipo de tecido compatível é uma nova abordagem ao tratamento da fertilidade em pacientes com síndrome de Turner.[3] Vários métodos de enxertia e abordagens tanto vasculares quanto avasculares já foram descritos. Esse tratamento ainda é experimental e tem as desvantagens de exigir tanto cirurgia quanto imunossupressão.

```
┌─────────────────────────────────────┐
│ Estatura baixa                      │
│ Linfedema congênito                 │
│ Insuficiência ovariana primária ou secundária │
└─────────────────────────────────────┘
                │
                ▼
        ┌──────────────┐                    ┌──────────────────────┐
        │  Cariótipo   │                    │ Ecocardiografia*     │
        └──────────────┘                    │ Ultrassonografia renal│
                                            └──────────────────────┘

┌──────────────────┐     ┌────────────────────────────┐    ┌──────────────────────┐
│ Idade 5 até      │ ──▶ │ Considerar tratamento com  │    │ Monitorar crescimento│
│ a adolescência   │     │ hormônio do crescimento (GH)│   │ Avaliar desenvolvimento│
└──────────────────┘     └────────────────────────────┘    │ Audiologia (precoce) │
                                                           └──────────────────────┘

┌──────────────┐     ┌────────────────────────┐    ┌──────────────────────────────┐
│ Idade 12-14  │ ──▶ │ Indução da puberdade   │    │ Estrogênio conjugado 0,3 mg ou│
└──────────────┘     └────────────────────────┘    │ etinilestradiol 2-5 µg ou    │
                                                   │ adesivo de estradiol 17β     │
                                                   └──────────────────────────────┘

                                                   ┌──────────────────────────────┐
                                                   │ Criopreservação de tecido ovariano?│
                                                   └──────────────────────────────┘

┌──────────────────┐     ┌──────────────────────────────────────────┐
│ Adolescência até │ ──▶ │ Terapia cíclica de reposição hormonal    │
│ próximo aos 50 anos│   │ Tratamento do peso e do estilo de vida   │
└──────────────────┘     └──────────────────────────────────────────┘

            ┌────────────┐         ┌──────────────────────────────────┐
       ──▶  │ Anualmente │         │ Lipídios e glicose de jejum      │
            └────────────┘         │ Anticorpos e função da tireoide  │
                                   └──────────────────────────────────┘

            ┌──────────────┐       ┌──────────────┐
       ──▶  │ A cada 3 anos│       │ Audiologia   │
            └──────────────┘       └──────────────┘

            ┌──────────────┐       ┌──────────────────────────┐
       ──▶  │ A cada 5 anos│       │ Densidade mineral óssea  │
            └──────────────┘       └──────────────────────────┘

┌──────────────────┐     ┌──────────────────────────────────────┐
│ Mais tarde na vida│    │ Tratamento do risco cardiovascular   │
└──────────────────┘     │ Profilaxia para osteoporose?         │
                        └──────────────────────────────────────┘
```

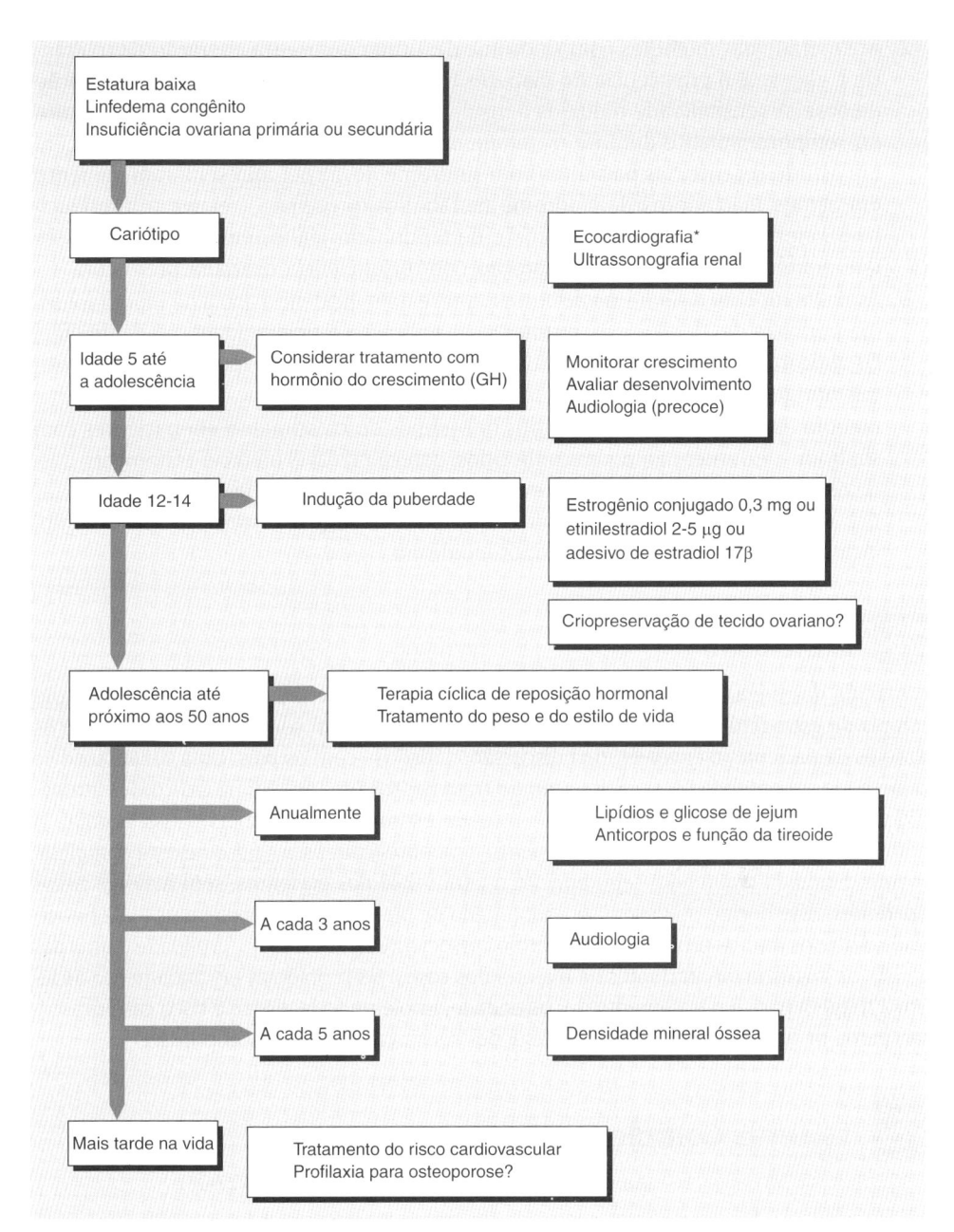

Fig. 29.1 Tratamento da síndrome de Turner. *Sempre que se chegar a um diagnóstico, deve-se proceder à triagem por anormalidades cardíacas e renais. O fluxo de gestão sugerido pode precisar ser aditado de acordo com a presença de condições específicas associadas.

2. Até metade das mulheres com síndrome de Turner apresenta alteração da tolerância à glicose e a prevalência do diabetes tipo 2 é 2 a 4 vezes aquela da população de base. A sensibilidade reduzida à insulina está presente desde cedo e pode piorar temporariamente durante o tratamento com hormônios de crescimento.[4] Em um estudo recente,[5] as pacientes com síndrome de Turner apresentaram aumento em alguns marcadores da síndrome metabólica (proteína C reativa e interleucina-6), embora os níveis de insulina e de leptina em jejum tenham sido menores que aqueles do grupo de comparação com insuficiência ovariana prematura.
3. As mulheres com a síndrome de Turner apresentam incidência anual de hipotireoidismo por volta de 3%.[6] Por isso, justifica-se a verificação rotineira da função da tireoide. Os anticorpos da tireoide não são detectados sempre e podem, portanto, não constituir um guia útil para identificar pacientes em risco de disfunção da tireoide.
4. Embora os efeitos a longo prazo dos hormônios do crescimento em pacientes com síndrome de Turner não sejam conhecidos, parece razoável oferecer tratamento desde os 5 anos de idade, diante de evidência disponível.[7] As pacientes deverão passar por triagem periódica para quadros que possam reduzir a taxa de crescimento, incluindo a doença celíaca e o hipotireoidismo.

Conclusão

A maioria das meninas com síndrome de Turner precisará de indução da puberdade com terapia de estrogênios. O ritmo dessa terapia deverá levar em conta o quadro clínico e os desejos da paciente, e envolver uma discussão cuidadosa com os pais. Uma vez induzida a puberdade, recomenda-se a continuação do tratamento com um regime cíclico de estrogênio/progestógeno – provavelmente até a idade estimada para a menopausa normal. A administração de hormônios do crescimento a meninas com essa síndrome está completamente difundida e aumenta seguramente a altura final das pacientes, sem maiores riscos aparentes. Esse hormônio deverá ser empregado de preferência antes da indução da puberdade. Entre os muitos problemas e distúrbios associados, a questão da fertilidade é uma das causas da angústia das pacientes na maioria dos casos. Os problemas em andamento incluem a triagem para e o tratamento de: obesidade, intolerância à glicose e risco cardiovascular; perda de audição em virtude de alterações sensitivoneurais; e osteoporose.

Leituras Complementares

1. Sybert VP, McCauley E. Turner's syndrome. *N Engl J Med* 2004; **351**: 1227-38.
2. Gravholt CH. Epidemiological, endocrine and metabolic features in Turner syndrome. *Eur J Endocrinol* 2004; **151**: 657-87.
3. Mhatre P, Mhatre J, Magotra R. Ovarian transplant: a new frontier. *Transplant Proc* 2005; **37**: 1396-8.
4. Mazzanti L, Bergamaschi R, Castiglioni L, Zapulla F, Pirazzoli P, Cicognani A. Turner syndrome, insulin sensitivity and growth hormone treatment. *Hormone Res* 2005; **64**(suppl 3): 51-7.

5. Ostberg JE; Attar MJ, Javad H, Mohamed AV, Conway GS. Adipokine dysregulation in Turner syndrome: comparison of circulating interleukin-6 and leptin concentrations with measures of adiposity and C-reactive protein. *J Clin Endocrinol Metab* 2005; **90**: 2948-53.
6. El Mansoury M, Bryman I, Berntop K, Hanson C, Wilhelmsen L, Landin-Wilhelmsen K. Hypothyroidism is common in Turner syndrome: results of a five year follow up. *J Clin Endocrinol Metab* 2005; **90**: 2131-5.
7. Pasquino AM. Turner syndrome and GH treatment: the state of the art. *J Endocrinol Invest* 2004; **27**: 1072-5.

PROBLEMA
30 Síndrome de Klinefelter

Anamnese

TB é um adulto jovem de 27 anos e preocupado porque sua esposa não engravida. Ele é alto, com características sexuais secundárias insatisfatórias e testículos pequenos. Você observa a presença de ginecomastia, que o paciente afirma estar presente desde a puberdade. As investigações demonstram nível baixo de testosterona e seu cariótipo demonstra que ele é portador da síndrome de Klinefelter.

O que ele precisa saber sobre as implicações de seu diagnóstico?

Ele precisa de algum tratamento e, se positivo, durante quanto tempo?

Quais são as perspectivas de ele se tornar pai?

Como ele deverá ser acompanhado?

Fundamentos

O cariótipo 47,XXY confere as características fenotípicas da síndrome de Klinefelter e ocorre em 1:1.000 dos nascimentos de meninos.[1] O mosaicismo ocorre em 15% dos casos e geralmente está associado a aspectos fenotípicos mais moderados. Nesses casos, um cariótipo normal está presente em algumas células, mas o caritótipo de Klinefelter é encontrado em outras. Os pacientes podem ter 3 ou 4 cromossomos X e raramente existe um cromossomo Y adicional (XXYY). Essas formas tendem a estar associadas a aspectos fenotípicos intensos. Ainda não está esclarecido se a idade paterna ou materna é um fator de risco.

A síndrome de Klinefelter é normalmente diagnosticada na adolescência ou no início da vida adulta e as características incluem estatura alta com membros desproporcionais com relação ao torso, testículos pequenos e ginecomastia. O comprimento exagerado das pernas está relacionado com a anormalidade cromossômica *per se*, e não só com o hipogonadismo – diferentemente do que ocorre nos eunucos –, e a envergadura dos braços não excede a altura do corpo. Na vida adulta, o hipogonadismo hipergonadotrópico causa redução da libido, do volume muscular e da densidade mineral dos ossos, em comparação com os homens normais. Dificuldades psicológicas e de aprendizado podem estar aparentes na infância, incluindo prejuízo cognitivo, desenvolvimento tardio de habilidade motoras, assim como da fala e da linguagem, e déficit de atenção. Esses defeitos de desenvolvimento são, em geral, relativamente moderados. Não existe, provavelmente, aumento no risco de transtornos psiquiátricos intensos. Pacientes com síndrome de Klinefelter também estão em maior risco de tromboembolia, diabetes e doença cardiovascular. Até 30% dessa população apresenta veias varicosas, úlceras de estase venosa ou tromboembolia (deficiência de androgênios levando à redução da fibrinólise). Obesidade e intolerância à glicose são relativamente comuns e existe aumento desproporcional no risco de morte por complicações vasculares do diabetes. O aumento no risco de tumores de células germinativas da linha média, de leucemia e de linfoma também já foi reportado.

O paciente terá características de hipogonadismo com níveis elevados de gonadotropina (hormônio luteinizante [LH] e hormônio de estimulação de folículos [FSH]) e testosterona baixa. O volume testicular deverá ser avaliado por meio de um orquidômetro de Prader ou ultrassom. Tipicamente, o homem portador da síndrome de Klinefelter tem testículos pequenos (ao redor de 5 mL e firmes. O homem europeu normal médio tem volume testicular de 18 mL (faixa de 12 a 30 mL). O mecanismo para a deficiência de testosterona é desconhecido e a função de Leydig é variável. A testosterona pode aumentar em vários graus em resposta à gonadotropina coriônica humana (hCG). Essa substância já foi sugerida como terapia, mas não há estudos clínicos randomizados nesse estágio. Por causa da função variável das células de Leydig, a medição do FSH é mais discriminatória para diagnóstico que a do LH. Os níveis da globulina de ligação do hormônio sexual (SBHG) mostram-se geralmente aumentados, o que eleva ainda mais o índice de androgênios livres. Por causa do nível elevado do LH, o índice de sensibilidade aos androgênios, que é o produto da concentração de LH e testosterona, aumenta acentuadamente. Deve-se solicitar a cariotipagem logo no início da investigação de todos os homens com hipogonadismo. Em alguns casos de mosaicismo, o cariótipo 47,XXY pode estar presente nos testículos mas não nos linfócitos do sangue periférico. Nos casos em que houver suspeita do diagnóstico, não confirmado pela cariotipagem-padrão, deve-se providenciar a biópsia dos testículos.

A Figura 30.1 apresenta um sumário do diagnóstico e do tratamento da síndrome de Klinefelter. São necessários a explanação cuidadosa e o aconselhamento a fim de evitar o desgaste psicológico indevido relacionado com o diagnóstico. Na maioria dos casos, é apropriado iniciar a reposição de androgênios desde o início, o que geralmente não melhora a ginecomastia e certamente não afeta a fertilidade. A cirurgia para a ginecomastia pode ser considerada por razões cosméticas e psicológicas e também por causa do maior risco de desenvolvimento de câncer de mama. Quase todos os homens portadores dessa síndrome são estéreis. Menos de 10% desses pacientes possui esperma no ejaculado. Como o número de espermatozoides e a chance de produzir esperma diminuem rapidamente após a puberdade, a recuperação precoce e a criopreservação deverão ser conside-

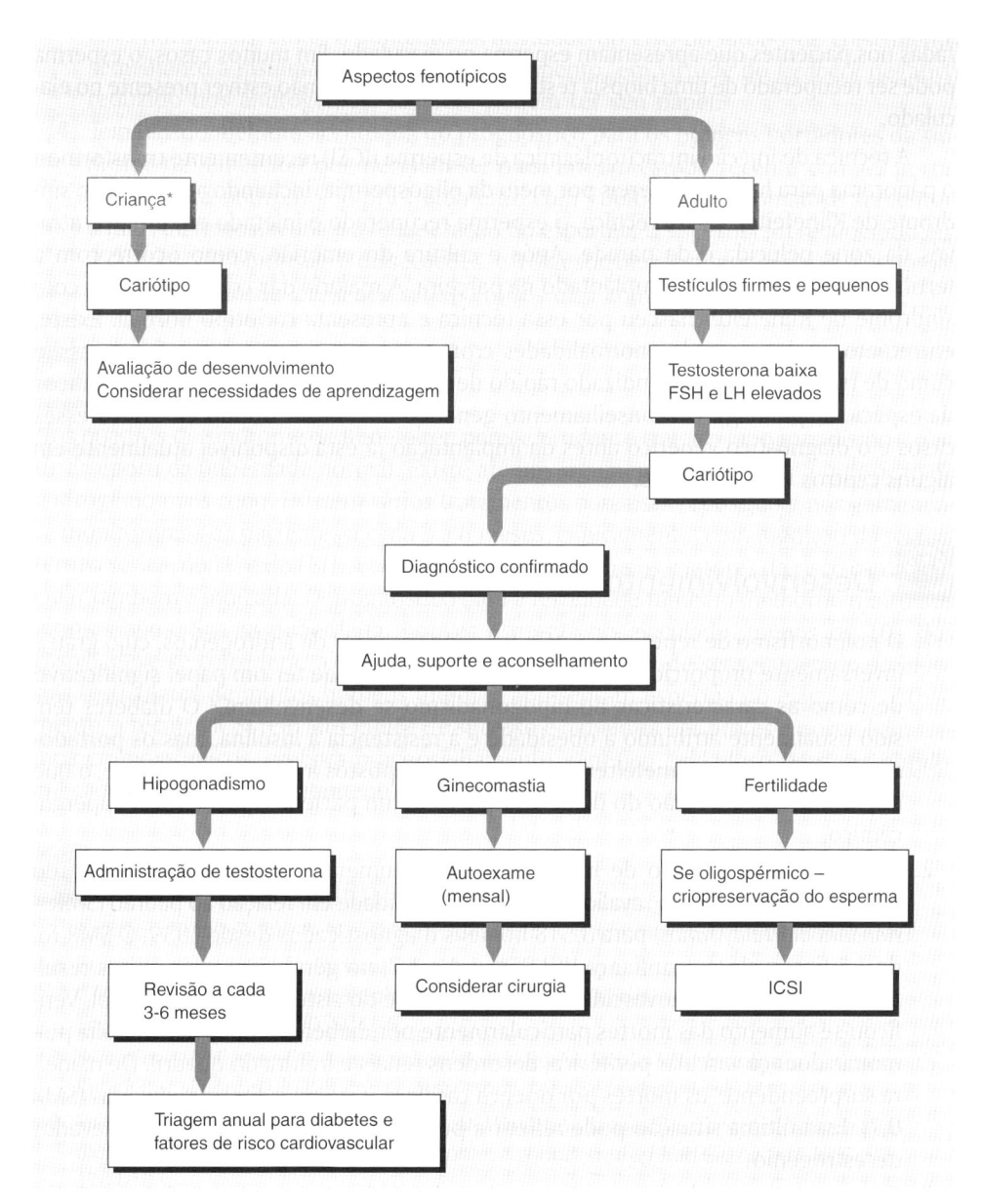

```
                    ┌─────────────────────┐
                    │ Aspectos fenotípicos│
                    └──────────┬──────────┘
              ┌────────────────┴────────────────┐
        ┌─────┴─────┐                      ┌────┴────┐
        │ Criança*  │                      │  Adulto │
        └─────┬─────┘                      └────┬────┘
        ┌─────┴─────┐              ┌────────────┴────────────┐
        │ Cariótipo │              │ Testículos firmes e     │
        └─────┬─────┘              │ pequenos                │
                                   └────────────┬────────────┘
```

- Criança* → Cariótipo → Avaliação de desenvolvimento / Considerar necessidades de aprendizagem
- Adulto → Testículos firmes e pequenos → Testosterona baixa, FSH e LH elevados → Cariótipo → Diagnóstico confirmado → Ajuda, suporte e aconselhamento

Ramos a partir de "Ajuda, suporte e aconselhamento":

- **Hipogonadismo** → Administração de testosterona → Revisão a cada 3-6 meses → Triagem anual para diabetes e fatores de risco cardiovascular
- **Ginecomastia** → Autoexame (mensal) → Considerar cirurgia
- **Fertilidade** → Se oligospérmico – criopreservação do esperma → ICSI

Fig. 30.1 Diagnóstico e tratamento. *Os aspectos fenotípicos normalmente não aparecem até a puberdade. O diagnóstico na infância geralmente é feito quando se solicita o cariótipo, por causa de história familiar de doenças cromossômicas, ou quando se observam problemas de desenvolvimento ou de aprendizagem. FSH = hormônio de estimulação de folículos; ICSI = injeção intracitoplásmica de esperma; LH = hormônio luteinizante.

SEÇÃO SEIS

Cálcio

31 Hiperparatireoidismo Primário

32 Hipocalcemia

PROBLEMA

31 Hiperparatireoidismo Primário

Anamnese

LD é uma senhora de 72 anos de idade que goza de saúde razoavelmente boa e que vem consultar-se porque tem percebido, recentemente, quadros de sede aumentada e constipação e sua memória não está tão boa quanto ela gostaria. Ela toma uma pequena dose de atenolol (50 mg) para hipertensão e nenhuma outra medicação. O exame clínico é inexpressivo. Entre as investigações que você solicita, está o exame de cálcio plasmático que se mostra acima de 2,9 mmol/L (o normal é 2,2-2,6 mmol/L).

Considerar um diagnóstico diferencial tendo em mente a idade da paciente.

Quais investigações devem ser conduzidas?

Quais são os fatores que levariam você a considerar a possibilidade de encaminhá-la à cirurgia?

Fundamentos

A maioria do cálcio no corpo está nos ossos. O cálcio plasmático existe como cálcio ionizado livre (50%), como fração de ligação à proteína, especialmente ligado à albumina (40%) e uma pequena quantidade ligada a ânions como o fosfato e o citrato. Para evitar as elevações errôneas no cálcio plasmático, deve ser coletada uma pequena amostra de sangue em jejum, com o paciente em posição supina e sem o auxílio de torniquete. A causa mais comum da hipercalcemia em pacientes ambulatoriais é o hiperparatireoidismo (> 90%). A malignidade é a causa mais importante em pacientes hospitalizados (65%). As causas da hipercalcemia estão listadas na Tabela 31.1.

Nos casos comuns, a hipercalcemia causa a supressão do hormônio da paratireoide (PTH). A abordagem de um paciente com hipercalcemia deve incluir a anamnese cuidadosa, com especial atenção para entender a rapidez da evolução da hipercalcemia, da perda de peso e dos sintomas associados. Os exames clínicos podem sugerir malignida-

Tabela 31.1	Causas da hipercalcemia
Hiperparatireoidismo primário	Esporádico Associado a MEN1 ou MEN2 familiar Depois de transplante renal
Hiperparatireoidismo secundário	Deficiência de vitamina D Insuficiência renal crônica
Malignidades	Hipercalcemia humoral provocada por PTHrP, $1,25(OH)_2D$ ou PTH raramente ectópico Hipercalcemia osteolítica local, como em casos de mieloma múltiplo
Sarcoidose e outras doenças granulomatosas	
Endocrinopatias	Tireotoxicose Hipoadrenalismo Feocromocitomas VIPoma
Hipercalcemia hipercalciúrica familiar benigna	
Induzida por medicamentos	Síndrome do leite alcalino Intoxicação por vitamina A Intoxicação por vitamina D Terapia com lítio Tiazida diurética

MEN = neoplasia endócrina múltipla; PTH = hormônio da paratireoide; PTHrP = proteína relacionada com a paratiroide.

de subjacente, suportados pela história da perda rápida de peso, dos níveis de cálcio muito elevados e da evolução rápida da hipercalcemia. Os testes bioquímicos iniciais devem incluir cálcio plasmático, fosfato, PTH, vitamina D, fosfatase alcalina e excreção de cálcio na urina em 24 horas.

Hiperparatireoidismo Primário

A maioria (85%) dos casos de hiperparatireoidismo primário deve-se a adenomas paratiróideos solitários.[1] A hiperplasia paratireóidea é responsável pela maioria dos casos restantes, incluindo aqueles com neoplasia endócrina múltipla (MEN – *multiple endocrine neoplasia*) 1 ou MEN 2A. O carcinoma paratireóideo é raro. Aproximadamente 75% dos casos de hiperparatireoidismo primário são observados em mulheres e a idade média no diagnóstico é de 55 anos. O hiperparatireoidismo primário clinicamente evidente pode-se apresentar com anorexia, náusea, vômitos e constipação se o cálcio sérico for elevado. A poliúria e a polidipsia são comuns. Observam-se, também, fraqueza, cansaço e lassidão, falta de concentração e alterações de humor. As complicações do hiperparatireoidismo primário incluem nefrolitíase (20%), nefrocalcinose e, raramente, acidose tubular renal distal devida aos efeitos prolongados da hipercalcemia nos túbulos renais. A condrocalcinose que resulta de deposições de cristais de pirofosfato de cálcio geralmente afeta os meniscos nos joelhos e pode-se apresentar como ataques de pseudogota e provocar artrite degenerativa. Outras características incluem calcificação da córnea, hipertensão, ulceração péptica, prurido e miopatia. A ulceração péptica pode ser o resultado da liberação aumentada de gastrina, provocada pela hipercalcemia, embora possa ser necessário excluir a possibilidade de síndrome de Zollinger-Ellison, como parte da síndrome de MEN1, se as ulcerações forem extensas ou intratáveis.

O diagnóstico diferencial é com outras causas de hipercalcemia, muitas vezes com a malignidade (Figura 31.1). No hiperparatireoidismo primário, os níveis tanto do cálcio plasmático quanto do PTH mostram-se elevados.

O hiperparatireoidismo primário está associado também a um estado de acidose hiperclorêmica e à hipercalciúria. Na hipercalcemia humoral da malignidade, o PTH é suprimido enquanto a hipercalcemia é mantida pela proteína relacionada com o paratormônio (PTHrP), que tem homologia estrutural com o PTH, mas não é detectado pelos ensaios sensíveis de dois sítios para PTH atualmente usados pela maioria dos laboratórios. A localização do tumor paratireóideo é identificada por varredura com ultrassonografia e cintilografia com 99Tc sestamibi. A tomografia computadorizada (TC) e IRM podem proporcionar informações adicionais, mas, em geral, não são rotineiramente necessárias.

No hiperparatireoidismo clinicamente manifesto, a cirurgia deve ser uma opção apresentada a todos os pacientes onde não houver contraindicações. Em pacientes assintomáticos, recomenda-se a cirurgia quando o cálcio plasmático estiver 0,26 mmol/L (1 mg/dL) acima do limite máximo do normal, a excreção do cálcio urinário for superior a 400 mg ao longo de 24 horas, quando houver uma redução de 30% no *clearance* de creatinina, ou quando a classificação T da densidade de massa óssea for -2,5 em qualquer sítio em indivíduos com menos de 50 anos de idade. Nos pacientes que são submetidos à paratireoidectomia, as aberrações bioquímicas retornam ao normal e estão associadas ao aumento da densidade mineral óssea. Contudo, a maioria (75%) dos pacientes assintomáticos não submetidos à cirurgia não mostra evidência de progressão da doença.

Desenvolvimentos Recentes

1. O isolamento do receptor sensível ao cálcio levou a novas abordagens possíveis no tratamento do hiperparatireoidismo primário no futuro. Cinacalcet é um fármaco que se liga ao receptor sensível ao cálcio e inibe a liberação de PTH. Estudos preliminares com essa droga mostraram resultados promissores, tanto no hiperparatireoidismo primário quanto no secundário e naquele secundário à insuficiência renal crônica. Em um ensaio recente,[2] a droga provou diminuir o PTH e levar o cálcio de volta aos níveis normais em pacientes com hiperparatireoidismo primário.

2. O uso de biofosfonatos deve ser levado em consideração no tratamento a curto prazo em situação de emergência. Entretanto, a redução no cálcio sérico é temporária e os níveis do PTH aumentam. Este último pode originar alterações ósseas secundárias se os biofosfonatos forem utilizados a longo prazo. No momento, o úni-

```
                          Hipercalcemia
                               │
          ┌────────────────────┴────────────────────┐
  Dependente de PTH                         Não dependente de PTH
       PTH ↑/N                                    PTH ↓
```

Hiperparatireoidismo
ALP–↑/N
Cálcio na urina ↑ em 24 horas
- Hiperparatireoidismo primário
  25 (OH)D ↑
- Hiperparatireoidismo secundário
  25 (OH)D ↓

Hipercalcemia hipocalciúrica familiar
ALP–N
Cálcio na urina ↑ em 24 horas
- UrCa/creatinina < 0,01
- História familiar positiva
- Hipercalcemia no nascimento
- Cálcio plasmático geralmente < 3mmol/L
- Níveis de PTH inadequadamente normais

Hiperparatireoidismo
(PTHrP)
ALP–↑
Cálcio ↑ em urina de 24 horas
- Carcinoma de células escamosas de pulmão
- Carcinoma de mama
- Carcinoma de células renais
- Carcinoma da bexiga
- Feocromocitoma

Mieloma múltiplo
ALP ↑/N
Cálcio ↑ em urina de 24 horas
- Hiponatremia
- Formação de *rouleaux* (empilhamento)
- Diferença de ânions baixa

Outros
Sarcoidose
Tireotoxicose
Síndrome de leite alcalino
Intoxicação por vitamina A
Intoxicação por vitamina D
Terapia com lítio
Diuréticos tiazoicos

- Considerar MEN1 – úlceras pépticas, cefaleia (95% dos pacientes têm hiperparatireoidismo primário)
- Considerar MEN2A – bócio, hipertensão (10 a 35% dos pacientes têm hiperparatireoidismo primário)
O hiperparatireoidismo não ocorre em MEN2B

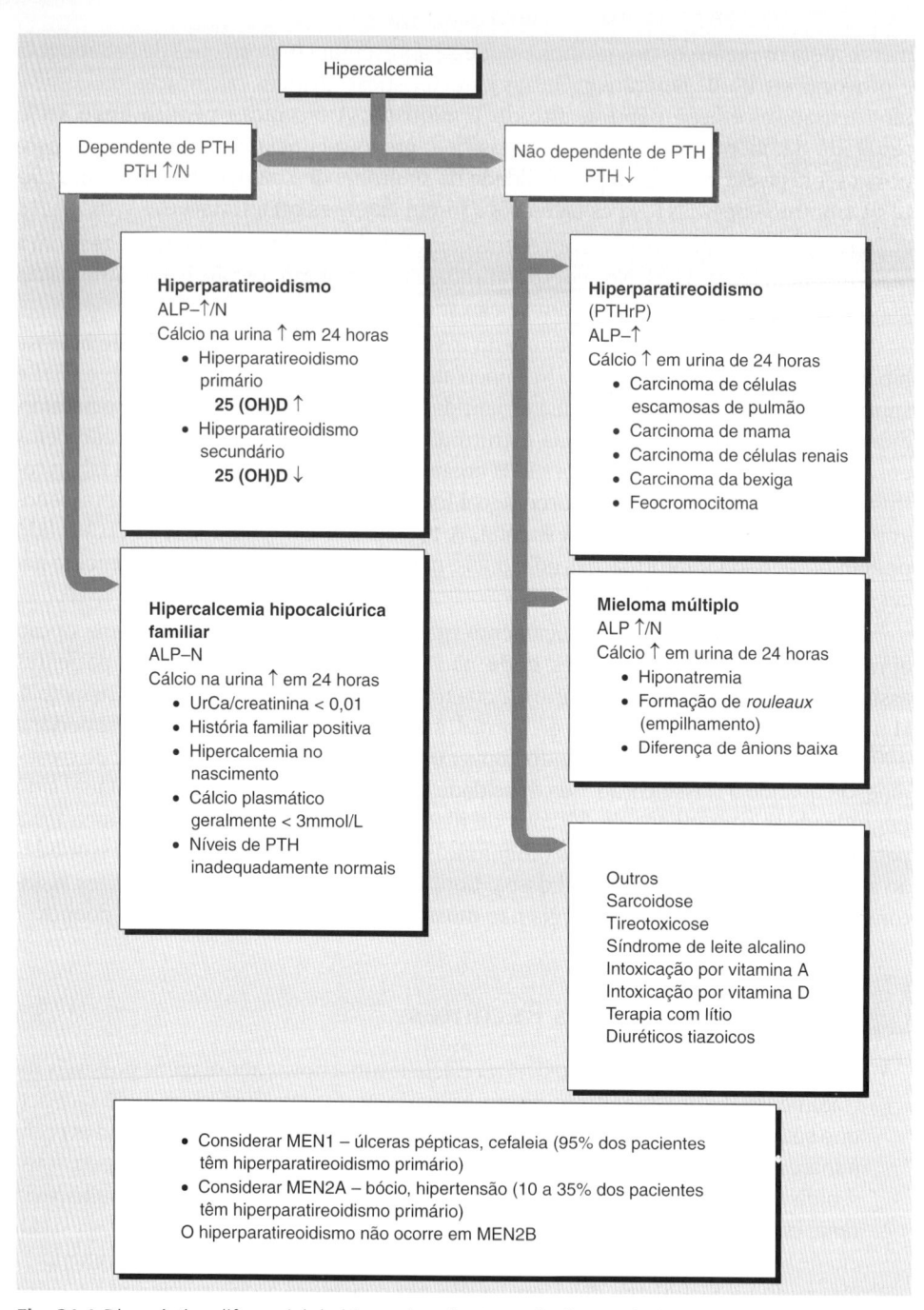

Fig. 31.1 Diagnóstico diferencial de hipercalcemia. ALP = fosfatase alcalina; MEN = neoplasia endócrina múltipla; PTH = hormônio da paratireoide; PTHrP = proteína relacionada com o paratormônio.

co tratamento definitivo com comprovado benefício em longo prazo é a cirurgia.[3] A cirurgia poderá ser considerada para uma proporção maior de pacientes à medida que a paratireoidectomia minimamente invasiva se tornar cada vez mais disponível.[4]

3. O hiperparatireoidismo primário está associado a aumento no risco de doença cardiovascular. A razão exata disso não é clara, nem se sabe se o risco diminui diante de um tratamento bem-sucedido. O nível do peptídeo natriurético de tipo pró-B N-terminal mostra-se aumentado em pacientes com insuficiência cardíaca, e um estudo recente[5] mostrou que esse peptídeo α também se mostra aumentado nos pacientes com hiperparatireoidismo. Os níveis dos marcadores inflamatórios: proteína C reativa e fator de necrose tumoral α também se mostraram aumentados. Um outro estudo[6] demonstrou níveis aumentados dos marcadores em circulação da ativação endotelial.

Conclusões

O hiperparatireoidismo primário, malignidades, incluindo as desordens linfoproliferativas e os mielomas múltiplos, devem ser levados em consideração no diagnóstico diferencial. Será necessário conduzir uma anamnese cuidadosa, incluindo hábitos anteriores de tabagismo. Entretanto, devido às pequenas elevações da concentração de cálcio, o hiperparatireoidismo primário é a causa provável. As investigações devem confirmar o diagnóstico bioquimicamente, seguidas da localização do tumor. Como nossa paciente é sintomática, a cirurgia é o modo preferido de tratamento.

Leituras Complementares

1. Bilezikian J, Silverberg S. Asymptomatic primary hyperparathyroidism. *N Engl J Med* 2004; **350**: 1746-51.
2. Peacock M, Bilezikian JP, Klassen PS, Guo MD, Turner SA, Shoback D. Cinacalcet hydrochloride maintains long-term normocalcemia in patients with primary hyperparathyroidism. *J Clin Endocrinol Metab* 2005; **90**: 135-41.
3. Jansson S, Morgan E. Biochemical effects from treatment with bisphosphonate and surgery in patients with primary hyperpaprathyroidism. *World J Surg* 2004; **28**: 1293-7.
4. Ollila DW, Caudle AS, Cance WG, *et al*. Successful minimally invasive parathyroidectomy for primary hyperparathyroidism without using intraoperative parathyroid hormone assays. *Am J Surg* 2006; **191**: 52-6.
5. Ogard CG, Engelman MD, Kistorp C, Nielsen SL, Vestergaard H. Increased plasma N-terminal pro-B-type natriuretic peptide and markers of inflammation related to atherosclerosis in patients with primary hyperparathyroidism. *Clin Endocrinol* 2005; **63**: 493-8.
6. Fallo F, Cella G, Casonanto A, *et al*. Biochemical markers of endothelial activation in primary hyperparathyroidism. *Horm Metab* Res 2006; **38**: 125-9.

PROBLEMA

32 Hipocalcemia

Anamnese

Uma mulher de 36 anos apresenta-se após ter sofrido um primeiro ataque. Recentemente ela deu à luz uma criança sadia e sem problemas de crescimento. Ela vem sendo tratada há 8 anos para hipotireoidismo com 100 μg de tiroxina ao dia. Não há registro de traumatismo craniano nem história familiar de epilepsia. As investigações de rotina revelam nível de cálcio plasmático de 1,4 mmol/L (o normal é 2,2-2,6 mmol/L).

Quais são as causas prováveis dessa hipocalcemia?

A gravidez recente é relevante?

Como deve ser abordada a terapia de reposição?

Discutir o tratamento caso ela se apresente novamente na emergência com ataque?

Existem precauções especiais a serem tomadas caso ela engravide novamente?

Fundamentos

A maior parte (99%) do volume de cálcio do corpo está nos ossos e 99% desse cálcio ósseo está na fase de mineral cristalino, e o restante está em equilíbrio com o cálcio extracelular. Do cálcio plasmático, 45 a 50% estão ligado a proteínas, especialmente a albumina. O cálcio remanescente é a forma livre ou ionizada, disponível biologicamente. A hipocalcemia verdadeira ocorre quando o nível de cálcio ionizado diminui. Nos hospitais, onde o cálcio ionizado não é medido rotineiramente, pode-se usar o parâmetro de cálcio corrigido total. A correção usada é:

$$\frac{[(40 - \text{albumina}) \times 0,2]}{10} \text{ cálcio medido [Ca]} = \text{concentração real de cálcio}$$

As causas mais comuns da hipocalcemia são o hipoparatireoidismo primário e a deficiência de vitamina D (Tabela 32.1). O hipoparatireoidismo primário é, geralmente, um problema autoimune ou ocorre após uma cirurgia de pescoço. O hipoparatireoidismo autoimune pode ocorrer como parte da síndrome de poliendocrinopatia autoimune. A hipomagnesemia prejudica a secreção de PTH e induz também a um estado de resistência de PTH. Ambos esses fatores levam à hipocalcemia, que é mais observada em alcoólatras crônicos.

Os sintomas e sinais de cálcio ionizado baixo em adultos incluem a parestesia de mãos, pés e ao redor da boca. O espasmo carpopodal é menos comum em adultos, sendo raros os estridores. As crianças, além do espasmo carpopodal, podem sofrer estridor e

Tabela 32.1 Causas da hipocalcemia

Causas relacionadas com o PTH	
Secreção prejudicada ou falta de PTH	Ausência congênita de glândulas paratireóideas
	Síndrome de poliendocrinopatia autoimune tipo 1
	Pós-operatório
	Doenças de infiltração
	Idiopáticas
	Após ablação com iodo radioativo
	Alcalose respiratória
	Hipomagnesemia
	Hipocalcemia autossômica dominante
	Pseudo-hipoparatireoidismo
Resistência à ação do PTH	Hipomagnesemia
	Insuficiência renal crônica
Causas relacionadas com a vitamina D	
Deficiência de vitamina D	Carência alimentar
	Exposição reduzida à luz solar
	Síndrome de má absorção
Perda de vitamina D	Circulação enterepática prejudicada
	Terapia com anticonvulsivos
Hidroxilação 25-prejudicada	Doença hepática
	Isoniazida
Hidroxilação-1α prejudicada	Raquitismo tipo 1 resistente à vitamina D
	Isoniazida
	Insuficiência renal crônica
Osteomalacia oncogênica	
Resistência dos tecidos à vitamina D	Raquitismo tipo 2 resistente à vitamina D
Outras causas	
Deposição excessiva no esqueleto	Metástase osteoblástica
	Síndrome do "osso faminto"
Quelação	Infusão de sangue citratado ou produtos contendo EDTA
	Infusão de fosfato
	Foscarnet
Hipocalcemia neonatal	Prematuridade
	Asfixia
Infecção por HIV	Terapia com fármacos
	Deficiência de vitamina D
	Hipomagnesemia
	Resistência a PTH
Doença crítica	Pacientes sob cuidados intensivos
	Pancreatite aguda
	Síndrome do choque tóxico
	Eritrodermia

HIV = vírus de imunodeficiência humana; PTH = paratormônio.

convulsões. Essas características resultam de uma redução no cálcio ionizado que leva a excitabilidade aumentada nos nervos periféricos. O sinal de Trousseau de tetania latente é induzido inflando-se o punho do manguito do esfignomanômetro acima da pressão arterial sistólica quando o espasmo carpal se manifesta em até 3 minutos. O sinal de Chvostek, um sinal menos específico de hipocalcemia, é observado quando os músculos faciais se contraem em resposta a uma percussão leve sobre as ramificações do nervo facial, na sua saída da glândula parótida. Em casos mais complexos de hipocalcemia, haverá bradicardia, hipotensão, convulsões e prolongamento do intervalo de QT no eletrocardiograma.

As investigações para encontrar a causa subjacente da hipocalcemia devem incluir, inicialmente, cálcio ionizado, fosfato inorgânico no plasma, 25(OH) D, paratormônio e albumina. Na maioria dos casos, essas investigações devem revelar o diagnóstico subjacente. O hipoparatireoidismo é relativamente incomum. Mais frequentemente, o paciente tem deficiência de vitamina D com hiperparatireoidismo secundário. Em pacientes com hipoparatireoidismo primário, outras condições autoimunes devem ser excluídas. No paciente alcoólatra, a hipomagnesemia pode ser a causa da hipocalcemia; a correção do defeito de magnésio levará à correção da hipocalcemia. Em indivíduos com outras condições autoimunes, a doença de Addison deverá ser excluída por meio dos testes de hormônio adrenocorticotrópico (ACTH) no plasma e de estimulação rápida do ACTH (o teste Synacthen curto).

O tratamento da hipocalcemia depende da rapidez da manifestação e deve-se concentrar, inicialmente, na correção da anomalia bioquímica que, muitas vezes, envolve a suplemetação de cálcio, seguida do tratamento da causa subjacente. Em casos de hipocalcemia aguda leve (cálcio total 2,0 mmol/L; cálcio ionizado 0,8 mmol/L) a complementação de cálcio oral em dose equivalente a 1.000 mg/dia, é suficiente (Figura 32.1). Na hipocalcemia sintomática aguda (cálcio total 1,8 mmol/L e cálcio ionizado 0,7 mmol/L), o tratamento é urgente, e 10-20 mL de uma solução de gliconato de cálcio a 10% deverão ser administrados por via intravenosa durante os 10 a 20 minutos seguintes. O cálcio deve ser diluído em dextrose ou soro fisiológico, pois a forma concentrada irrita as veias. A administração deve ser lenta para evitar o risco de arritmias cardíacas e inclusive de parada sistólica a infusão rápida de cálcio aumentará a concentração de cálcio durante não mais de 2-3 horas e deverá ser seguido por infusão lenta a 0,5-1,5 mg/kg por hora. Onde houver suspeita de hipomagnesemia, devem ser administrados 16 mmol de magnésio na forma de sulfato de magnésio ao longo de 10 minutos, seguidos de 8 mmol em 100 mL ao longo de 1 hora. O tratamento subsequente dependerá da causa subjacente. A complementação de cálcio é contraindicada em casos de hipocalcemia autossômica dominante .

Durante a gravidez, são necessários cuidados especiais e a complementação de cálcio deve ser iniciada precocemente. Será necessária uma reposição adicional de vitamina D de 1,25(OH)$_2$ e a dose deverá ser reduzida aos níveis pré-gravidez após o parto. Se a mulher quiser amamentar, a dose deverá ser reduzida à metade da dose anterior à gravidez, porque a prolactina aumenta a produção de vitamina D 1,25(OH)$_2$ e também a secreção da proteína relacionada com o paratormônio.

Problema 32 Hipocalcemia

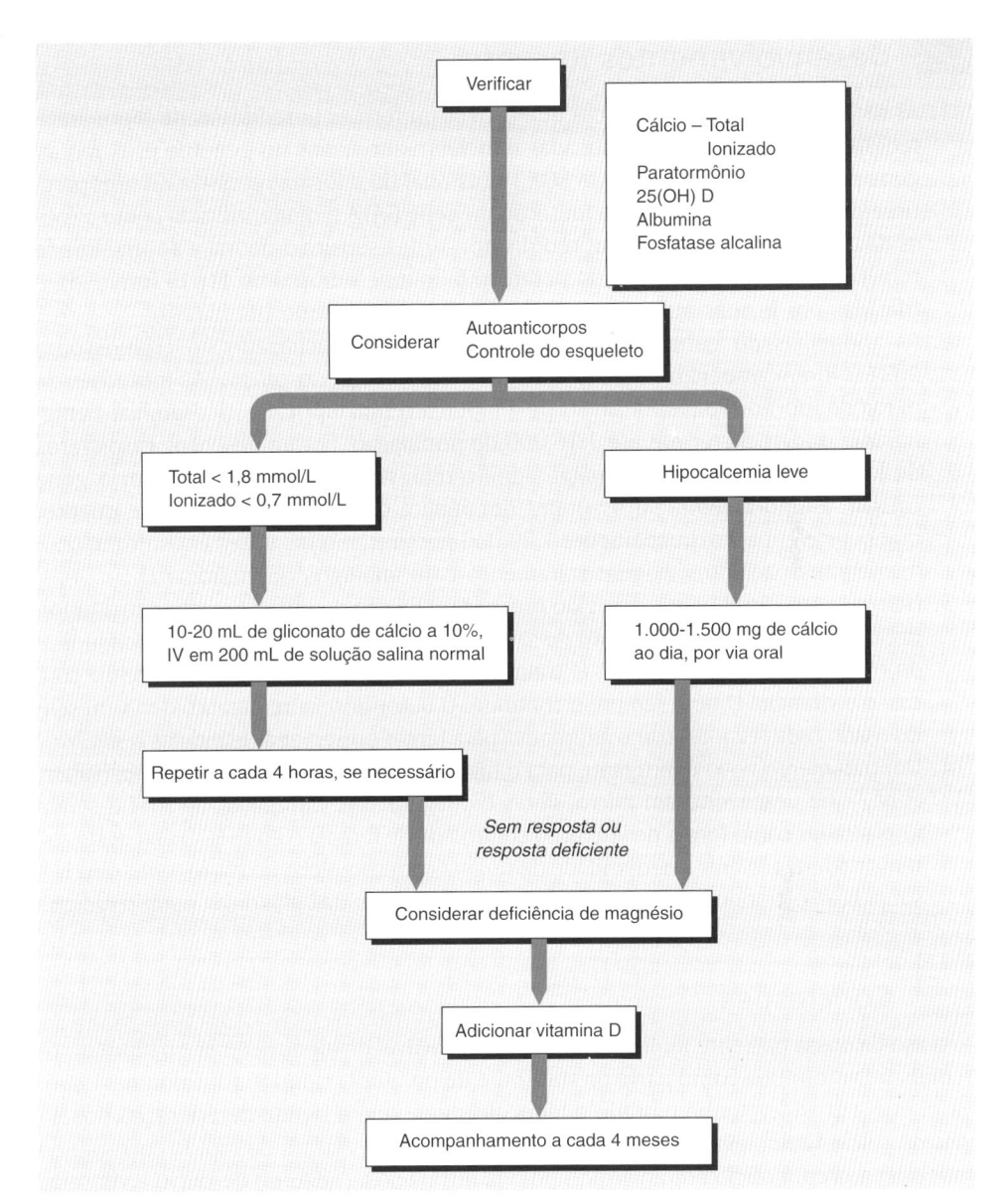

```
                    ┌──────────┐
                    │ Verificar│
                    └────┬─────┘
                         │        ┌─────────────────────┐
                         │        │ Cálcio – Total      │
                         │        │         Ionizado    │
                         │        │ Paratormônio        │
                         │        │ 25(OH) D            │
                         │        │ Albumina            │
                         │        │ Fosfatase alcalina  │
                         ▼        └─────────────────────┘
          ┌───────────────────────────────────┐
          │ Considerar  Autoanticorpos        │
          │             Controle do esqueleto │
          └──────────────┬────────────────────┘
                 ┌───────┴────────┐
                 ▼                ▼
    ┌───────────────────┐   ┌──────────────────┐
    │ Total < 1,8 mmol/L│   │ Hipocalcemia leve│
    │ Ionizado < 0,7    │   └────────┬─────────┘
    │ mmol/L            │            │
    └─────────┬─────────┘            │
              ▼                      ▼
 ┌─────────────────────────────┐  ┌─────────────────────┐
 │ 10-20 mL de gliconato de    │  │ 1.000-1.500 mg de   │
 │ cálcio a 10%, IV em 200 mL  │  │ cálcio ao dia, por  │
 │ de solução salina normal    │  │ via oral            │
 └──────────────┬──────────────┘  └──────────┬──────────┘
                ▼                            │
 ┌─────────────────────────────┐             │
 │ Repetir a cada 4 horas,     │             │
 │ se necessário               │             │
 └──────────────┬──────────────┘             │
        Sem resposta ou                      │
        resposta deficiente                  │
                ▼                            ▼
        ┌──────────────────────────────────────┐
        │ Considerar deficiência de magnésio   │
        └──────────────────┬───────────────────┘
                           ▼
              ┌──────────────────────────┐
              │ Adicionar vitamina D     │
              └──────────────┬───────────┘
                             ▼
           ┌────────────────────────────────┐
           │ Acompanhamento a cada 4 meses  │
           └────────────────────────────────┘
```

Fig. 32.1 Tratamento da hipocalcemia.

Desenvolvimentos Recentes

1. As recentes anomalias genéticas que provocam formas hereditárias de hipoparatireoidismo estão sendo identificadas e incluem anomalias no genoma próximo ao gene para o fator de transcrição SOX3 ocasionando a forma recessiva do hipoparatireoidismo ligada ao X.1 Uma mutação no gene *GATA3* foi identificada como a causa da síndrome HDR (hipoparatireoidismo, surdez sensitivo-neural e anormalidade renal).[2] As mutações do gene do paratormônio no cromossomo 11p15 foram identificadas em formas autossômicas de hipoparatireoidismo hereditário.
2. As anomalias do gene receptor sensível ao cálcio localizado no cromossomo 3q21.3 foram associadas a distúrbios do metabolismo do cálcio.[3] As mutações de perda de função são responsáveis pela hipercalcemia hipocalciúrica familiar benigna, que pode ocorrer em até 1:16.000 da população. Foram descritos casos raros de hiperparatireoidismo neonatal significativo. As mutações que ativam o gene causam a hipocalcemia autossômica dominante com hipercalciúria. Esse quadro, que ocorre em aproximadamente 1:70.000 pessoas, muitas vezes é assintomático, mas alguns pacientes exigem tratamento com análogos da vitamina D.
3. Nem sempre é fácil para o cirurgião preservar a função paratireóidea durante a tireoidectomia porque o fornecimento de sangue às glândulas muitas vezes está prejudicado ou é afetado por trombose. O tratamento em longo prazo da hipercalcemia com cálcio e vitamina D nem sempre é contínuo. O autotransplante paratiróideo vem sendo usado cada vez mais como alternativa para tentar preservar as glândulas *in situ*.[4]
4. Um tratamento novo e intrigante para o hipoparatireoidismo foi proposto por Tiffany et al.,[5] que desenvolveram microesferas biodegradáveis carregadas de PTH a serem implantadas como forma de liberação controlada de terapia com PTH. O uso deste sistema poderá prevenir a necessidade de terapia com complexo de cálcio e vitamina D e simplificar o tratamento de pacientes com distúrbios das glândulas paratireóideas.

Conclusões

No caso da nossa paciente mulher, a causa mais provável da hipocalcemia é o hipoparatireoidismo autoimune como parte da síndrome de poliendocrinopatia autoimune. É provável que a gravidez tenha piorado a hipocalcemia e que a rápida deterioração dos níveis de cálcio tenha levado à convulsão. O tratamento precisará da rápida correção da hipocalcemia com cálcio administrado por via intravenosa, seguido de cálcio e vitamina D por via oral. Em uma futura gravidez, a dose de vitamina D deverá ser aumentada.

Leituras Complementares

1. Bowl MR, Nesbit MA, Harding B, *et al.* An interstitial deletion–insertion involving chromosomes 2p25.3 and Xg27.1, near SOX3 causes X-linked recessive hypoparathyroidism. *J Clin Invest* 2005; **115**: 2822-31.
2. Masanori A, Katsihuko T, Yumi A, Takayoshi T. A novel mutation in the GATA3 gene in a family with HDR syndrome (hypoparathyroidism, sensorineural deafness and renal anomaly syndrome). *J Pediat Endocrinol Metab* 2006; **19**: 87-92.
3. Gunn IR, Gaffney D. Clinical and laboratory features of calcium-sensing receptor disorders: a systematic review. *Ann Clin Biochem* 2004; **41**: 441-58.
4. Palazzo FF, Sywak MS, Sidhu SB, Barraclough BH, Delbridge LW. Parathyroid autotransplantation during total thyroidectomy—does the number of glands transplanted affect outcome? *World J Surg* 2005; **29**: 629-31.
5. Tiffany A, Fong P, Goyal A, Saltzman WM, Moss RL, Breuer C. Development of a parathyroid hormone controlled release system as potential surgical treatment for hypoparathyroidism. *J Pediatr Surg* 2005; **40**: 81-5.

SEÇÃO SETE 7

Hipertensão

33 Hipertensão – É Endócrina?
34 Feocromocitoma
35 Síndrome de Conn

PROBLEMA

33 Hipertensão – É Endócrina?

Anamnese

Um executivo de vendas de 28 anos de idade tem um exame médico relacionado com um pedido de hipoteca. Sua história clínica anterior é irrelevante e ele não toma nenhum medicamento. Ele bebe aproximadamente 50 unidades de álcool por semana e não é fumante. Sua mãe teve hipertensão e seu pai morreu aos 62 anos de infartação do miocárdio. No exame, sua pressão arterial é de 190/100 mmHg e ele tem estreitamento arteriovenosos na retina.

Qual seria a sua avaliação complementar do risco desta hipertensão nesse paciente?

Quais causas subjacentes você consideraria?

Quais são as probabilidades de você encontrar uma causa subjacente?

Como você abordaria o tratamento e o acompanhamento desse paciente?

Fundamentos

É importante considerar as causas secundárias da hipertensão, que podem ser:

- Indicativo para tratamentos específicos.
- Curáveis por meio de cirurgia.
- Familiares.
- Associadas a outras condições clínicas como parte de uma síndrome reconhecida.

A hipertensão secundária deverá ser considerada em pacientes mais jovens, aqueles com anomalias associadas a eletrólitos (especialmente hipocalemia), em pacientes com nódulos suprarrenais e nos quais se descobre um nódulo suprarrenal. As causas comuns da hipertensão secundária estão sumarizadas na Tabela 33.1.

Tabela 33.1	Causas da hipertensão secundária
Renais	Doença renal primária
	Doença de rim policístico
	Renovascular
Endócrinas	Hiperaldosteronismo primário
	Síndrome de Cushing
	Feocromocitoma
	Deficiência de 17α-hidroxilase
	Deficiência de 11β-hidroxilase
	Síndrome de excesso aparente de mineralocorticoide
	Hiperaldosteronismo remediável de glicocorticoide
Vasculares	Coarctação da aorta
Síndrome de apneia do sono	Vasculite

Seguem-se as ações a serem tomadas com todos os pacientes com suspeita de hipertensão:

- *Detectar e confirmar a hipertensão.* Recomenda-se a confirmação fora do consultório – isso pode implicar em pacientes monitorando sua pressão arterial ou no uso de monitores ambulatoriais.
- *Detectar o dano no órgão alvo.* Devem ser realizados exames da retina e do coração, eletrocardiograma (ECG), testes de função renal e medição do teor de proteína na urina.
- *Identificar outros fatores de risco cardiovascular.* O cálculo do risco de 10 anos de um evento cardiovascular é útil quando se faz o planejamento do tratamento e do acompanhamento.
- *Detectar a causa secundária da hipertensão.* Ver Tabela 33.1.

A Figura 33.1 sumariza a abordagem geral ao paciente com hipertensão. O tratamento da hipertensão deve incluir medidas não farmacológicas, como exercícios regulares, redução da ingestão de sal e perda de peso. O álcool consumido em moderação (um ou dois drinques ao dia) pode ser menos prejudicial. Com base nas recentes recomendações do *Joint National Committee* 7 (JNC 7), a terapia inicial com fármacos deve ser a administração da tiazida. β-bloqueadores como atenolol não são mais recomendados como agentes de primeira linha. O próximo agente pode ser um inibidor da enzima de conversão de angiotensina, um bloqueador do receptor da angiotensina ou um bloqueador dos canais de cálcio. Quando a causa específica da hipertensão tiver sido isolada, o tratamento deverá ser direcionado a corrigir a anomalia subjacente. Em muitos casos de hipertensão secundária, a pressão arterial alta e duradoura pode ser a causa da hipertrofia medial da parede arterial e levar à perpetuação da hipertensão mesmo após a correção do problema primário.

Problema 33 Hipertensão – É Endócrina?

```
                    ┌─────────────┐
                    │   História  │
                    └──────┬──────┘
                           │
            ┌──────────────┴──────────────┐
            │       Exame físico          │
            │      (fundoscopia,          │
            │ pulsos periféricos, massas  │
            │  renais, sopros abdominais) │
            └──────────────┬──────────────┘
                           │
         ┌─────────────────┴─────────────────┐
         │                                   │
┌────────────────────┐              ┌─────────────────┐
│ Investigação por   │              │  Testes basais  │
│      imagem        │              │                 │
└─────────┬──────────┘              └────────┬────────┘
          │                                  │
┌─────────────────────┐            ┌──────────────────────┐
│ • Radiografia do    │            │ • Ureia, creatinina, │
│   tórax             │            │   taxa de sedimen-   │
│ • Ultrassom renal   │            │   tação dos eritró-  │
│ • Ecocardiograma    │            │   citos              │
│                     │            │ • Perfil lipídico    │
│                     │            │ • Microscopia da     │
│                     │            │   urina              │
└─────────────────────┘            └──────────────────────┘
```

Teste endócrino	Teste renovascular
UFC de 24 horas/catecolamina	Níveis de renina/aldosterona
Níveis de renina/aldosterona	Renografia com captopril
Teste de supressão de dexametasona	Angiografia por RM
Amostragem de veia suprarrenal	
TC/RM suprarrenais	

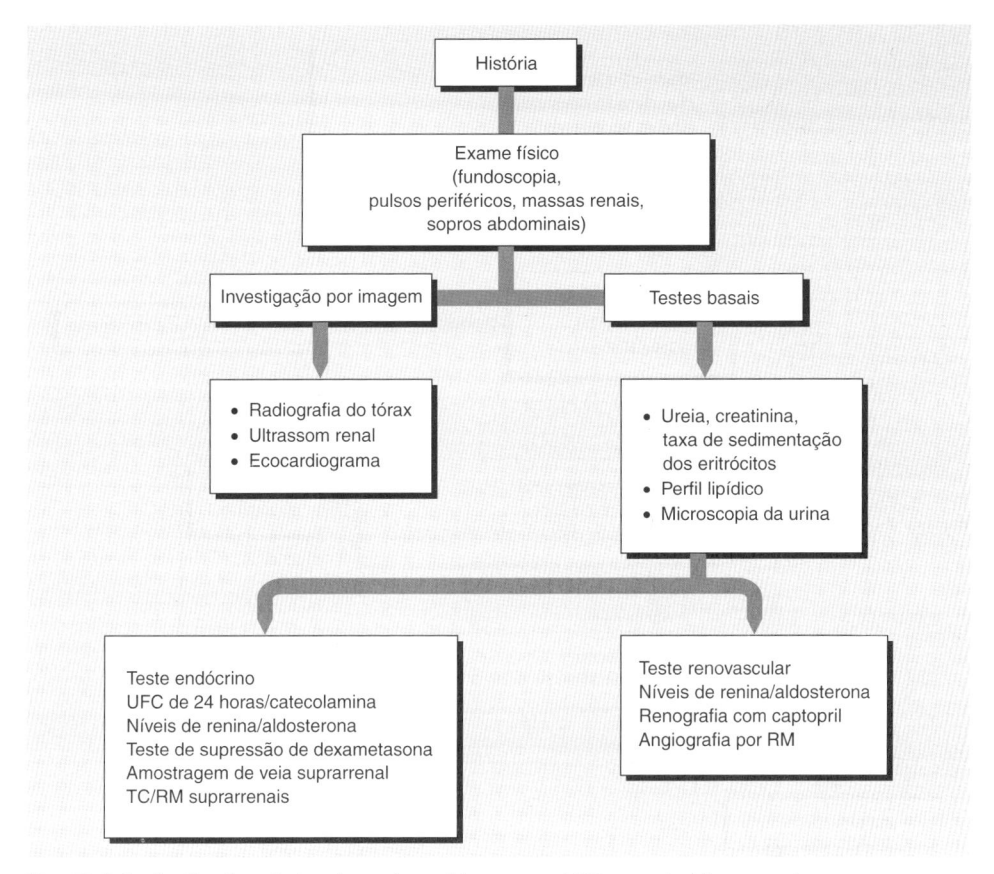

Fig. 33.1 Avaliação diagnóstica do paciente hipertenso. UFC = cortisol livre na urina.

Várias causas endócrinas da hipertensão

A estenose da artéria renal é responsável por menos de 1% de todos os pacientes com hipertensão. Os níveis tanto da renina quanto da aldosterona estão aumentados. Sessenta e cinco por cento dos casos devem-se a doenças ateroscleróticas. Em pacientes com menos de 50 anos, que representam 35% do total, a displasia fibromuscular é a causa subjacente mais comum. A angiografia por ressonância magnética é uma ferramenta útil de triagem por ser não invasiva e altamente sensível. O ultrassom duplex também pode ser usado como ferramenta de triagem. A angiografia renal permanece como padrão de referência para o diagnóstico da estenose da artéria renal. O renograma isotópico com captopril ainda é usado em alguns centros – a ingestão do isótopo é diminuída ou retardada após a administração de captopril. O tratamento da estenose da artéria renal é cirúrgico nos pacientes em que isto seja possível.

A Figura 33.2 apresenta a abordagem geral à hipertensão relacionada com fatores endócrinos. A hipertensão é comum entre pacientes com tireotoxicose e, em especial, a pressão arterial diastólica pode estar aumentada em pacientes com hipotireoidismo. A

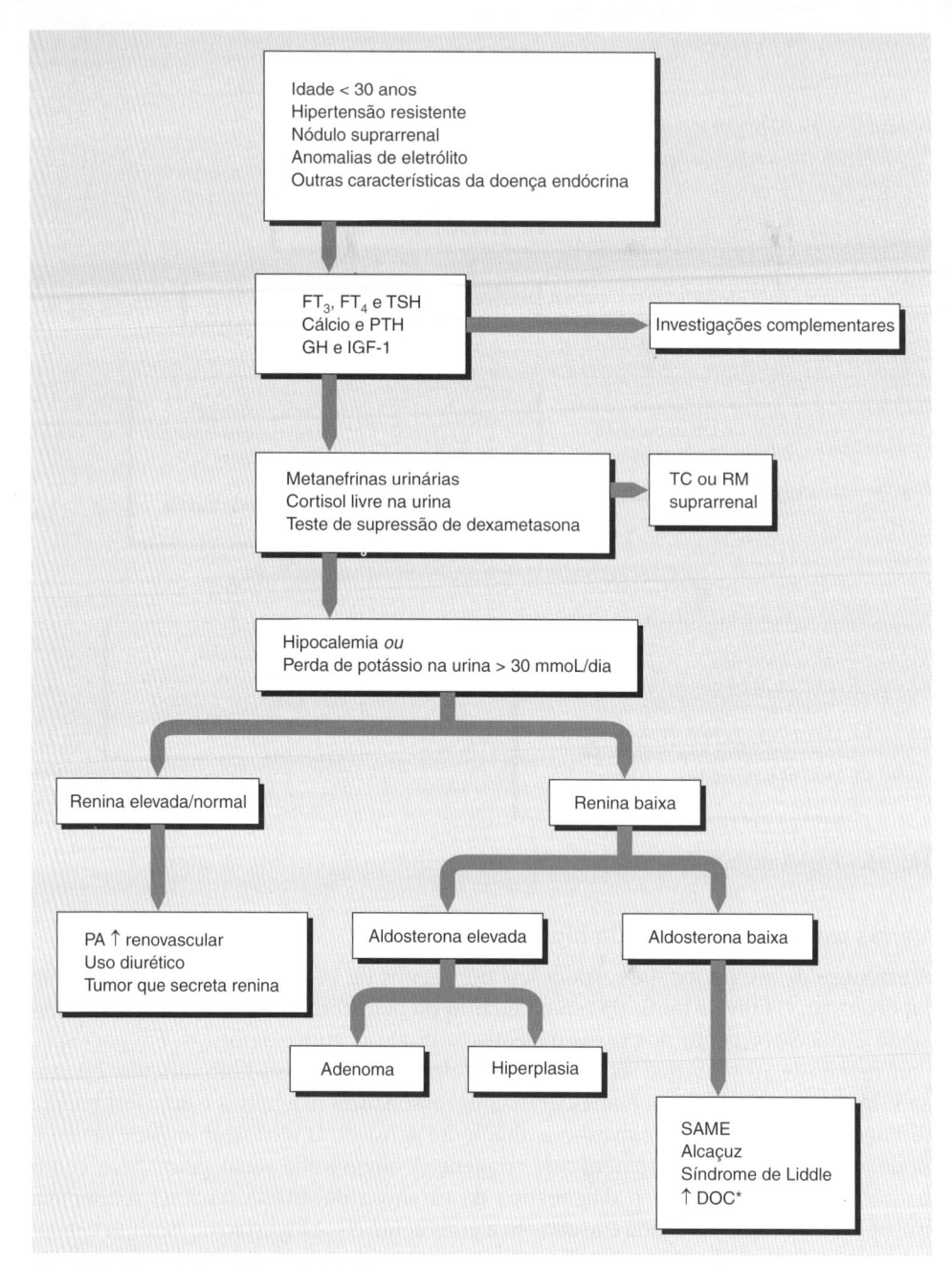

```
┌─────────────────────────────┐
│ Idade < 30 anos             │
│ Hipertensão resistente      │
│ Nódulo suprarrenal          │
│ Anomalias de eletrólito     │
│ Outras características da   │
│ doença endócrina            │
└──────────────┬──────────────┘
               │
               ▼
    ┌──────────────────────┐         ┌──────────────────────────┐
    │ FT₃, FT₄ e TSH       │────────▶│ Investigações            │
    │ Cálcio e PTH         │         │ complementares           │
    │ GH e IGF-1           │         └──────────────────────────┘
    └──────────┬───────────┘
               ▼
    ┌──────────────────────────────┐      ┌────────────────┐
    │ Metanefrinas urinárias       │─────▶│ TC ou RM       │
    │ Cortisol livre na urina      │      │ suprarrenal    │
    │ Teste de supressão de        │      └────────────────┘
    │ dexametasona                 │
    └──────────┬───────────────────┘
               ▼
    ┌──────────────────────────────────┐
    │ Hipocalemia ou                   │
    │ Perda de potássio na urina       │
    │ > 30 mmoL/dia                    │
    └──────┬───────────────────┬───────┘
           ▼                   ▼
 ┌───────────────────┐   ┌──────────────┐
 │ Renina            │   │ Renina baixa │
 │ elevada/normal    │   └──┬───────────┴──┐
 └─────────┬─────────┘      ▼              ▼
           ▼         ┌──────────────┐  ┌────────────────┐
 ┌───────────────────┐│ Aldosterona │  │ Aldosterona    │
 │ PA ↑ renovascular ││ elevada     │  │ baixa          │
 │ Uso diurético     │└──┬────────┬─┘  └────────┬───────┘
 │ Tumor que secreta │   ▼        ▼             ▼
 │ renina            │ ┌───────┐┌──────────┐ ┌────────────────┐
 └───────────────────┘ │Adenoma││Hiperplasia│ │ SAME           │
                       └───────┘└──────────┘ │ Alcaçuz        │
                                             │ Síndrome de    │
                                             │ Liddle         │
                                             │ ↑ DOC*         │
                                             └────────────────┘
```

Fig. 33.2 Diagnóstico diferencial da hipertensão endócrina. *A desoxicorticosterona (DOC) está aumentada em alguns pacientes com tumores suprarrenais e em certas formas de hipoplasia suprarrenal congênita. PA = pressão arterial; GH = hormônio do crescimento; IGF = fator de crescimento semelhante à insulina; PTH = paratormônio; SAME = síndrome de excesso aparente de mineralocorticoides; TSH = hormônio de estimulação da tireoide.

pressão arterial geralmente está aumentada em pacientes com acromegalia embora outras características da síndrome geralmente estejam presentes. Um número crescente de pacientes está sendo diagnosticado com síndrome de Cushing subclínica, frequentemente associada a um adenoma suprarrenal. A dosagem isolada do cortisol só no final da noite pode ser útil, embora o cortisol livre na urina de 24 horas e o teste de supressão da dexametasona às 23 horas sejam os métodos de avaliação preferidos.

Feocromocitoma

É responsável por menos de 0,1% de todos os casos de hipertensão e deverá ser considerado quando a hipertensão for paroxística e estiver associada a sintomas como palpitações, transpiração e ansiedade ou quando o controle da pressão arterial se deteriorar depois da instituição da terapia com β-bloqueadores. Até 25% dos feocromocitomas são atualmente reconhecidos por ocorrer como parte de uma síndrome familiar e, portanto, a história familiar cuidadosa torna-se obrigatória em todos os casos. Os tumores ocorrem em múltiplas neoplasias endócrinas de tipo 2, na doença de von Hippel-Lindau e em famílias com mutação genética do complexo succinato-desidrogenase. Geralmente os tumores secretam predominantemente noradrenalina. Alguns secretam quantidades significativas de adrenalina e o significado clínico das lesões que secretam dopamina ainda deve ser estabelecido. Os tumores secretam também peptídeos incluindo o neuropeptídeo Y e as endotelinas. A investigação deverá começar pela medição das metanefrinas urinárias, seguida da medição das catecolaminas ou das metanefrinas do plasma. A localização do tumor por meio de tomografia computadorizada ou a investigação de imagens por ressonância magnética seguidas de cintilografia por metaiodobenzilguanidina (MIBG) deverá ser conduzida depois da confirmação do diagnóstico bioquímico.

Hipertensão por mineralocorticoides

Este grupo de distúrbios representa a causa endócrina mais comum para a hipertensão. A forma mais comum de hipertensão por mineralocorticoides é o hiperaldosteronismo primário (síndrome de Conn), provocado, mais frequentemente, por um adenoma suprarrenal. A suspeita dessa síndrome surge mais frequentemente em pacientes com hipocalemia persistente, mas é importante reconhecer que quase a metade dos pacientes terá níveis normais de potássio. A proporção entre aldosterona-renina em circulação é a melhor prova diagnóstica para identificar a síndrome de Conn. Sempre que possível, a terapia com anti-hipertensivos deve ser interrompida 2-3 semanas antes da realização do teste. Os pacientes que requerem tratamento anti-hipertensivo devem receber um α-bloqueador que não afetará nem os níveis da aldosterona nem os da renina. A resposta à alteração de postura depois do descanso noturno é útil – pessoas normais ou aquelas com hipertensão essencial terão a renina e a aldosterona aumentadas depois de se levantarem enquanto os pacientes com síndrome de Conn não apresentarão alterações na renina e podem apresentar diminuição na aldosterona em razão da variação hormonal diurna, comum nos pacientes com essa síndrome. Uma vez confirmado o diagnóstico bioquímico, deve ser realizada uma tomografia computadorizada ou uma ressonância magnética das suprarre-

grafia com ^{111}octeotrida marcado com índio. Esta última é, claramente, não específica e liga-se apenas a 25% dos feocromocitomas, porém, pode ser útil nos casos em que a localização do tumor é comprovadamente difícil.

O tratamento médico inicial preferido é a fenoxibenzamina, α_2-bloqueador seletivo não competitivo. O tratamento começa com uma dose de 10 mg, 2 vezes ao dia, e pode ser aumentado a cada poucos dias, até um máximo de 1 mg/kg. As alternativas de tratamento incluem a doxazosina ou a prazosina. O β-bloqueio não deve começar antes que o paciente esteja totalmente α-bloqueado porque isso pode provocar o aumento da pressão arterial. Os β_1-bloqueadores cardiosseletivos, como o metoprolol ou os bloqueadores dos canais de cálcio, representam a terapia de segunda linha.

Uma vez controlada a pressão arterial sem hipotensão ortostática, o paciente deverá estar pronto para a cirurgia, que requer um cirurgião e um anestesista com experiência específica para lidar com esse tipo de quadro. Atualmente, a cirurgia é realizada por laparoscopia para tumores intra e extrassuprarrenais. Isto tem reduzido o tempo de hospitalização, a taxa de complicações e os custos. Os pacientes com doença bilateral podem ser submetidos à remoção seletiva dos tumores para poupar o córtex suprarrenal em atividade. Todos os pacientes requerem cuidadoso acompanhamento porque a taxa de recidiva de tumores intrassuprarrenais é de 14% e a de tumores extrassuprarrenais atinge até 33%.

A malignidade é particularmente provável em tumores grandes (> 5 cm), naqueles extrassuprarrenais e em pacientes com mutações da enzima SDH (succinato desidrogenase). O feocromocitoma maligno tem taxa de sobrevida de 5 anos de 50%. Os tumores produzem metástases para os ossos, pulmões, fígado e linfonodos. O tratamento é a cirurgia radical, doses terapêuticas de ^{131}I-MIBG e quimioterapia.

Desenvolvimentos Recentes

1. Sawka et al.[3] usaram dados da Clínica Mayo para comparar três algoritmos de triagem para o feocromocitoma. Nenhum provou ser inteiramente rentável, mas um algoritmo baseado no fracionamento plasmático dos catecolaminas com cortes definidos pareceu ser mais acessível.
2. Os tumores que predominantemente produzem dopamina são raros, mas podem não ser identificados porque as metanefrinas no plasma e na urina geralmente não estão aumentadas.[4,5] Os tumores que produzem dopamina em geral são paragangliomas, e não produzem o quadro clínico clássico de feocromocitoma. Por serem clinicamente silenciosos, podem já estar grandes quando forem identificados e, na maioria dos casos, são malignos. Eles não absorvem o MIBG. O α-bloqueio é contraindicado porque pode provocar hipotensão e colapso circulatório.
3. Mais de 1/4 dos pacientes com paragangliomas na cabeça e no pescoço tem mutações de um dos genes da SDH. Dados recentes de um registro internacional[6] identificaram mutações de SDHC em 4% dos pacientes com paragangliomas, porém, não em pacientes com feocromocitoma. Os autores recomendam o tratamento para as mutações da SDH em todos os casos de paraganglioma, para que os pacientes possam receber o aconselhamento genético adequado.

Conclusões

O paciente do caso-índice tem sintomas sugestivos de feocromocitoma e deve ser investigado quanto a esse quadro. A Figura 34.1 apresenta um algoritmo sugerido para o diagnóstico e o tratamento do feocromocitoma. As metafreninas fracionadas na urina continuam sendo o teste de avaliação inicial preferido na maioria dos centros. A seguir, devem ser obtidas medições de plasma em pacientes com suspeita desse quadro. Os estudos por imagem (TC/RM seguidos de cintigrafia de MIBG) geralmente devem ser feitos somente depois do diagnóstico bioquímico. O tratamento inicial inclui o α-bloqueio, seguido de

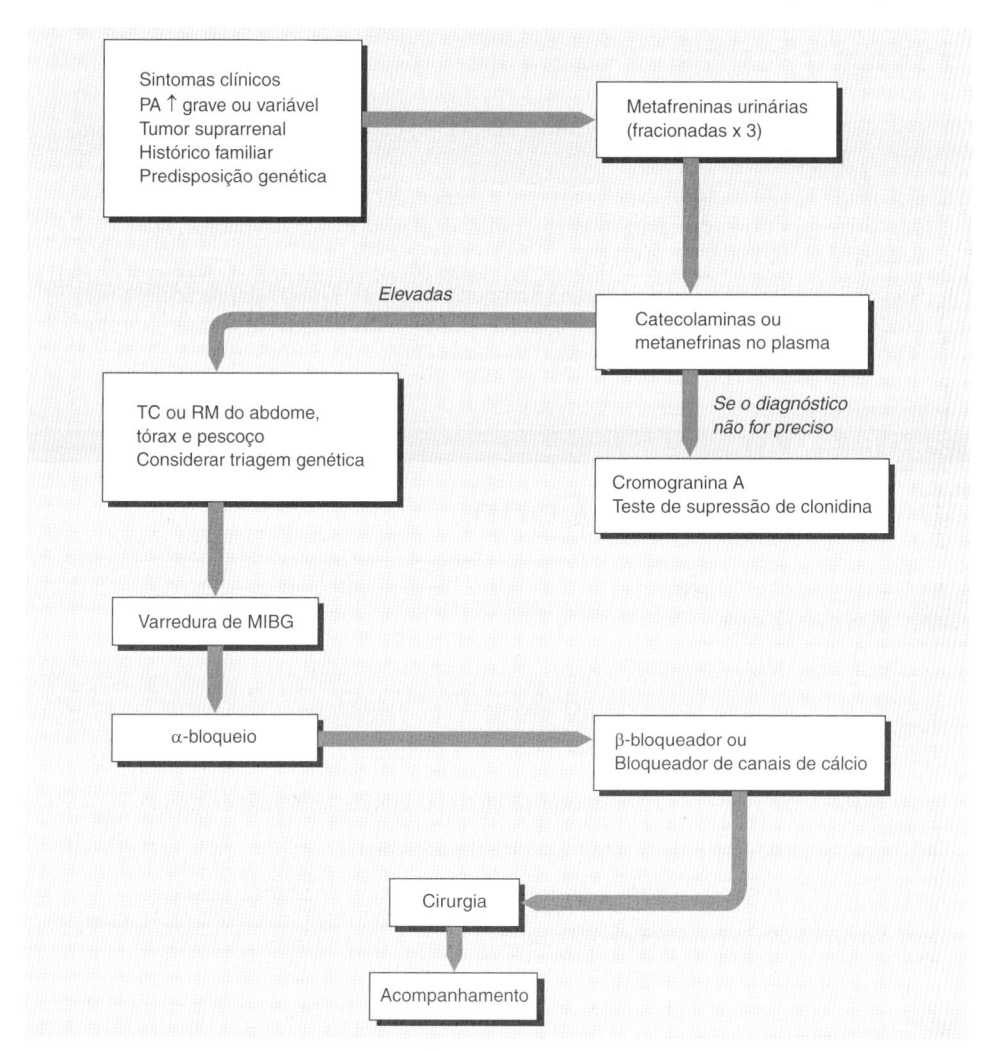

Fig. 34.1 Diagnóstico e tratamento do feocromocitoma. A figura mostra o fluxo das investigações para pacientes com suspeita de feocromocitoma. Os testes de imagem geralmente são mais bem realizados depois de estabelecer-se o diagnóstico.

um β-bloqueador ou bloqueador dos canais de cálcio para controlar a pressão arterial antes e durante a cirurgia. A abordagem laparoscópica para a cirurgia atualmente favorece a maioria dos pacientes.

Leituras Complementares

1. Manger WM, Eisenhofer G. Pheochromocytoma: diagnosis and management update. *Carr Hypertens Rep* 2004; **6**: 477-84.
2. Lenders WM, Eisenhofer G, Mannelli M, Pacak K. Phaeochromocytoma. *Lancet* 2005; **366**: 665-74.
3. Sawka AM, Gafni A, Thabane L, Young WF. The economic implications of three biochemical screening algorithms for pheochromocytoma. *J Clin Endocrinol Metab* 2004; **89**: 2859-66.
4. Dubois LA, Gray DK. Dopamine secreting pheochromocytomas: in search of a syndrome. *World J Surg* 2005; **29**: 909-13.
5. Eisenhofer G, Goldstein DS, Sullivan P, *et al*. Biochemical and clinical manifestations of dopamine-producing paraganglionomas: utility of plasma methoxytyramine. *J Clin Endocrinol Metab* 2005; **90**: 2068-75.
6. Schiavi F, Boedeker CC, Bausch B, *et al*; European-American Paraganglioma Study Group. Predictors and prevalence of paraganglioma syndrome associated with mutations of the SDHC gene. *JAMA* 2005; **294**: 2057-63.

PROBLEMA

35 Síndrome de Conn

Anamnese

A Sra. PS tem 47 anos e vem sendo tratada por um clínico geral para sua hipertensão nos últimos 8 anos. Em várias outras ocasiões foi observado que ela se mostrava hipocalêmica, quadro esse atribuído à terapia diurética. Muitas vezes ela se sente fraca e cansa-se com facilidade. Sua medicação atual inclui 10 mg/dia de amlodipina, 10 mg/dia de lisinopril e 2,5 mg/dia de bendrofluazida.

Quais testes você realizaria para decidir se ela tem ou não Síndrome de Conn?

Descreva a abordagem para a terapia clínica da paciente.

Ela deverá ser considerada para a cirurgia se o diagnóstico for substanciado?

Qual é o prognóstico para depois da cirurgia?

Fundamentos

Síndrome de hipertensão, hipocalemia, potássio aumentado na urina e alcalose metabólica são as formas remediáveis comuns de hipertensão. A síndrome de Conn é diagnosticada geralmente entre os 40 e os 70 anos de vida e é duas vezes mais comum nos homens. O quadro é provocado pelo excesso de secreção de aldosterona ou aldosteronismo primário. A aldosterona produzida na zona glomerulosa atua no receptor dos mineralocorticoides no túbulo contornado distal para aumentar a reabsorção de sódio, enquanto os íons de hidrogênio e potássio se perdem na troca. O magnésio também se perde na urina. O aldosteronismo primário é provocado por:

- Adenoma produtor de aldosterona (APA) – 60% dos casos.
- Hiperplasia suprarrenal bilateral (BAH) – 30% dos casos.
- Múltiplos nódulos suprarrenais (geralmente bilaterais) – 10% dos casos.
- Carcinoma suprarrenal – raramente.

O hiperaldosteronismo secundário ocorre em pacientes com cirrose, insuficiência cardíaca ou síndrome nefrótica. O nível elevado de aldosterona circulante é associado a risco aumentado de hipertrofia de câmaras esquerdas, fibrose cardíaca e função diastólica prejudicada, microalbuminúria e proteinúria, remodelagem vascular anormal e derrame. A prevalência do aldosteronismo primário não é conhecida. As estimativas variam de < 1 a 20% dos pacientes com hipertensão. Essa variação aumenta em razão dos diferentes testes de avaliação e critérios diagnósticos usados e também pelas diferenças nas populações avaliadas. Existe forte variabilidade na seleção de pacientes encaminhados a centros especializados para o tratamento da hipertensão. O aldosteronismo primário é definitivamente subdiagnosticado. Em um estudo[1] recente envolvendo cinco centros em todo o mundo, o uso da proporção entre aldosterona plasmática e renina plasmática (ARR) aumentou a identificação do aldosteronismo primário em até 15 vezes. Nos diferentes centros, 9 a 33% dos pacientes eram hipocalêmicos quando se apresentaram. Conforme o número de pacientes identificados aumentava, crescia também a proporção dos que não eram hipocalêmicos e de quem tinha BAH.

Investigações

A Figura 35.1 mostra a investigação da suspeita de síndrome de Conn. O primeiro passo é confirmar a presença de aldosteronismo primário. A renina e a aldosterona devem ser pela manhã apos o paciente estiver deitado à noite e depois, quando já estiver andando depois de 4 horas.

Variações normais da aldosterona
- Supino – 140-400 pmol/L
- Em pé – 340-800 pmol/L

O cortisol no plasma deverá ser controlado concomitantemente. Este deve cair durante a manhã do teste e, à medida que o ACTH estimular a secreção da aldosterona, alguns pacientes com APA terão nível basal elevado com alguma diminuição durante a manhã. Se o paciente estiver estressado, o cortisol e a aldosterona aumentarão durante a manhã. Pacientes com BAH mostrarão aumento quando assumirem a postura ereta.

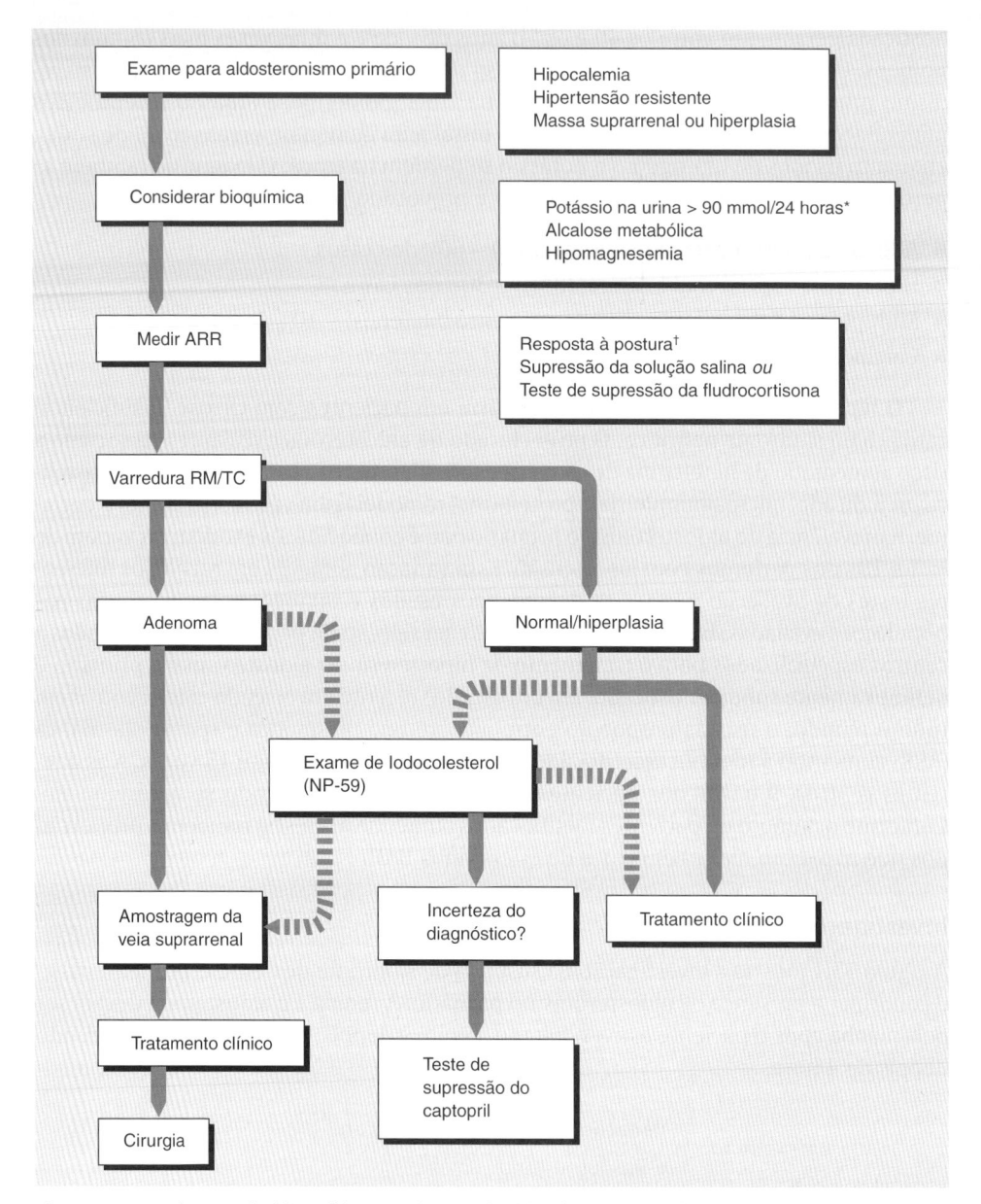

```
┌─────────────────────────────────┐      ┌─────────────────────────────────┐
│ Exame para aldosteronismo primário │      │ Hipocalemia                     │
└─────────────────────────────────┘      │ Hipertensão resistente          │
                │                         │ Massa suprarrenal ou hiperplasia│
                ▼                         └─────────────────────────────────┘
┌─────────────────────────────────┐      ┌─────────────────────────────────┐
│ Considerar bioquímica           │      │ Potássio na urina > 90 mmol/24 horas* │
└─────────────────────────────────┘      │ Alcalose metabólica             │
                │                         │ Hipomagnesemia                  │
                ▼                         └─────────────────────────────────┘
┌─────────────────────────────────┐      ┌─────────────────────────────────┐
│ Medir ARR                       │      │ Resposta à postura†             │
└─────────────────────────────────┘      │ Supressão da solução salina ou  │
                │                         │ Teste de supressão da fludrocortisona │
                ▼                         └─────────────────────────────────┘
┌─────────────────────────────────┐
│ Varredura RM/TC                 │
└─────────────────────────────────┘
       │                    │
       ▼                    ▼
┌──────────┐         ┌──────────────────┐
│ Adenoma  │         │ Normal/hiperplasia│
└──────────┘         └──────────────────┘
                              │
                              ▼
                     ┌──────────────────┐
                     │ Exame de Iodocolesterol │
                     │ (NP-59)          │
                     └──────────────────┘
       │                    │                        │
       ▼                    ▼                        ▼
┌──────────────┐    ┌──────────────┐         ┌──────────────────┐
│ Amostragem da│    │ Incerteza do │         │ Tratamento clínico│
│ veia suprarrenal│ │ diagnóstico? │         └──────────────────┘
└──────────────┘    └──────────────┘
       │                    │
       ▼                    ▼
┌──────────────┐    ┌──────────────┐
│ Tratamento   │    │ Teste de     │
│ clínico      │    │ supressão do │
└──────────────┘    │ captopril    │
       │            └──────────────┘
       ▼
┌──────────┐
│ Cirurgia │
└──────────┘
```

Fig. 35.1 Investigação do hiperaldosteronismo primário. *A situação do potássio depende da ingestão e dos medicamentos concomitantes. †Medir a proporção entre aldosterona plasmática e renina plasmática (ARR), na posição deitada e depois de 4 horas em pé. O cortisol deve ser medido ao mesmo tempo.

Hoje é amplamente aceito que o ARR é o melhor teste de triagem disponível. O sistema de corte usado (para separar os pacientes com aldosteronismo primário daqueles do grupo-controle) varia de 13,5 a 35 ng/dL por ng/mL/h, com horário e postura diferentes. A renina ainda geralmente é quantificada como atividade da enzima. A padronização entre os diferentes laboratórios tem sido um problema e as amostras precisam ser transportadas cuidadosamente para preservar a atividade da enzima. A recente disponibilidade dos imunoensaios para medir a concentração de renina plasmática deve-se mostrar vantajosa. Usando esse tipo de ensaio, e um corte de 71 pmol/mU, Perschel et al.[2] recentemente puderam separar, de forma confiável, os pacientes com aldosteronismo primário daqueles do grupo-controle.

A insuficiência de supressão do aldosterona depois da administração de cloreto de sódio ou do mineralocorticoide exógeno é um recurso útil no diagnóstico. A medição de ARR depois da administração de 2 litros de soro fisiológico a 0,9% durante 4 horas é um teste simples e rapidamente aplicável a pacientes deambulantes. Como alternativa, o paciente pode receber uma carga oral de cloreto de sódio durante 4 dias antes da medição da ARR. O teste de supressão de fludrocortisona envolve a administração de 0,1 mg de fludrocortisona a cada 6 horas durante quatro dias. Ao final disto e depois de 2 horas em pé, a ARR deve ser medida. A renina suprimida e o aumento no nível da aldosterona são coerentes com o diagnóstico de aldosteronismo primário. Em pacientes com aldosteronismo primário comprovado, o teste de supressão do captopril pode ser útil no diagnóstico diferencial se os estudos por imagem não forem conclusivos. O paciente recebe 25 mg de captopril por boca. Em geral, a aldosterona é totalmente suprimida depois de 60 a 120 minutos. Pacientes com APA não conseguem essa supressão enquanto os pacientes com BAH podem apresentar redução substancial.

A hipocalemia está associada à secreção reduzida da aldosterona e, se não for corrigida, resultados falso-negativos poderão ocorrer. É sempre mais fácil interpretar os resultados dos testes bioquímicos se o paciente não estiver recebendo medicamentos. Entretanto, nem sempre é seguro suspender o medicamento anti-hipertensivo em pacientes com aldosteronismo primário e o efeito das drogas deve sempre ser considerado. Em especial, os fármacos β-bloqueadores devem ser suspensos (ou substituídos) porque diminuem a renina e, portanto, aumentam a ARR, levando a resultados potencialmente falso-positivos. Efeitos similares podem ser observados com clonidina, metildopa e com medicamentos anti-inflamatórios não esteroides. Por outro lado, a terapia com diuréticos, os bloqueadores dos canais de cálcio à base de di-hidropiridina, os inibidores da enzima de conversão da angiotensina e os bloqueadores do receptor da angiotensina, podem reduzir a ARR levando a resultados falso-negativos. Se for necessário manter o medicamento anti-hipertensivo durante a investigação para a suspeita de aldosteronismo primário, então serão preferidas as drogas com efeito relativamente reduzido no sistema renina-angiotensina, por exemplo: hidralazina, prazosina ou verapamil de liberação lenta.

A tomografia computadorizada (TC) e a investigação por imagens de ressonância magnética (RM) detectam os nódulos suprarrenais com um alto grau de sensibilidade. Contudo, deve ser lembrado que os nódulos suprarrenais não ativos não são incomuns na população geral (Capítulo 13) e que os APA são responsáveis por somente 2% dos nódulos suprarrenais. A cintigrafia funcional com ^{131}I-6-β-iodometilnorcolesterol (NP-59) é útil no diagnóstico do APA, havendo também absorção aumentada e generalizada nos pacientes com BAH. Por fim, a cateterização venosa seletiva deverá ser levada em consideração antes da cirurgia nos pacientes com suspeita de APA. Observa-se aumento da aldosterona na veia suprarrenal do mesmo lado do adenoma, enquanto a suprarrenal no outro lado está suprimida – a concentração de aldosterona venosa suprarrenal é similar à da circulação periférica.

Tratamento

A cirurgia é o tratamento preferido para os pacientes com APA comprovado. Esse procedimento levará à normalização, ou pelo menos à melhora substancial da hipertensão em pelo menos 70% dos casos. O pré-tratamento com espironolactona em doses de até 400 mg/dia ajudará a controlar a pressão arterial e a restaurar o equilíbrio dos eletrólitos. Pode ajudar, também, a restaurar a produção de mineralocorticoides no tecido suprarrenal não adenomatoso, evitando a necessidade de mineralocorticoides pós-operatórios. O tratamento clínico é indicado em pacientes com BAH e para aqueles não adequados à cirurgia. A espironolactona isoladamente nem sempre é suficiente para controlar a pressão arterial. A adição de um inibidor da enzima de conversão da angiotensina ou de outro agente é indicada e o equilíbrio dos eletrólitos deve ser monitorado cuidado.

Desenvolvimentos Recentes

1. Num estudo envolvendo a coorte do *Framingham Offspring Study*,[3] pacientes com aldosterona plasmático no quartil mais elevado apresentaram um risco de 1,60 vez de aumento da pressão arterial (intervalo de confiança de 95% [CI] 1,19 a 2,14) e um risco de 1,61 vez (CI de 95% 1,05 a 2,46) de desenvolver hipertensão, comparados com aqueles que estavam no quartil mais baixo. Assim, o nível de aldosterona plasmática dentro da variação fisiológica normal parece ser um risco significativo de hipertensão.
2. Os antagonistas da aldosterona têm nítido potencial de melhorar os resultados para pacientes com doença cardiovascular.[4] Isto foi claramente demonstrado no recente *Randomised Aldactone Evaluation Study* (RALES) e no *Epleronone Neurohormonal Efficacy and Survival Study* (EPHESUS). Os efeitos colaterais endócrinos da espironolactona dizem respeito principalmente às suas propriedades antiandrogênicas e progestagênicas e podem incluir o risco aumentado de câncer de mama. Seu metabólito ativo é a canrenona. O canrenoato de potássio tem sido usado com mínimos efeitos antiandrogênicos. A eplerenona é a primeira de um grupo de novas drogas – antagonistas do receptor da aldosterona – a se tornarem disponíveis.
3. Duas síndromes distintas de hiperaldosteronismo familiar (HF) são hoje reconhecidas. A FH-I é o hiperaldosteronismo suprimido por dexametasona e o FH-II é

uma síndrome distinta recentemente descrita e ligada a um *locus* no cromossomo próximo ao 7p22[5]. Os polimorfismos no gene CYP11B2, e outras enzimas esteroidogênicas podem estar relacionados com o risco de desenvolvimento de hiperaldosteronismo e esses marcadores podem provar seu uso clínico no futuro.

Conclusões

Com os modernos testes diagnósticos e as técnicas de imagem, o aldosteronismo primário pode ser diagnosticado em número cada vez maior de pacientes com hipertensão. A proporção entre aldosterona plasmática e renina plasmática é o teste mais sensível atualmente. Inicialmente, nós faríamos a medição na posição deitada e depois de 4 horas em deambulação. Um teste de supressão de soro fisiológico intravenoso é fácil de realizar e pode ser feito em pacientes externos, se eles estiverem aptos. O tratamento clínico para normalizar a pressão arterial e corrigir a hipocalemia deve ser oferecido durante até 2 meses antes da cirurgia. A espironolactona é, atualmente, o único antagonista da aldosterona amplamente disponível. Pode ser preciso administrar uma terapia adicional para controlar a pressão arterial. O tratamento clínico a longo prazo é necessário para pacientes que têm BAH ou para aqueles com APA que não se qualificam para a cirurgia. O prognóstico é excelente depois da cirurgia, embora alguns pacientes permaneçam hipertensos.

Leituras Complementares

1. Mulatero P, Stowaser M, Loh KC, *et al*. Increased diagnosis of primary aldosteronism, including surgically correctable forms, in centers from five continents. *J Clin Endocrinol Metab* 2004; **89**: 1045-50.
2. Perschel FH, Shemer R, Seiler L, *et al*. Rapid screening test for primary hyperaldosteronism: ratio of plasma aldosterone to renin concentration determined by fully automated chemiluminescence immunoassays. *Clin Chem* 2004; **50**: 1650-5.
3. Vasan RS, Evans JC, Larson MG, *et al*. Serum aldosterone and the incidence of hypertension in nonhypertensive persons. *N Engl J Med* 2004; **351**: 33-41.
4. Magni P, Motta M. Aldosterone receptor antagonists: biology and novel therapeutic applications. *Curr Hypertens Rep* 2005; **7**: 206-11.
5. So A, Duffy DL, Gordon RD, *et al*. Familial hyperaldosteronism type II is linked to the chromosome 7p22 region but also shows predicted heterogeneity. *J Hypertens* 2005; **23**: 1477-84.

SEÇÃO OITO

Eletrólitos

36 Hiponatremia

37 Hipocalemia

38 Hipomagnesemia

39 Diabetes Insípido

40 Hipoglicemia Espontânea

PROBLEMA

36 Hiponatremia

Anamnese

Um homem de 75 anos apresenta-se passando muito mal, com infecção no peito. Ele tem doença crônica obstrutiva das vias aéreas de natureza moderada, regularmente tratada com inalantes, e parou de fumar há 3 anos. Entre as investigações de rotina que você solicita, a contagem de leucócitos mostra-se elevada, em $14 \times 10^9/L$ e o nível de sódio sérico está baixo, em 128 mmol/L (normal: 135-145 mmol/L).

Discutir o diagnóstico diferencial dessa hiponatremia.

Quais investigações complementares poderão ser úteis?

Como você trataria essa situação?

Fundamentos

O sódio é o cátion extracelular mais abundante do corpo.[1,2] Os ânions cloreto e bicarbonato são os principais eletrólitos no fluido extracelular. A redução no sódio plasmático, na pressão arterial ou no volume extracelular estimula o sistema renina-angiotensina, aumentando a secreção de aldosterona, a qual aumenta a reabsorção de sódio no túbulo contornado distal. Se a arginina vasopressina (AVP [hormônio antidiurético]) estiver presente, a água também será absorvida. A AVP atua por meio de receptores de V_2 nos ductos de coleta, aumentando a AMP cíclica (cAMP) e levando à fosforilação de aquaporina-2. A depleção de volume e o nível elevado de sódio no plasma são os principais estímulos para a secreção de AVP, que é inibida pelo álcool e pela cafeína.

Na concentração de 135 mmol/L de sódio no plasma e na taxa de filtração glomerular (GFR) de 120 mL/m os rins filtram cerca de 170 L/dia, igualando 22 moles de sódio. Menos de 1% desse volume é excretado na urina e 99% são reabsorvidos nos túbulos renais e ductos de coleta. A ingestão de sódio varia muito, mas um volume típico de 100-200 mmol/dia é, basicamente, equivalente às perdas renais. O volume perdido pelo suor ou pelo trato gastrintestinal é normalmente pequeno, mas pode aumentar para 50 mmol/dia pelo suor e para mais do que esse valor pelo trato gastrintestinal em situações de doença. Em circunstâncias normais, o rim é o regulador principal e a terapia diurética é a causa mais comum de transplante alterado do sódio renal. Sessenta por cento do sódio filtrado é reabsorvido no túbulo proximal e não sofre influência da terapia diurética e 30% é reabsorvido na alça de Henle. Os diuréticos de alça bloqueiam o gene cotransportador de Na-K-2Cl e podem aumentar a perda de sódio em até 25% do sódio total filtrado, isto é, 5 moles/dia. Sete por cento do sódio filtrado é reabsorvido no túbulo contornado distal. Os diuréticos tiazídicos bloqueiam o gene cotransportador de Na-Cl (cujas mutações causam a síndrome de Gitelman) e podem aumentar a perda de sódio em cerca de 5% do total filtrado, isto é, cerca de 1 mole/dia. Dois por cento do sódio filtrado é reabsorvido nos ductos de coleta. A amilorida e o triantereno atuam nesse sítio e possuem potência limitada como diuréticos, mas, é claro, têm efeitos adicionais substanciais sobre o equilíbrio de potássio.

A hiponatremia leve (130-134 mmol/L) está presente em até 30% das internações hospitalares e o distúrbio mais intenso (< 130 mmol/L) ocorre entre 1 e 4% dos casos. Concentrações de sódio plasmático inferiores a 120 mmol/L estão associadas a sintomas graves e podem ser potencialmente fatais. A Tabela 36.1 mostra os sintomas da hiponatremia em detalhes.

O alcoolismo e outros estados crônicos de doença podem levar à redefinição do osmostato. Quando isso acontece, o hormônio antidiurético (ADH) é liberado em osmolalidade plasmática inferior à normal e o paciente apresenta níveis sódicos crônicos baixos, mas estáveis, e nenhum sinal de hiponatremia. Isso pode, em parte, explicar o nível baixo de sódio em muitos idosos. O envelhecimento também está associado a nível reduzido do total de

Tabela 36.1 Aspectos clínicos da hiponatremia.

Sódio no plasma (mmol/L)	Sintomas
130-134	Geralmente assintomático
125-130	Náusea Mal-estar geral Cefaleia Letargia
120-125	Desorientação Fraqueza
Inferior a 120	Convulsões Coma Depressão/parada respiratória

água no corpo – tipicamente ao redor de 50%, em comparação com 60% nos adultos jovens – o que torna a população idosa mais vulnerável a problemas de fluidos e eletrólitos. Cerca de 10 a 15% dos residentes em casas de repouso apresentam hiponatremia.

A Tabela 36.2 mostra as causas comuns da hiponatremia e a Figura 36.1 mostra um algoritmo para diagnóstico e tratamento. A pseudo-hiponatremia, em que os altos níveis de lipídios ou de proteínas plasmáticas aumentaram o volume aparente no qual o

Tabela 36.2 Causas da hiponatremia

Volume no plasma	Sódio na urina (mmol/L)	Causa	Patologia
Baixo	< 20	Perda não renal	Queimaduras Vômito Diarreia Fístula gastrintestinal Má absorção
	> 20	Perda renal	Diuréticos Nefropatia com perda de sódio Perda de sódio cerebral Deficiência de aldosterona
Normal	< 20	Excesso de água	Polidipsia psicogênica Fluidos hipotônicos
	> 20	SIADH	Drogas Tumores no pulmão Outras malignidades Pneumonia Tuberculose Empiema Infecção por HIV Meningite Encefalite Acidente vascular cerebral Sangramento subaracnoide Abscesso cerebral Síndrome de Guillain-Barré Porfiria
		Hipotireoidismo Insuficiência suprarrenal Hipopituitarismo	
Alto	< 20	Insuficiência renal	
	> 20	Síndrome nefrótica Cirrose Insuficiência cardíaca	

HIV = vírus da imunodeficiência humana; SIADH = síndrome da secreção inapropriada do hormônio antidiurético.

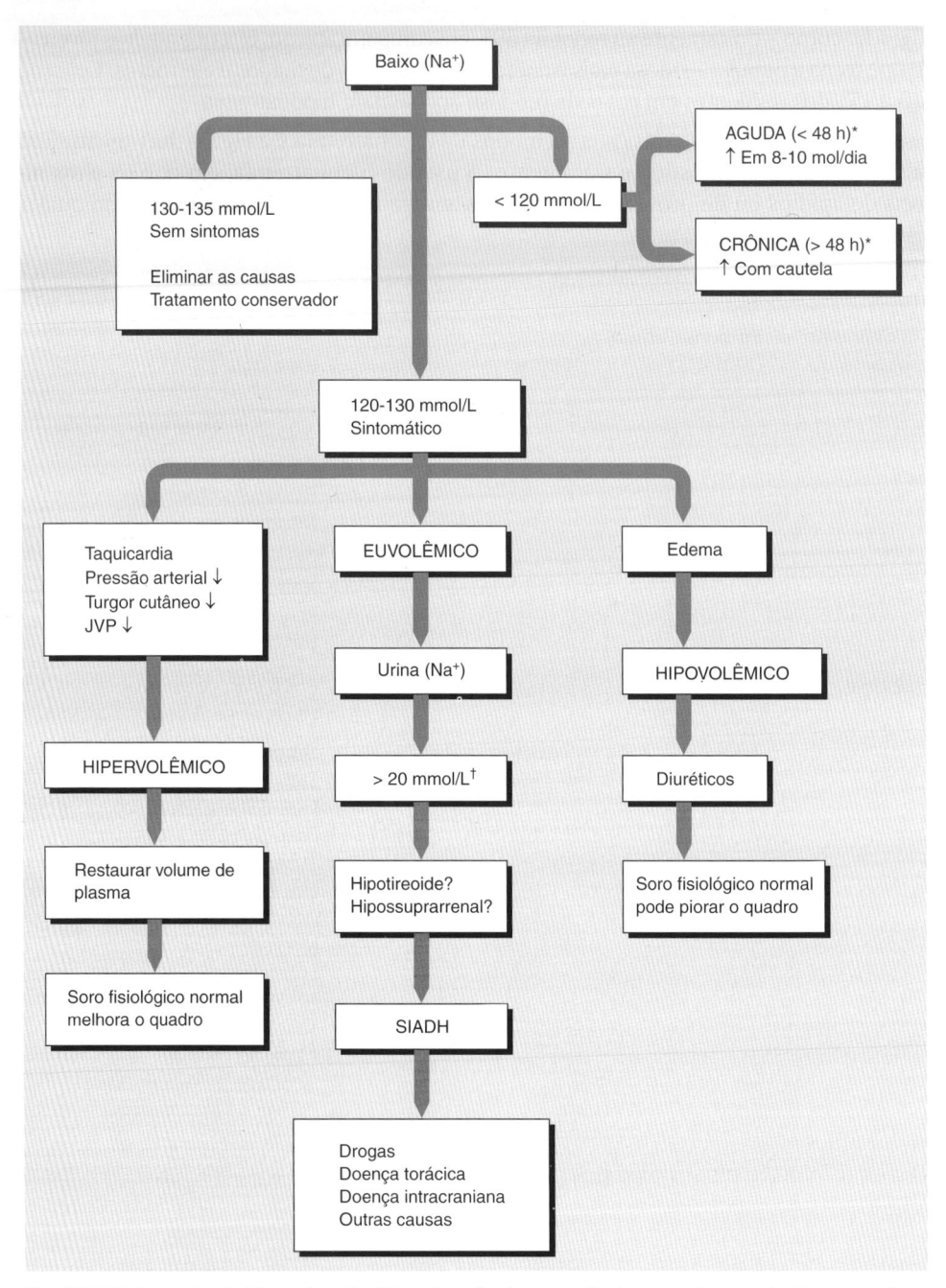

```
                          ┌─────────────┐
                          │  Baixo (Na⁺)│
                          └─────────────┘
                                 │
        ┌────────────────────────┼────────────────────────┐
        │                        │                        │
┌───────────────────┐    ┌──────────────┐    ┌─────────────────────┐
│ 130-135 mmol/L    │    │ < 120 mmol/L │    │ AGUDA (< 48 h)*     │
│ Sem sintomas      │    └──────────────┘    │ ↑ Em 8-10 mol/dia   │
│                   │                        └─────────────────────┘
│ Eliminar as causas│                        ┌─────────────────────┐
│Tratamento conserv.│                        │ CRÔNICA (> 48 h)*   │
└───────────────────┘                        │ ↑ Com cautela       │
                                             └─────────────────────┘
```

```
                          ┌──────────────────┐
                          │ 120-130 mmol/L   │
                          │ Sintomático      │
                          └──────────────────┘
```

Taquicardia Pressão arterial ↓ Turgor cutâneo ↓ JVP ↓	EUVOLÊMICO	Edema
	Urina (Na⁺)	HIPOVOLÊMICO
HIPERVOLÊMICO	> 20 mmol/L†	Diuréticos
Restaurar volume de plasma	Hipotireoide? Hipossuprarrenal?	Soro fisiológico normal pode piorar o quadro
Soro fisiológico normal melhora o quadro	SIADH	
	Drogas Doença torácica Doença intracraniana Outras causas	

Fig. 36.1 Tratamento de hiponatremia. *Em situação de emergência, quando o paciente apresenta convulsões ou consciência prejudicada, considere o uso de soro fisiológico hipertônico de baixo volume. † Em pacientes euvolêmicos, mas com níveis baixos de osmolalidade e de sódio na urina, considere a presença de polidipsia psicogênica ou outra sobrecarga com fluidos hipotônicos. JVP = Pressão venosa jugular; SIADH = síndrome da secreção inapropriada do hormônio antidiurético.

sódio foi distribuído, não deve mais ocorrer, uma vez que a maioria dos laboratórios usa eletrodos de sódio. Altos níveis de manitol ou de glicose no sangue levam a desvios osmóticos e, por isso, à redução na concentração de glicose circulante. A abordagem para determinar o diagnóstico e, portanto, o tratamento mais apropriado, é decidir sobre a situação de volume do paciente e a provável rapidez de início da hiponatremia. A concentração de sódio na urina é extremamente útil, mas essa medida é frequentemente omitida na prática clínica.

Em situações de baixo volume, a perda de sódio supera a perda de água, provocando, com frequência, um estímulo não osmótico à secreção de AVP. A hiponatremia euvolêmica está mais frequentemente associada à síndrome da secreção inadequada de ADH (SIADH), na qual existe um estímulo para a retenção de água, mas sem perda real de sódio. Cerca de 10% dos pacientes com hipotireoidismo não tratado é hiponatrêmico, em parte por causa da SIADH associada. Estados de sobrecarga de volume são caracterizados por edema, por causa da perda de sódio superior à de água.

Tratamento

A Figura 36.1 resume o tratamento da hiponatremia. O objetivo é corrigir o sódio para aproximadamente o mesmo índice no qual ocorreu a perda. Se a redução foi modesta (> 125 mmol/L) o paciente se mostrará relativamente assintomático e, se ele for capaz de se alimentar e beber normalmente, o tratamento conservador será adequado. Deve-se eliminar qualquer causa subjacente (como os diuréticos) e restringir a ingestão de fluidos inicialmente para 1-1,25 L/dia, dependendo da massa corporal, da temperatura ambiente e do paciente e da avaliação da perda diária de fluidos desse paciente. Se o paciente estiver hipovolêmico ou mostrar-se incapaz de ingerir fluidos, deve-se administrar soro fisiológico. Esse procedimento pode reduzir ainda mais o nível de sódio no plasma em pacientes com SIADH. O índice inicial de correção não deverá ser superior a 0,5 mmol/L por hora. O objetivo deve ser a correção diária de 8-10 mmol/L.

O tratamento da SIADH pode ser difícil, especialmente se não for possível identificar uma causa subjacente reversível. Pacientes que não respondem à restrição de fluidos podem ser tratados com demeclociclina, na dosagem de 600 a 1.200 mg/dia. Essa droga pode causar fotossensibilidade e prejuízo renal, e atua inibindo a resposta de cAMP à AVP no rim. Uma alternativa é o carbonato de lítio, mas a janela terapêutica é estreita e existe risco significativo de reações adversas. Pacientes hipervolêmicos e hiponatrêmicos exigem restrição de fluidos e de sódio (para menos de 70 mmol/dia), tratamento da causa subjacente e diurético de alça para promover a perda tanto de água quanto de sal. O soro fisiológico hipertônico (3%) contém 5 mmol de sódio por 10 mL. Uma infusão de 25 mL/h corrige o nível de sódio em cerca de 10 mmol nas primeiras 24 horas.

Desenvolvimentos Recentes

1. A síndrome da desmielinização osmótica já está satisfatoriamente descrita.[3] Ela ocorre quando estados crônicos hipo-osmolares são corrigidos muito rapidamen-

te. A mielinólise pontina central ocorre em até 10 dias após a reposição intensa de fluidos. Disartria e disfagia podem ser acompanhadas de quadriplegia flácida, paralisia pseudobulbar, convulsões e coma; a mielinólise extrapontina ocorre em cerca de 10% dos casos e apresenta-se com tremor, ataxia, parkinsonismo e distonia e, com frequência, as características não são inteiramente reversíveis.

2. A eficácia dos diuréticos em pacientes com insuficiência cardíaco é, com frequência, limitada pelos efeitos colaterais associados à hiponatremia. A terapia diurética aumenta a excreção de sódio muito mais que a proporção, com relação à excreção de água. Tolvaptan, um antagonista do receptor de V_2, aumenta a excreção de água sem afetar a excreção de sódio e, por isso, aumenta o nível de sódio no plasma. Esse agente pode-se mostrar muito útil em pacientes com insuficiência cardíaca.[4] Os antagonistas combinados dos receptores V_1 e V_2 como conivaptan podem ser ainda mais úteis em quadros de insuficiência cardíaca, pois combinam os efeitos sobre a eliminação de água com os benefícios hemodinâmicos.

3. Na insuficiência cardíaca, os mecanismos subjacentes da hiponatremia, que são determinantes de morbidade e de mortalidade, são complexos.[4] Quando o débito cardíaco e o volume de plasma diminuem, o sistema nervoso simpático e o sistema renina-angiotensina são ativados e ocorre a liberação da AVP. Esta última, com a terapia diurética, é a causa principal da hiponatremia. Existe evidência cada vez maior de efeito benéfico dos bloqueadores do receptor de AVP,[5] e essas drogas podem atuar em sinergia com aquelas que bloqueiam o sistema renina-angiotensina.

4. Os óbitos ocorrem em menos de 1 em 50.000 participantes em corredores de maratona. As causas comuns são a doença cardíaca não reconhecida, o AVC e a rabdomiólise. A hiponatremia pode ocorrer em até 30% dos participantes de maratonas e atingir níveis perigosos. Um estudo recente com os participantes da maratona de Boston (EUA) informou a presença de hiponatremia significativa (< 135 mmol/L) em 13% e de hiponatremia grave (< 120 mmol/L) em 0,6%.[6] Os fatores de risco foram: excesso de peso durante a corrida, ingestão de água a cada milha e tempo de corrida superior a 4 horas. A maioria das bebidas esportivas é hipotônica.

Conclusões

Nosso paciente tem história de tabagismo e quase com toda a certeza desenvolveu infecção no tórax. É provável que ele tenha SIADH. Sua avaliação clínica deverá incluir a estimativa da duração da doença, se os sintomas são atribuíveis à hiponatremia e à situação do volume de plasma. Se ele se mostra relativamente assintomático, o tratamento conservador será o mais adequado. Ele deverá ter restrições na ingestão de fluidos e qualquer terapia diurética deverá ser suspensa, se possível. Além dos eletrólitos no plasma, a medição da osmolalidade plasmática e a osmolalidade e a concentração de sódio na urina serão úteis para o estabelecimento de um diagnóstico exato.

Leituras Complementares

1. Hoorn EJ, Halperin ML, Zietse R. Diagnostic approach to a patient with hyponatraemia: traditional versus physiology-based approaches. *Q J Med* 2005; **98**: 529-40.
2. Reynolds RM, Seckl JR. Hyponatraemia for the clinical endocrinologist. *Clin Endocrinol* 2005; **63**: 366-74.
3. Abbott R, Silber E, Felber J, Ekpo E. Osmotic demyelination syndrome. *BMJ* 2005; **331**: 829-30.
4. Oren RM. Hyponatremia in congestive heart failure. *Am J Cardiol* 2005; **95**(suppl): 2B-7B.
5. Goldsmith SR. Current treatments and novel pharmacologic treatments for hyponatremia in congestive heart failure. *Am J Cardiol* 2005; **95**(suppl): 14B-23B.
6. Almond CSD, Shin AY, Fortescu EB, *et al.* Hyponatremia among runners in the Boston Marathon. *N Engl J Med* 2005; **352**: 1550-6.

PROBLEMA

37 Hipocalemia

Anamnese

Uma senhora de 50 anos apresenta-se com queixas de não estar se sentindo bem. Recentemente ela sofreu um quadro de gastroenterite. Atualmente, os sintomas intestinais diminuíram. Ela toma 20 mg de furosemida por dia para o edema periférico, mas nenhum outro medicamento. Você solicita eletrólitos plasmáticos e descobre que o nível de potássio da paciente está reduzido, em 2,9 mmol/L (normal: 3,2 a 4,5 mmol/L).

Discutir a patogênese da anormalidade de eletrólitos dessa paciente.

Quais outras condições deverão ser consideradas em uma paciente com hipocalemia?

Como você corrigiria essa anormalidade eletrolítica?

Fundamentos

O potássio é o principal cátion intracelular. A hipocalemia é comum tanto nos pacientes internados quanto nos de ambulatório. Uma queda de 1 mmol/L no nível de potássio no plasma geralmente indica um déficit de 10 a 20% no volume total de potássio do corpo. Esse cátion é filtrado livremente pelo glomérulo, 60 a 65% de seu volume é reabsorvido no túbulo contornado proximal, 25% é reabsorvido na alça de Henle e o íon é ativamente secretado sob a influência da aldosterona no túbulo contornado distal e no ducto de coleta. A Figura 37.1 mostra um sumário do equilíbrio de potássio.

Vários fatores são importantes na regulação do nível de potássio no plasma:

- *ph extracelular*. A acidose causa efluxo do potássio das células (troca K^+-H^+ – o potássio no plasma aumenta 0,6 mmol/L para cada redução de 0,1 no pH). Ao contrário, a alcalose leva à redução no potássio extracelular.

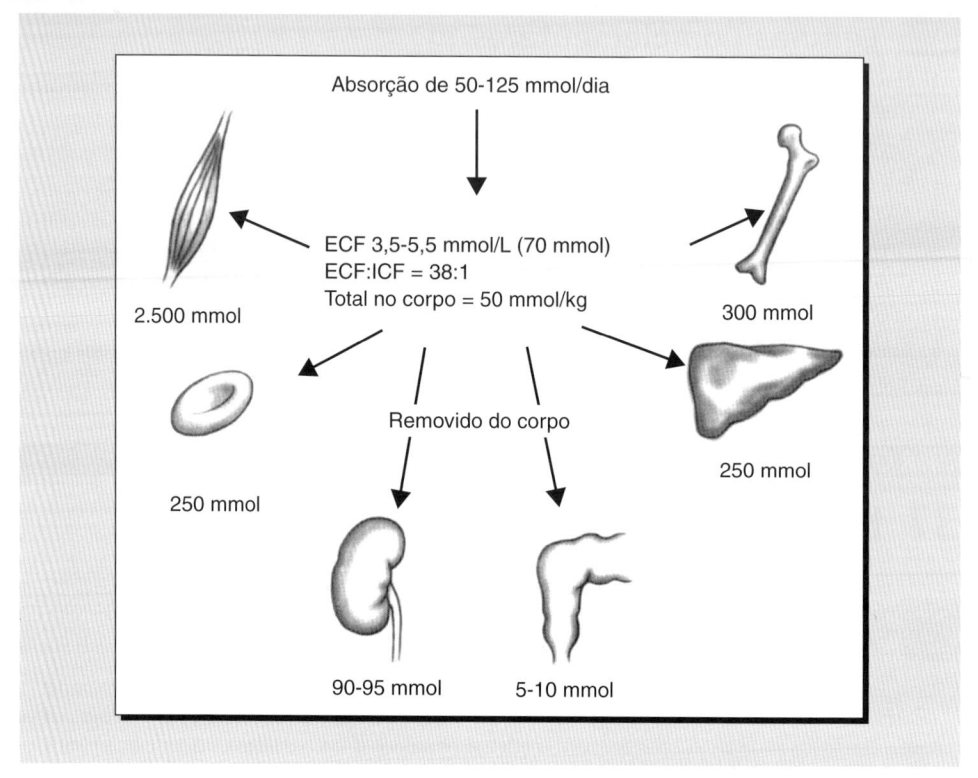

Fig. 37.1 Equilíbrio de potássio. A maior parte do volume de potássio é intracelular nos tecidos mostrados (músculo, hemácias, osso e fígado). I/ECF = Fluido intra/extracelular.

- *Insulina.* O nível aumentado de potássio é um estímulo à secreção de insulina e esta diminui o potássio circulante promovendo sua penetração nas células. Estados de insuficiência de insulina levam à hipocalemia e altos níveis de insulina, com glicose, levam à redução do potássio em circulação.
- *Catecolaminas.* A adrenalina e a noradrenalina promovem a penetração do potássio nas células. Os β_2-agonistas também promovem essa absorção de potássio e podem, portanto, causar hipocalemia. Os α-agonistas inibem essa absorção e, portanto, aumentam o potássio extracelular.
- *Atividade muscular.* Em indivíduos altamente treinados, o esforço físico promove a penetração do potássio nas células dos músculos. Assim, aqueles que sofrem danos musculares resultantes de exercícios de alta intensidade podem-se tornar hipocalêmicos, por causa da liberação do potássio dos músculos do esqueleto.

Frequentemente, os sintomas do baixo nível de potássio não são específicos. Pacientes com nível entre 3,0 e 3,5 mmol/L são geralmente assintomáticos. Aqueles com níveis mais baixos se queixam de fraqueza muscular proximal. Em geral, eles apresentam reflexos diminuídos ou mesmo ausência de reflexos. A mobilidade gastrintestinal reduzida pode levar à arreflexia. Os batimentos ventriculares ectópicos são comuns e, particularmente naqueles com doença cardíaca subjacente, existe risco maior de arritmias. As alterações no eletrocardiograma (ECG) são: amplitude aumentada da onda P, intervalo P-R prolongado, expansão do complexo QRS, redução da onda T, aumento da onda U e intervalo QU prolongado. A Tabela 37.1[1] sumariza as causas da hipocalemia.

Os distúrbios de ingestão estão presentes em até 1% das mulheres jovens. Com frequência, elas apresentam anemia (até 40%), hiponatremia (20%), hipocalemia (20%) e nível elevado de enzimas hepáticas (20%). A paralisia periódica familiar é um quadro autossômico dominante que também ocorre em homens asiáticos portadores de tireotoxicose. Os episódios de hipocalemia e de paralisia podem ocorrer após esforço físico, uma refeição rica em carboidratos, exposição ao frio ou após a administração de insulina ou de agentes adrenérgicos. O hormônio da tireoide pode estimular diretamente a Na-K-ATPase, potencializando a troca intracelular de potássio induzida pela catecolamina. Os β-bloqueadores podem inibir essa ação e reduzir o risco de episódios de paralisia.[2]

Tabela 37.1 Causas da hipocalemia

Sem déficit de potássio	Alcalose respiratória
	Paralisia periódica familiar
	Esforço físico (atletas treinados)
	Tratamento de anemia magaloblástica
	Agentes β_2-adrenérgicos
Com déficit de potássio	
Absorção reduzida	Dieta insatisfatória
	Alcoolismo
	Anorexia nervosa
	(vômito e também purgantes)
Aumento da perda gastrintestinal	Vômito ou diarreia
	Fístulas
	Adenoma viloso
	Abuso de purgantes
Aumento da perda renal	Diuréticos
	Excesso de mineralocorticoides
	(primário ou secundário)
	Abuso de alcaçuz
	Poliúria
	Estado baixo de magnésio
	Acidose tubular renal
	Síndrome de Bartter ou Gitelman
	Drogas (penicilina, aminoglicosídeos)
Aumento da perda pelo suor	
Hemodiálise ou diálise peritoneal	

Várias doenças tubulares raras já foram descritas e caracterizadas nos últimos anos, a saber:

- *Síndrome de Bartter.* As mutações no gene cotransportador de Na-K-2Cl (*NKCC2*) no ramo ascendente da alça de Henle leva ao aumento na excreção urinária de potássio, cálcio, sódio e cloreto, com alcalose metabólica. A desidratação resultante leva a um estado elevado de renina e de aldosterona, mas a pressão arterial permanece usualmente normal ou baixa. As crianças portadoras dessa síndrome apresentam lentidão de crescimento, possível retardo mental, poliúria e desidratação. Os sintomas melhoram com drogas que ajudem a reter o potássio no organismo.
- *Síndrome de Gitelman.* Trata-se de uma variante da síndrome de Bartter, mas, normalmente, com aspectos clínicos mais moderados. O espectro de anormalidades eletrolíticas e ácido-básicas é similar. Diferentemente da síndrome de Bartter, o nível de cálcio na urina se mostra reduzido e o de magnésio aumentado. Essa doença também é herdada em forma autossômica recessiva e deve-se a mutações no gene cotransportador de Na-Cl sensível às tiazidas no túbulo contornado distal. Ambas as síndromes, de Bartter e de Gitelman, causam hipertrofia das células justoglomerulares.
- *Síndrome de Liddle.* Trata-se de uma desordem autossômica dominante associada à hipertensão séria e à alcalose metabólica hipocalêmica. A causa é atribuída às mutações na subunidade β do canal de sódio renal (SCNN1B) da subunidade γ (SCNN1G) no ducto coletor. O aumento na secreção de sódio leva à hipertensão, com níveis baixos de renina e aldosterona. Amilorida e triamtereno, diuréticos poupadores de potássio, podem ser úteis no tratamento desse quadro.
- *Síndrome de excesso aparente de mineralocorticoides* (SAME). Essa é outra forma genética rara de hipertensão. As mutações na forma renal da enzima desidrogenase hidroxiesteroide 11β (tipo 2) levam à redução da inativação de cortisol nos rins. O receptor de mineralocorticoides liga-se ao cortisol de alta afinidade resultando na retenção de sódio com alcalose hipocalêmica, mas com nível baixo de renina.

Tratamento

As anormalidades de fluidos e de outros eletrólitos precisam ser corrigidas concomitantemente. Pacientes com níveis de potássio no plasma entre 3,0 mmol/L e 3,5 mmol/L geralmente se mostram assintomáticos e não exigem correção urgente. Nas síndromes coronarianas agudas, até a hipocalemia leve pode predispor o paciente a arritmias. Ao se considerar a reposição, deve-se visar um nível plasmático de 4,0 mmol/L. Uma vez que grande parte do déficit é intracelular, levará alguns dias para se repor esse déficit, mesmo se o nível no plasma for rapidamente corrigido.

Um homem de 70 kg e nível de 2,5 mmol/L de potássio no plasma terá um déficit total de, pelo menos, 350 mmol de potássio. Isso deverá ser corrigido ao ritmo de 20-80 mmol/dia em doses divididas, quando a situação não for urgente. Existem comprimidos (Slow K) não efervescentes contendo 8 mmol de potássio. Dois comprimidos, três vezes ao dia, seriam a dose adequada para o paciente com deficiência leve a moderada de potássio. Já os comprimidos efervescentes (Sando-K) contêm 12 mmol de potássio – um comprimido quatro vezes ao dia é a dose adequada. O xarope de potássio (1 mmol/mL) também está disponível.

Para a reposição intravenosa, use soluções já misturadas, sempre que possível. A alternativa são as ampolas de cloreto de potássio (1,5 g, 20 mmol). A administração de potássio com soluções contendo dextrose pode reduzir ainda mais os níveis de potássio já existentes. O ritmo da reposição depende do grau da deficiência e da urgência da situação. Durante 1 hora, podem ser administrados até 40 mmol (adequadamente diluídos). Independente de a reposição ser oral ou intravenosa, o monitoramento cuidadoso do potássio no plasma é essencial.

Desenvolvimentos Recentes

1. A hipocalemia é um fator de risco para morbidade e mortalidade em pacientes com doença cardiovascular,[3] e tem sido tradicionalmente imputada ao risco de arritmias em pacientes com nível baixo de potássio. Entretanto, estudos recentes identificaram o estado de potássio baixo com fator prognóstico para a morbidade decorrente da insuficiência cardíaca.
2. Tanto a baixa ingestão de potássio quanto a alta ingestão de proteína representam fatores de risco para a osteoporose.[4] A ingestão elevada de proteína pode levar à redução da densidade óssea por aumentar a produção ácida endógena, e a ingestão de alimentos contendo sais de potássio pode ajudar a neutralizar esses ácidos.
3. Os distúrbios dos canais de potássio em outros tecidos também já foram associados a estados doentios incluindo diabetes neonatal, hiperinsulinemia, cardiomiopatia dilatada e angina de Prinzmetal.[5] O canal regulador nas células β do pâncreas é um complexo octomérico de quatro Kir6 e quatro subunidades de receptores de sulfonilureia. Em estados de glicose elevada, o canal de potássio é fechado, com despolarização da membrana celular, e o influxo de cálcio no citoplasma leva ao aumento da secreção de insulina. Os distúrbios desse mecanismo podem contribuir para o diabetes tipo 2.
4. O prejuízo renal é uma reação adversa bem conhecida dos antibióticos à base de aminoglicosídeos. Recentemente, Chou et al.[6] informaram quatro casos de síndrome semelhante à de Bartter após tratamento com gentamicina. A síndrome causou perda renal de sódio, potássio, cloreto, cálcio e magnésio, bem como alcalose metabólica. A gentamicina é um cátion polivalente e os autores sugeriram que a doença poderia ser causada pela atuação da gentamicina sobre o receptor sensível ao cálcio na alça de Henle e no túbulo distal contornado.

Conclusões

Como acontece com muitos pacientes hipocalêmicos, nossa paciente tem mais de uma causa para seu nível baixo de potássio. As prescrições diuréticas deverão ser revisadas regularmente e os pacientes em tratamento com diuréticos deverão estar cientes de que se desenvolverem vômito, diarreia ou qualquer outra doença, isso significará um distúrbio em seu equilíbrio de eletrólitos. Até a deficiência leve de potássio deverá ser corrigida, especialmente à luz da evidência recente demonstrando os efeitos da situação de potássio sobre os vários aspectos da saúde. Se nossa paciente precisar continuar seu tratamento com diuréticos, ela deverá receber complementação oral de potássio até que o nível no plasma esteja, pelo menos, em 4,0 mmol/L. E se ela realmente precisar manter o tratamento com diuréticos, deve-se considerar uma preparação mais leve (tiazida) ou, então, o uso concomitante de um diurético poupador de potássio.

Leituras Complementares

1. Schaefer TJ, Wolford RW. Disorders of potassium. *Emerg Med Clin North Am* 2005; **23**: 723-47.
2. Sinharay R. Hypokalaemic periodic paralysis in an Asian man in the United Kingdom. *Emerg Med J* 2004; **21**: 120-1.
3. Coca SG, Perazella MA, Buller GK. The cardiovascular implications of hypokalemia. *Am J Kidney Dis* 2005; **45**: 233-47.
4. Macdonald HM, New SA, Fraser WD, Campbell MK, Reid DM. Low dietary potassium intakes and high dietary estimates of net endogenous acid production are associated with low bone density in premenopausal women and increased markers of bone resorption in postmenopausal women. *Am J Clin Nutr* 2005; **81**: 923-33.
5. Ashcroft FM. ATP-sensitive potassium channelopathies: focus on insulin secretion. *J Clin Invest* 2005; **115**: 2047-58.
6. Chou CL, Chen YH, Chau T, Lin SH. Acquired Bartter-like syndrome associated with gentamicin administration. *Am J Med Sci* 2005; **329**: 144-9.

PROBLEMA

38 Hipomagnesemia

Anamnese

Um homem de 49 anos sofreu com a doença de Crohn durante 15 anos e foi tratado clinicamente até se submeter à ressecção de uma parte do intestino delgado, há 4 anos. Os sintomas dessa doença melhoraram desde então, mas ele ainda tem hábito intestinal frequente com movimentos soltos. Em uma triagem química de rotina, você descobre que o nível de magnésio no plasma é inferior a 0,4 mmol/L (normal: 0,9-1,2 mmol/L). Sua função renal e outros eletrólitos mostram-se normais.

Quais são as possíveis consequências desse nível baixo de magnésio?

O quadro justifica o tratamento?

Qual tratamento deverá ser considerado e como você monitoraria o estado do paciente?

Fundamentos

O magnésio, quarto cátion mais abundante no corpo e segundo cátion intracelular mais abundante, é um cofator para mais de 300 enzimas. O íon também está envolvido na regulação da contração muscular, na ação e na secreção do hormônio paratireóideo e atua como bloqueador do canal de cálcio nos tecidos neural e muscular. Estudos recentes em casos de asma aguda, infarto do miocárdio, diabetes e pré-eclâmpsia aumentaram a conscientização da importância clínica do magnésio e de sua deficiência.[1,2] Essa deficiência está presente em até 10% dos pacientes admitidos ao hospital e em até 60% dos admitidos na unidade de cuidados intensivos. Ela coincide, geralmente, com deficiências de outros íons, especialmente hipocalemia (40% dos casos), hiponatremia, hipocalcemia e hipofosfonatremia (20% em cada uma).

A toxicidade do magnésio é rara e difícil de ser induzida e a faixa-alvo terapêutica para o magnésio no plasma nos casos de eclâmpsia é de 2,0 a 3,5 mmol/L. A toxicidade causa sonolência e letargia e pode progredir para a depressão respiratória. O tratamento consiste em aumento na excreção (diurese) e no cálcio intravenoso.

As causas da deficiência de magnésio (Quadro 38.1) estão relacionadas na Tabela 38.1. Como se trata de um cátion intracelular, a deficiência total de magnésio no corpo pode existir com níveis de plasma normais. Dessa forma, a excreção urinária será baixa. Além disso, mais de 70% de uma dose intravenosa de magnésio (p. ex., 30 mmol de cloreto de magnésio) é excretada na urina em 24 horas. A excreção urinária após uma carga intravenosa de magnésio indica a deficiência.

> **Quadro 38.1 Hipomagnesemia**
> Quando o nível de magnésio no plasma é inferior a 0,7 mmol/L ou quando o magnésio excretado na urina de 24 horas é inferior a 1 mmol.

A ingestão diária desejável de magnésio está entre 150 e 300 mg e as boas fontes dietéticas incluem: cereais integrais, nozes, feijão, sementes e produtos alimentares feitos com fermento. Frutos do mar e vegetais de folhas verdes também são fontes adequadas. O corpo contém 25 g de magnésio e é fácil observar como a deficiência pode surgir no curso de algumas semanas de uma doença. O corpo não tem um sistema regulador sofisticado para manter o equilíbrio de magnésio. A Figura 38.1 mostra o equilíbrio total do magnésio no corpo e o Quadro 38.2 mostra os aspectos clínicos da deficiência desse elemento.

O tratamento da deficiência de magnésio depende do grau de urgência. A reposição parenteral usual é o sulfato de magnésio, disponível como solução a 50% (cerca de 2 mmol/mL). A deficiência séria iguala o déficit de até 160 mmol de magnésio. Como regra geral, 0,15 mmol/kg são exigidos para cada 0,1 mmol/L inferior a 0,7. Em uma emergência (ataques ou distúrbios de ritmo) pode-se administrar *bolus* de 10 mmol, geralmente por via intravenosa, pois a injeção intramuscular causa muita dor. Esse *bolus* deve ser seguido de 20-60 mmol administrados durante as 24 horas seguintes, adequadamente diluídos (20 mmol/L) em soro fisiológico normal ou em dextrose a 5%. São necessários até 5 dias de tratamento para a deficiência séria. Observe-se que uma grande proporção de magnésio administrado por infusão é excretada na urina. Mesmo quando

Tabela 38.1	Causas da deficiência de magnésio
Nutrição e ingestão insatisfatórias	Teor dietético baixo – relativamente baixo em muitos países, incluindo os EUA Vômito ou sucção nasogástrica prolongada Nutrição enteral ou parenteral Alcoolismo (associado, também, ao aumento nas perdas renal e gastrintestinal) Queimaduras (estado catabólico e perda aumentada pela pele)
Aumento na perda renal	Diuréticos tiazídicos e de alça Fase diurética da insuficiência renal aguda Acidose tubular renal Síndromes de Bartter e de Gitelman (Problema 39)
Absorção insatisfatória ou perda gastrintestinal	Síndromes de má absorção Intestino curto ou fístula Pancreatite Diarreia Abuso de purgantes
Distúrbios endócrinos ou de eletrólitos	Hipertireoidismo Hiperparatireoidismo Diabetes Hiperaldosteronismo (doença de Conn ou secundário) Excesso de catecolaminas
Drogas	Aminoglicosídeos, carbenicilina, ticarcilina Digoxina Drogas antineoplásicas – cisplatina Ciclosporina

se restaura o magnésio plasmático aos níveis normais, ainda pode persistir um déficit corporal total. Deve-se tomar todo o cuidado para tratar qualquer anormalidade de eletrólitos coexistente, incluindo a hipocalemia.

A reposição oral em doses de até 24 mmol por dia em doses divididas é indicada em casos significativos após a carga intravenosa estar completa. Essa reposição é mais bem executada na forma de cloreto de magnésio – se houver uma preparação disponível. Outros sais de magnésio podem precipitar a alcalose hipoclorêmica. Em alguns países, existe disponível uma preparação de liberação retardada (Slo-Mag) que contém 64 mg de magnésio por comprimido – devem-se administrar até 3 comprimidos por dia.

Desenvolvimentos Recentes

1. Recentemente, seis estudos clínicos documentaram o benefício do sulfato de magnésio nebulizado em pacientes com asma aguda.[3] Usado com os β_2-agonistas, o magnésio melhora a função pulmonar e reduz a probabilidade de internação hos-

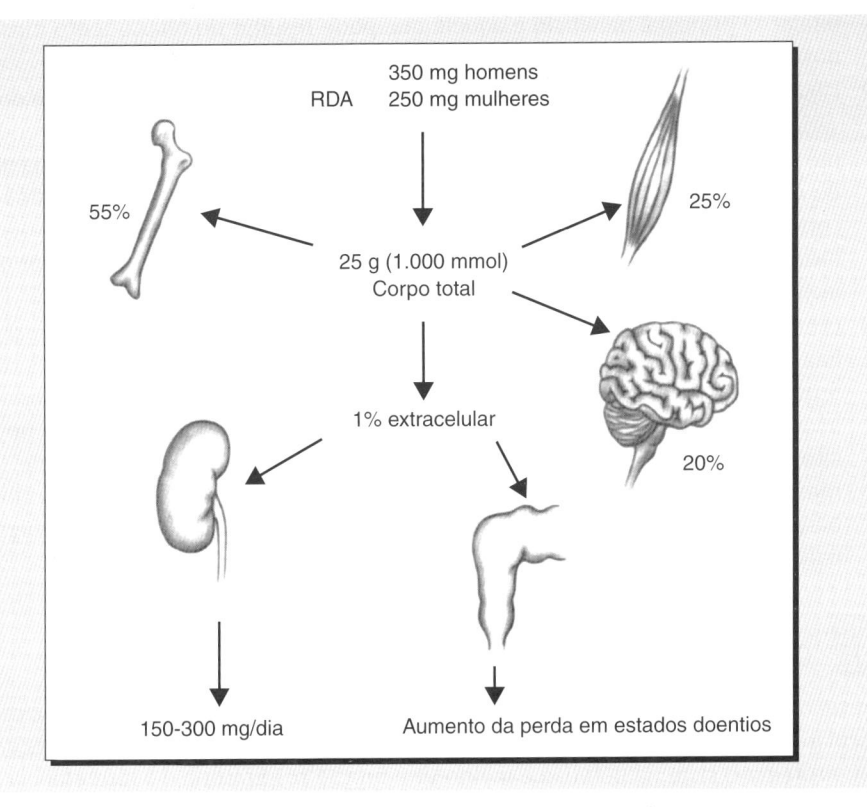

Fig. 38.1 Equilíbrio de magnésio. RDA = volume diário recomendado na dieta.

Quadro 38.2 **Aspectos clínicos da deficiência de magnésio**
- Confusão, delírio, encefalopatia de Wernicke
- Alterações de humor, depressão, alucinações, psicose
- Ataxia, tremor, movimentos involuntários
- Cãibras, tetania
- Taquicardia
- Batimentos atriais e ventriculares prematuros
- *Torsades de pointes*, arritmias ventriculares
- Alterações no eletrocardiograma (ECG) – onda P de baixa amplitude, QRS amplo e de baixa voltagem, onde T nivelada, onda U proeminente, intervalo QT prolongado
- Reflexos tendinosos mais intensos
- Sinais de Trousseau e de Chvostek positivos
- Magnésio no plasma < 0,7 mmol/L
- Acidose – láctica, cetoacidose ou tubular renal
- Níveis baixos de potássio, sódio, fosfato e cálcio

pitalar. O principal benefício é aquele que pode resultar do relaxamento muscular nos músculos lisos envolvidos na respiração.
2. Observa-se interesse cada vez maior no uso do magnésio em pacientes com doença séria e essa aplicação está estabelecida como profilaxia em mulheres sofrendo de pré-eclâmpsia significativa. Uma vez que até 60% dos pacientes admitidos na unidade de cuidados intensivos pode ter deficiência de magnésio, os argumentos para corrigir a deficiência agora estão se tornando persuasivos.[4] Os benefícios potenciais incluem a vasodilatação, a proteção contra arritmias cardíacas, a neuroproteção incluindo a prevenção das convulsões e a melhora da tolerância à glicose.
3. O estado de magnésio baixo representa um fator de risco para a resistência à insulina, para a síndrome metabólica e para o diabetes tipo 2. Dados do Nurses Health Study envolvendo quase 12.000 mulheres mostram que o estado do magnésio está inversamente relacionado com o nível da proteína C reativa.[5] As mulheres no mais alto quintil de magnésio plasmático apresentaram risco 27% mais baixo de sofrerem síndrome metabólica, em comparação com aquelas situadas no quintil mais baixo. Existem atualmente dados consideráveis associando o estado de magnésio baixo ao risco de diabetes.

Conclusões

O nível baixo de magnésio está associado a várias anormalidades neurológicas e cardiovasculares. A reposição de magnésio pode reduzir o risco de arritmias cardíacas e também proteger o sistema nervoso e melhorar a função respiratória e a intolerância à glicose em pacientes em condições críticas. Embora o estado do magnésio geralmente não receba muita atenção no tratamento de um paciente doente, observa-se tendência cada vez maior para medir o nível desse elemento e corrigir a deficiência. Se o paciente apresenta convulsões ou distúrbios do ritmo cardíaco, o tratamento com magnésio intravenoso é, provavelmente, o mais indicado. Caso contrário, é recomendada uma abordagem mais gradual com infusão intravenosa ou reposição oral. Pacientes com nível baixo de magnésio apresentam predominância de outros distúrbios de eletrólitos, que também deverão ser corrigidos. O magnésio é, predominantemente, um íon intracelular; a correção da deficiência pode ser demorada e os níveis no plasma não representam um guia completamente preciso para avaliar o estado desse elemento.

Leituras Complementares

1. Innerarity S. Hypomagnesaemia in acute and chronic illness. *Crit Care Nurs* Q 2000; **23**: 1-19.
2. Baker SB, Worthley LIG. The essentials of calcium, magnesium and phosphate metabolism: Pet II. Disorders. *Crit Cure Resusc* 2002; **4**: 307-15.
3. Blitz M, Blitz S, Hughes R, *et al.* Aerosolised magnesium sulphate for acute asthma. A systematic review. *Chest* 2005; **128**: 337-44.

4. Tong GM, Rude RK. Magnesium deficiency in critical illness. *J Intensive Care Med* 2005; **20**: 3-17.
5. Song Y, Ridker PM, Manson JE, Cook NR, Buring JE, Liu S. Magnesium intake, C-reactive protein, and the prevalence of metabolic syndrome in middle aged and older US women. *Diabetes Care* 2005; **28**: 1438-44.

PROBLEMA

39 Diabetes Insípido

Anamnese

Um enfermeiro psiquiátrico de 28 anos apresenta-se com sede e poliúria crescentes durante o último ano. Ele informa excretar volumes copiosos de urina dia e noite e chega a levantar até 6 ou mais vezes para urinar. A história clínica é insignificante. Ele nunca sofreu qualquer traumatismo craniano significativo e não toma medicamentos.

Qual é o diagnóstico diferencial?

Como essa situação deverá ser investigada?

Quais tratamentos estão disponíveis?

Como esse paciente deverá ser acompanhado, uma vez em tratamento?

Fundamentos

Para se manter a osmolalidade no plasma na faixa fisiológica crítica, porém estreita, três processos são importantes:[1] a regulação da liberação da arginina vasopressina (AVP) em resposta à osmolalidade aumentada no plasma; a resposta renal à AVP levando ao aumento na reabsorção de água; e a estimulação normal da sede quando a osmolalidade no plasma aumenta. Em pacientes com polidipsia psicogênica ou habitual a ingestão de água além do necessário pode desarmar a regulação fisiológica normal de equilíbrio de água e levar à poliúria, em face da baixa osmolalidade no plasma. A água responde por menos de 2/3 do peso total do corpo. O débito diário normal de urina varia muito, de 0,5 L a 20 L, conforme a ingestão de fluidos e vários outros fatores fisiológicos. O débito diário superior a 3 L deverá levantar suspeita de desordem no equilíbrio de água.

A AVP é sintetizada nos neurônios dos núcleos supraópticos e paraventriculares do hipotálamo. Trata-se de um nonapeptídeo com um anel de dissulfeto de seis membros e uma cauda de tripeptídeo transportados em axônios dentro do haste da hipófise para a hipófise posterior, de onde são liberados na circulação. O principal estímulo à liberação da AVP é a osmolalidade reduzida no plasma, detectada por osmorreceptores no hipotálamo anterior. Os débitos neuronais dessas células alteram-se em resposta a alterações no volume celular e essa alteração responde às alterações na osmolalidade extracelular prevalecente.

Os desencadeadores não osmóticos à liberação da AVP incluem: hipovolemia, hipotensão, náusea, dor e acidose. O hormônio atua por meio dos receptores V_2 nos ductos coletores renais para estimular a reabsorção da água. Das 13 ou mais isoformas de aquaporina, a aquaporina-2 (AQP2) é responsável, principalmente, pela mediação dos efeitos da AVP. Após ocupação do receptor V_2, a AMP cíclica aumentada leva à ativação da proteína quinase A (PKA) e, então, à fosforilação e à translocação de AQP2 para a membrana da célula.

Diabetes insípido craniano

Os principais sintomas de secreção inadequada de AP ou de ação defeituosa do hormônio são poliúria, frequência, noctúria, enurese e sede. É necessária a perda de, pelo menos, 80% do potencial de secreção para que o diabetes insípido se possa desenvolver. A Tabela 39.1 mostra o diagnóstico diferencial do diabetes insípido craniano. Em até 30% dos casos a causa é idiopática e não demonstrável, embora os autoanticorpos aos neurônios secretores de AVP tenham sido demonstrados em alguns casos. Após uma lesão cerebral, uma resposta tripla é reconhecida quando o paciente apresenta diurese inicial devida à liberação prejudicada de AVP, seguida por uma fase antidiurética, à medida que a AVP pré-formada é liberada e, depois, por uma outra fase diurética causada pela AVP deficiente. O curso clínico é extremamente variável e os pacientes podem-se recuperar depois de qualquer uma dessas fases. Os casos familiares são reconhecidos e devidos a mutações no gene da AVP localizado no cromossomo 20p13. A síndrome de Wolfram (diabetes insípido, diabetes melito, atrofia ótica e surdez [DIDMOAD – *diabetes insipidus, diabetes melito, optic atrophy and deafness*]) é causada por mutações no gene para a proteína wolframina (*WFS1*) localizado no cromossomo 4p16.1. Essa proteína é uma glicoproteína de membrana integral localizada no retículo endoplásmico.

Diabetes insípido gestacional

Os sintomas de diabetes insípido preexistente podem piorar durante a gravidez ou, muito raramente, o quadro pode surgir *de novo* em uma gestação tardia. Isso se deve ao aumento

Tabela 39.1	Diagnóstico diferencial de diabetes insípido craniano
Idiopático	Alguns casos de autoimunidade
Traumatismo craniano	Ver avanços recentes
Tumores neurocirúrgicos	Da hipófise, craniofaringioma, metástases hipotalâmicas
Infecção	Meningite, encefalite
Granulomatoso	Sarcoide, histiocitose
Vascular	Síndrome de Sheehan, doença de células falciformes, aneurisma, hemorragia subaracnoide, derrame
Drogas	Álcool, fenitoína, naloxona
Familiar	DIDMOAD autossômica dominante (síndrome de Wolfram)

de metabolização da AVP pela placenta, talvez por causa do aumento da atividade de uma enzima vasopressinase. A síndrome responde às doses convencionais da vasopressina sintética (desmopressina) e, normalmente, desaparecem com rapidez após o parto.

Polidipsia primária

A polidipsia primária pode surgir em pacientes com diagnósticos psicológicos ou psiquiátricos, mas isso não é regra geral. Não é comum encontrar uma lesão estrutural na tomografia computadorizada ou na ressonância magnética. A polidipsia dipsogênica é uma situação em que a sensibilidade do mecanismo da sede está alterada, de modo que a sede é estimulada a um nível de osmolalidade no plasma inferior ao normal. A resposta da vasopressina à osmolalidade no plasma está inalterada nesse quadro.

Diabetes insípido nefrogênico

O diabetes insípido nefrogênico ocorre quando os túbulos renais se mostram parcial ou completamente resistentes à ação da vasopressina. As causas podem ser divididas em primárias ou secundárias e reversíveis ou irreversíveis (Tabela 39.2). As causas primárias e irreversíveis são mais comuns, em virtude das mutações que causam a expressão reduzida ou a ação defeituosa da AQP2. Essas causas podem ser esporádicas ou, mais frequentemente, familiares. A herança autossômica recessiva é muito mais comum, embora formas autossômicas dominantes também sejam reconhecidas. Mais de 30 mutações do gene AQP2, que leva ao diabetes insípido nefrogênico, já foram descritas. O diabetes insípido nefrogênico adquirido se deve, em geral, a drogas ou distúrbios metabólicos.[2] O lítio é a droga mais comum causadora de diabetes insípido nefrogênico.

Tabela 39.2 Diagnóstico diferencial de diabetes insípido nefrogênico

Primário	
Mutações do gene de *AQP2*	Autossômico recessivo
	Autossômico dominante
Idiopático	
Secundário	
Drogas	Lítio
	Antibióticos (demeclociclina, rifampicina)
	Antifúngicos (anfotericina B)
	Agentes antivirais
	Antineoplásicos (ciclofosfamida, metotrexato)
	Outros (agentes de contraste, colchicina, mesalasina)
Metabólicos	Hipercalcemia
	Hipocalemia
Vascular	Doença de células falciformes
Renal	Insuficiência renal crônica
	Pós-obstrução

Investigação

O diagnóstico de diabetes insípido é feito por meio do teste de privação de água. O paciente alimenta-se e ingere fluidos durante a noite e deverá estar completamente hidratado no início do teste. Esse teste não será necessário se o paciente apresentar altos níveis de sódio e de osmolalidade no plasma e osmolalidade urinária inferior a 300 mOsm/kg no início do teste. O teste não deverá ser aplicado também em pacientes hipovolêmicos, com insuficiência renal ou diabetes não controlado, ou naqueles com hipotireoidismo não tratado ou insuficiência suprarrenal. O paciente deverá ser observado durante todo o teste. A osmolalidade na urina e no plasma, bem como o peso do paciente, deverão ser verificados a cada 2 horas e o teste será suspenso se o paciente perder mais de 5% do seu peso corporal. Ao final de 8 horas de privação de fluidos, as osmolalidades serão verificadas e o paciente receberá 2 µg de 1-desamino-8-D-arginina vasopressina (DDAVP) por via intramuscular. Os pacientes com diabetes insípido craniano concentrarão a urina, enquanto os portadores de diabetes insípido nefrogênico mostrar-se-ão resistentes ao hormônio. A Figura 39.1 sumariza a investigação de pacientes com poliúria. Uma alternativa ao teste de desidratação é aumentar a osmolalidade no plasma por meio de soro fisiológico hipertônico: aplica-se uma infusão de soro fisiológico a 5% durante 2 horas, ao ritmo de 0,06 mL/kg por minuto. O sangue é colhido para a medição da osmolalidade no plasma e a verificação do nível de AVP cada 30 minutos, durante 2 a 4 horas. A AVP aumentará com o aumento na osmolalidade no plasma em pacientes com diabetes insípido nefrogênico e polidipsia primária, enquanto não haverá aumento nos pacientes portadores de diabetes insípido craniano.

Tratamento

O diabetes insípido leve com débito urinário inferior a 4 L/dia pode não precisar de outro tratamento além de assegurar que a ingestão de fluidos é adequada. A clorpropamida e a carbamazepina têm sido usadas em diabetes insípido craniano parcial para sensibilizar os ductos de coleta à AVP. Para o tratamento do diabetes insípido craniano usa-se DDAVP, já que essa substância tem ação mais duradoura e menos atividade pressora que a lisina e a arginina vasopressina. A administração é mais conveniente por via oral (300-600 µg/dia em 3 doses divididas). Se a administração for por via nasal, a dose de DDAVP deverá ser de 10-40 µg/dia – dividida em doses maiores. A ingestão de fluidos deverá ser limitada a 500 mL nas 8 horas após a administração da DDAVP. O regime de doses deverá ser adaptado para permitir a diurese em algum momento de cada dia, sendo útil sugerir que os pacientes não recebam o tratamento em um dia por semana, para evitar o risco de sobrecarga de água. O diabetes insípido gestacional, se exigir tratamento, também será mais bem administrado com DDAVP.

Além de ser usada no tratamento de diabetes insípido, a vasopressina também é aplicada para hemofilia A e doença de von Willebrand, em pacientes com sangramento devido a hipertensão porta, e já existe evidência significativa de estudos clínicos apoiando o uso de uma única dose intravenosa como agente pressor em pacientes que sofreram parada cardíaca. O diabetes insípido nefrogênico é tratado removendo-se a causa subjacente, se possível, e com diuréticos tiazídicos ou amilorida, se necessário.

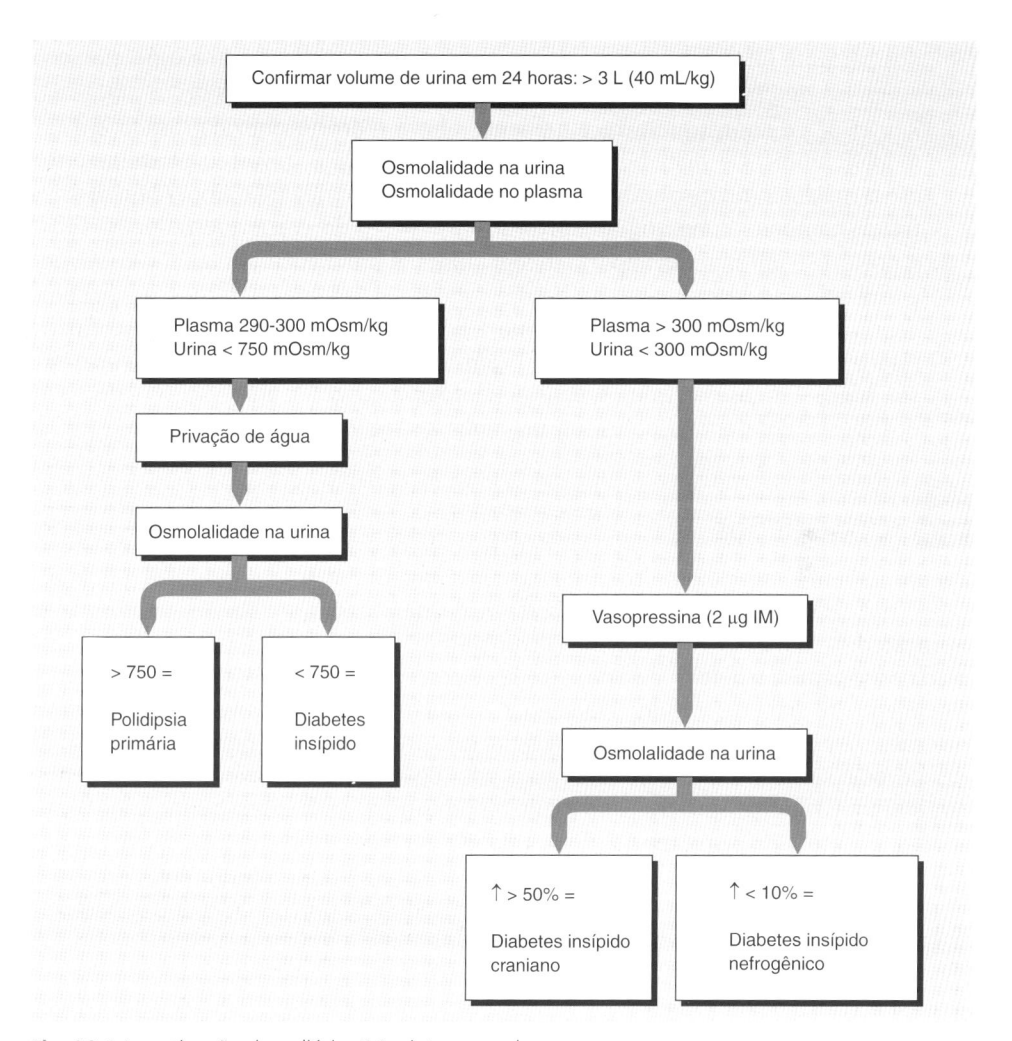

```
                    ┌─────────────────────────────────────────────┐
                    │ Confirmar volume de urina em 24 horas: > 3 L (40 mL/kg) │
                    └─────────────────────────────────────────────┘
                                          │
                                          ▼
                              ┌──────────────────────┐
                              │ Osmolalidade na urina │
                              │ Osmolalidade no plasma│
                              └──────────────────────┘
                          ┌───────────────┴───────────────┐
                          ▼                               ▼
              ┌───────────────────────┐        ┌───────────────────────┐
              │ Plasma 290-300 mOsm/kg│        │ Plasma > 300 mOsm/kg  │
              │ Urina < 750 mOsm/kg   │        │ Urina < 300 mOsm/kg   │
              └───────────────────────┘        └───────────────────────┘
                          │                               │
                          ▼                               │
                ┌──────────────────┐                      │
                │ Privação de água │                      │
                └──────────────────┘                      │
                          │                               │
                          ▼                               ▼
                ┌──────────────────┐         ┌──────────────────────────┐
                │ Osmolalidade na urina │    │ Vasopressina (2 µg IM)   │
                └──────────────────┘         └──────────────────────────┘
                  ┌───────┴────────┐                      │
                  ▼                ▼                      ▼
          ┌────────────┐    ┌────────────┐     ┌──────────────────────┐
          │ > 750 =    │    │ < 750 =    │     │ Osmolalidade na urina│
          │ Polidipsia │    │ Diabetes   │     └──────────────────────┘
          │ primária   │    │ insípido   │         ┌────────┴────────┐
          └────────────┘    └────────────┘         ▼                 ▼
                                            ┌────────────┐    ┌────────────┐
                                            │ ↑ > 50% =  │    │ ↑ < 10% =  │
                                            │ Diabetes   │    │ Diabetes   │
                                            │ insípido   │    │ insípido   │
                                            │ craniano   │    │ nefrogênico│
                                            └────────────┘    └────────────┘
```

Fig. 39.1 Investigação de poliúria. IM = intramuscular.

Desenvolvimentos Recentes

1. Dois relatórios recentes[3,4] examinaram a incidência de diabetes insípido após lesão cerebral traumática (TBI, para *traumatic brain injury*). A incidência de TBI está em torno de 200 para cada 100.000 pessoas por ano e o diabetes insípido ocorre em menos de 1%. Um certo grau de disfunção da hipófise também ocorre em até 40% dos pacientes após uma TBI. O aumento na prolactina, no hormônio adrenocorticotrópico e no hormônio do crescimento, bem como a redução na secreção de gonadotropina e do hormônio de estimulação da tireoide são considerados como parte da resposta adaptativa. O diabetes insípido está presente em até 20%

dos paciente internados nas unidades neurocirúrgicas com traumatismo craniano e em 1/3 dos pacientes com danos na região do quiasma óptico.

2. Kim et al.[5] demonstraram recentemente que a hidroclorotiazida, usada em um modelo animal de diabetes insípido induzido por lítio, reverteu parcialmente a *downregulation* (regulação descendente) da AQP2 induzida pelo lítio. Além disso, a tiazida também aumentou a expressão de ENaC e do cotransportador Na-Cl.

3. A noctúria é um sintoma importante em idosos. A prevalência aumenta com a idade e está associada ao aumento no risco de quedas e acidentes noturnos, assim como com o aumento na morbidade e na mortalidade geral.[6] A fração do débito urinário total excretado à noite aumenta de 15% em adultos jovens para cerca de 30% em idosos sadios. Em casos extremos, esse aumento pode chegar a até 85%. Cerca de 3 a 4% dos idosos apresentam pouca ou nenhuma secreção noturna de AVP.

Conclusões

Em um paciente com poliúria confirmada, a investigação mais importante é, geralmente, um teste de privação de água, com teste de desmopressina ao final de um período de privação de água. Esse procedimento distinguirá o diabetes insípido da polidipsia primária e indicará se o defeito está na secreção ou na ação da AVP. A DDAVP é usada para o tratamento de diabetes insípido craniano. A forma oral é a mais conveniente na maioria dos casos, embora a aplicação em *spray* nasal seja preferida por alguns pacientes. Medidas deverão ser instituídas para repor as perdas de fluido e satisfazer a sede. Pacientes que sofreram traumatismo craniano e cujo mecanismo da sede esteja prejudicado representam um problema em especial. Todo cuidado deverá ser tomado para evitar a superdose de DDAVP e o regime aplicado deverá permitir a diurese intermitente. A maioria dos pacientes com diabetes insípido não complicado não precisa de acompanhamento frequente. Esses pacientes deverão ser instruídos sobre a importância do equilíbrio de fluidos e da verificação dos seus níveis de eletrólitos e de osmolalidade se sofrerem mal-estar em qualquer estágio.

Leituras Complementares

1. Lin M, Liu SJ, Lim IT. Disorders of water imbalance. *Emerg Med Clin North Am* 2005; **23**: 749-70.

2. Garofeanu CG, Weir M, Rosa-Arellano MP, Henson G, Garg AX, Clark WF. Causes of reversible nephrogenic diabetes insipidus: A systematic review. *Am J Kidney Dis* 2005; **45**: 626-37.

3. Aimaretti G, Ambrosio MR, Di Somma C, *et al.* Traumatic brain injury and subarachnoid haemorrhage are conditions at high risk of hypopituitarism: screening study at three months after brain injury. *Clin Endocrinol* 2004; **61**: 320-6.

4. Bondanelli M, Ambrosio MR, Zatelli MC, De Marinis L, degli Uberti EC. Hypopituitarism after traumatic brain injury. *Eur J Endocrinol* 2005; **152**: 679-91.

5. Kim GH, Lee JW, Oh YK, et al. Antidiuretic effect of hydrochlorothiazide in lithium-induced nephrogenic diabetes insipidus is associated with up regulation of aquaporin-2, Na-Cl co-transporter, and epithelial sodium channel. *J Am Soc Nephrol* 2004; **15**: 2836-43.
6. Asplin R. Nocturia in relation to sleep, health, and medical treatment in the elderly. *BJU Int* 2005; **96**(suppl): 15-21.

PROBLEMA

40 Hipoglicemia Espontânea

Anamnese

Uma mulher de 28 anos, separada do marido e morando com o pai, apresenta-se com queixa de ataques recorrentes de sensação de desmaio, embora não perca a consciência. Os ataques ocorrem, tipicamente, no meio da manhã ou no meio da tarde e ela informa que os sintomas melhoram dentro de 20 minutos quando ela ingere algo doce. O pai tem diabetes tipo 2 e ela já realizou exame de nível de açúcar no sangue durante um ataque. Em duas ocasiões, ela observou um nível de aproximadamente 2 mmol/L.

Você acredita que essa paciente precisa de investigações complementares?

Existe necessidade de aplicação de teste prolongado de tolerância à glicose?

Que aconselhamento geral essa paciente deverá receber?

Existem drogas que poderiam ajudar?

Fundamentos

A grande maioria dos casos de hipoglicemia ocorre após o tratamento para diabetes. Os sintomas de hipoglicemia variam muito de pessoa para pessoa e não são específicos. A ativação do sistema nervoso simpático ocorre quando o nível de glicose cai para entre 2,5 mmol/L e 3,0 mmol/L. Os sintomas adrenérgicos incluem sudorese, tremor, fome, náusea, agitação e cefaleia. Pacientes com glicose plasmática inferior a 2,5 mmol/L podem sofrer sintomas neuroglicopênicos que incluem concentração e coordenação reduzidas, diplopia ou visão turva, fadiga e desorientação ou mudança de comportamento. Nos casos de hipoglicemia mais intensa ou prolongada, pode haver turvação da consciência, convulsões ou coma.[1]

As informações sobre o momento e a frequência dos sintomas são essenciais, e a manutenção de um diário dos sintomas pela paciente pode ajudar. A hipoglicemia que se manifesta mais de 5 horas após uma refeição é denominada de hipoglicemia de jejum e aquela provocada por alimentos e ocorrendo entre 2 e 5 horas é denominada de reativa. Este último termo provou ser controverso nos últimos anos, por causa da relação incoerente entre os sintomas e os achados no teste prolongado de tolerância à glicose.

Na verdade, não existe um acordo realmente universal sobre o papel do teste de tolerância de 5 horas à glicose em pacientes com sintomas sugestivos de hipoglicemia reativa funcional. Em muitos casos, os pacientes sofrem sintomas adrenérgicos sem ter nível baixo de açúcar no sangue. Esse quadro foi denominado de síndrome adrenérgica pós-prandial (APS). Tanto a APS quanto a hipoglicemia reativa podem surgir de vários processos fisiológicos incluindo o aumento da resposta à insulina (respondedor precoce), aumento na secreção do peptídeo-1 semelhante ao glucacon (GLP-1) e do peptídeo insulotrópico gástrico, glicosúria renal, resistência à insulina (respondedor tardio) e redução na secreção de glucacon.

Na prática, as perguntas iniciais mais comuns são se nossa paciente tem realmente hipoglicemia, e se ela tem probabilidade de ser reativa, ou se existe base para considerar um quadro de insulinoma. Os pacientes com acesso a medidores de glicose sanguínea também podem ter acesso à insulina ou a hipoglicêmicos orais e a possibilidade de hipoglicemia fictícia deverá sempre ser considerada. O teste de provocação para hipoglicemia reativa é o de tolerância prolongada à glicose, ou, de modo talvez mais realista, o monitoramento da resposta à glicose durante as 5 horas seguintes a uma refeição mista. Para a hipoglicemia de jejum, a medição da glicose sanguínea (e a de insulina, se a hipoglicemia for confirmada) após jejum durante a noite ou esforço físico durante 30 minutos é útil como teste de triagem. Investigações complementares com jejum de 48 a 72 horas podem ser necessárias em alguns casos. Para os portadores de hipoglicemia de jejum, a falta de cetonas sugere que esses pacientes estão expostos a um nível adequado de insulina, ou à atividade semelhante à da insulina. O nível de cetonas plasmáticas superior a 0,6 mmol/L ou de β-hidroxibutirato superior a 600 μmol/L sugere que o problema pode estar na insuficiência de liberação da glicose armazenada, com a mobilização consequente de gordura. A Figura 40.1 mostra um algoritmo para a investigação da hipoglicemia espontânea. A doença hipofisária e suprarrenal deverá ser excluída, onde for apropriado.

O insulinoma é um tumor relativamente raro, compondo cerca de 25% de todos os tumores endócrinos pancreáticos em atividade. A grande maioria dos insulinomas (mais de 90%) é benigna. Esses tumores podem ocorrer em qualquer idade, mas a idade média ao diagnóstico é de 50 anos, e eles são ligeiramente mais comuns nas mulheres (F:M = 3:2). Os sintomas são os da hipoglicemia, como já apresentado, e frequentemente provocados por esforço físico ou jejum. Muitos pacientes manifestam aumento do apetite e ganho de peso. O diagnóstico pode exigir jejum prolongado de até 72 horas. Normalmente, o jejum diminui a concentração de insulina em circulação para 3-5 μU/mL (18-30 pmol/L) e a de peptídeo C para menos de 0,6 ng/mL (inferior a 200 pmol/L). A ultrassonografia abdominal, a tomografia computadorizada e a ressonância magnética são todos importantes na localização desses tumores geralmente muito pequenos. A ultrassonografia endoscópica melhora o índice de localização (*pick-up rate*). Em alguns casos, os tumores só podem ser localizados na cirurgia, por apalpação ou por ultrassom intraoperatório. A cintigrafia com meio de contraste[111]I-pentetreotídeo é positiva em cerca de 50% dos casos – muitos tumores não possuem receptores específicos de somatostatina (particularmente SSTR-2) exigidos para que essa técnica seja positiva. A amostragem da veia porta trans-hepática ou intra-arterial com infusão de cálcio é usada em centros especializados.

Problema 40 Hipoglicemia Espontânea

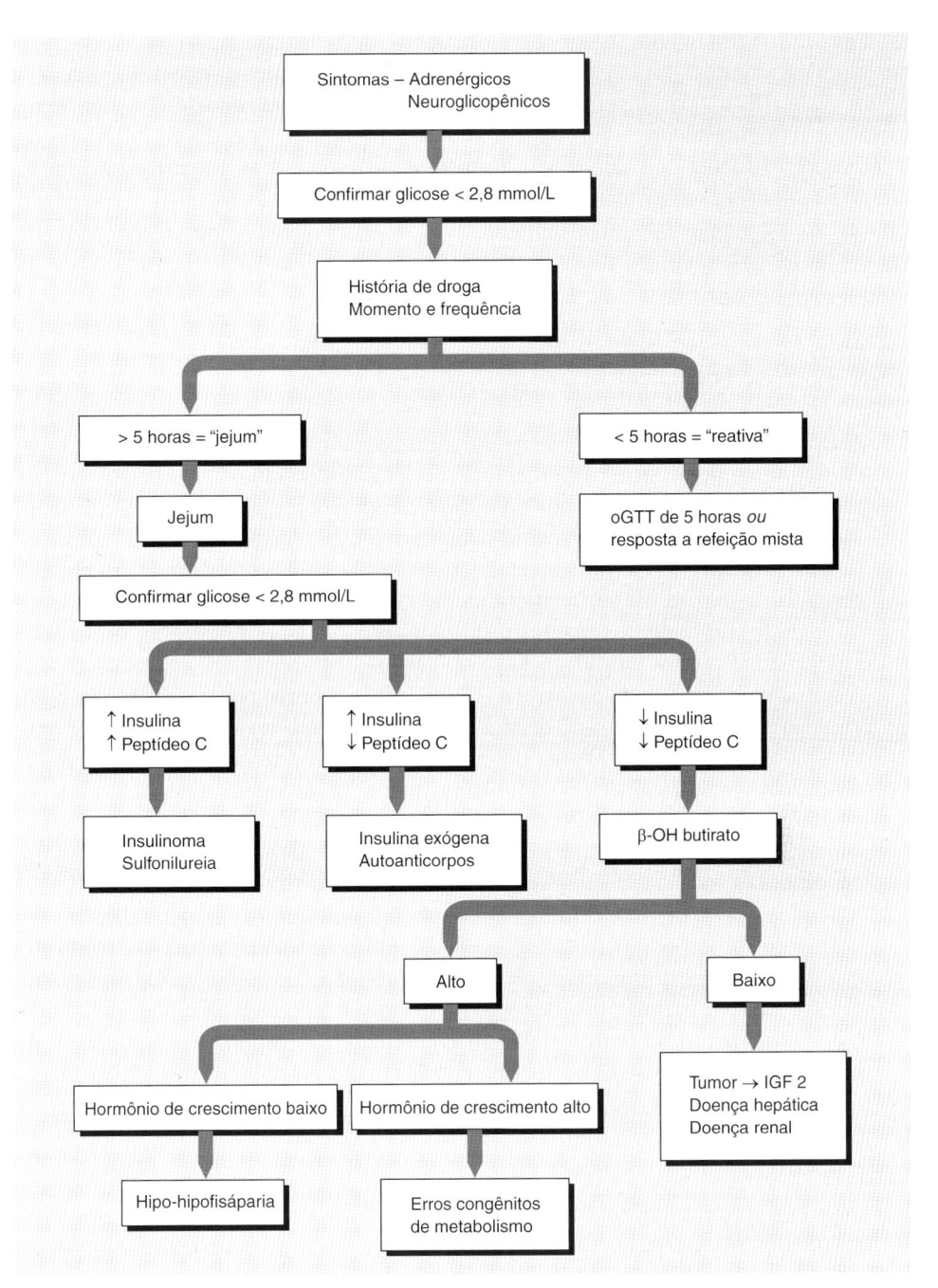

```
                    ┌─────────────────────────┐
                    │  Sintomas – Adrenérgicos │
                    │      Neuroglicopênicos   │
                    └─────────────────────────┘
                                │
                    ┌─────────────────────────┐
                    │ Confirmar glicose < 2,8 mmol/L │
                    └─────────────────────────┘
                                │
                    ┌─────────────────────────┐
                    │    História de droga    │
                    │   Momento e frequência  │
                    └─────────────────────────┘
                       │                    │
            ┌──────────────────┐    ┌──────────────────┐
            │ > 5 horas = "jejum" │    │ < 5 horas = "reativa" │
            └──────────────────┘    └──────────────────┘
                     │                        │
               ┌──────────┐         ┌─────────────────────┐
               │  Jejum   │         │ oGTT de 5 horas ou  │
               └──────────┘         │ resposta a refeição mista │
                     │              └─────────────────────┘
       ┌─────────────────────────┐
       │ Confirmar glicose < 2,8 mmol/L │
       └─────────────────────────┘
          │              │              │
    ┌──────────┐   ┌──────────┐   ┌──────────┐
    │ ↑ Insulina│   │ ↑ Insulina│   │ ↓ Insulina│
    │ ↑ Peptídeo C│ │ ↓ Peptídeo C│ │ ↓ Peptídeo C│
    └──────────┘   └──────────┘   └──────────┘
          │              │              │
    ┌──────────┐   ┌──────────────┐  ┌──────────┐
    │Insulinoma│   │Insulina exógena│ │β-OH butirato│
    │Sulfonilureia│ │Autoanticorpos│  └──────────┘
    └──────────┘   └──────────────┘       │
                                    ┌──────┴──────┐
                                  Alto          Baixo
                                    │             │
                          ┌─────────┴─────┐   ┌──────────────┐
                          │               │   │ Tumor → IGF 2│
                 ┌────────────────┐  ┌────────────────┐ │ Doença hepática│
                 │Hormônio de     │  │Hormônio de     │ │ Doença renal  │
                 │crescimento baixo│ │crescimento alto│ └──────────────┘
                 └────────────────┘  └────────────────┘
                          │                   │
                 ┌────────────────┐  ┌────────────────┐
                 │Hipo-hipofisáparia│ │Erros congênitos│
                 │                │  │ de metabolismo │
                 └────────────────┘  └────────────────┘
```

Fig. 40.1 Investigação de hipoglicemia espontânea. oGTT = teste oral de tolerância à glicose.

Em geral, o tratamento médico só é útil como parte da preparação para a cirurgia. Análogos da somatostatina de longa atuação (octreotídeos, lanreotídeos) são úteis em alguns casos. Diaxozida ou verapamil também são usados para reduzir a incidência de episódios hipoglicêmicos. A abordagem cirúrgica preferida depende da facilidade de localização do tumor, seu tamanho e posição e da experiência do cirurgião. Muitos tumores podem ser seletivamente enucleados, enquanto, em outros casos, é necessária a pancreatectomia parcial. Em insulinoma maligno, a remoção ou ablação das metástases é considerada válida e não só melhora o prognóstico como também alivia os sintomas da hipoglicemia.

Desenvolvimentos Recentes

1. Apesar da controvérsia sobre se a hipoglicemia reativa é uma entidade clínica real ou não, é comum encontrarmos níveis de glicose sanguínea mais baixos que os valores basais, 3 a 4 horas após uma carga de glicose em pacientes hiperinsulinêmicas e com a síndrome do ovário policístico (PCOS – *polycistic ovarian syndrome*). Nessas pacientes, até a hipoglicemia relativa pode guiar a fome e a necessidade compulsiva por carboidratos experimentada por muitas dessas mulheres. Um estudo recente[2] de mulheres magras e portadoras de PCOS informou a presença de hipoglicemia reativa em 50% dessa população.
2. A consideração do uso de dextrose a 10% ou a 50% a ser usada no tratamento da hipoglicemia aguda tem provocado debates significativos. Nas crianças, os aumentos muito rápidos de glicose no plasma podem causar edema cerebral. Moore e Woollard[3] conduziram um estudo clínico controlado e randomizado dessas duas concentrações de glicose e ambas foram eficazes na reversão da hipoglicemia. As pacientes tratadas com dextrose a 10% precisaram de menor volume de glicose intravenosa e tiveram concentração mais baixa de glicose plasmática após o tratamento.
3. A administração de GLP-1 em indivíduos normais pode provocar hipoglicemia e o hormônio foi implicado na patogênese da síndrome jejunal tardia, ou síndrome pós-gastrectomia após cirurgia gástrica. Recentemente, a hipoglicemia foi descrita em seis pacientes após procedimento de derivação *Roux-en-*Y para obesidade mórbida.[4] O aumento da remessa de nutrientes para o intestino delgado através da secreção aumentada de GLP-1 foi especulada como causadora de nesidioblastose.

Conclusões

A hipoglicemia sempre deverá merecer atenção cuidadosa, com confirmação por meio de uma medida laboratorial do nível de glicose no sangue. Isso pode levar à internação para os testes de provocação. O teste prolongado de tolerância à glicose tornou-se controverso, pois pode levar a resultados falso-positivos e falso-negativos. Entretanto, acreditamos que o teste seja útil, mesmo que sirva só para assegurar ao paciente que seus sintomas foram considerados com seriedade e que algumas das causas mais preocupantes da hipoglicemia foram excluídas. A acarbose tem sido usada para reduzir a excursão pós-prandial em glicose e, por isso, abrandar a resposta da insulina após uma refeição. Entretanto, não se recomenda o uso rotineiro dessa substância, que está associada à elevada incidência de reações gastrintestinais adversas.

Leituras Complementares

1. Gama R, Teale JD, Marks V. Best practice no. 173; Clinical and laboratory investigation of adult spontaneous hypoglycaemia. *J Clin Pathol* 2003; **56**: 641-6.
2. Altuntas Y, Bilir M, Ucak S, Gundogdu S. Reactive hypoglycemia in lean young women with PCOS and correlations with insulin sensitivity and with beta cell function. *Eur J Obstet Gynecol Reprod Biol* 2005; **119**: 198-205.
3. Moore C, Woollard M. Dextrose 10% or 50% in the treatment of hypoglycaemia out of hospital? *Emerg Med J* 2005; **22**: 512-15.
4. Service GJ, Thompson GB, Service FJ, Andrews JC, Collazo-Clavell ML, Lloyd RV. Hyperinsulinemic hypoglycemia with nedioblastosis after gastric-bypass surgery. *N Engl J Med* 2005; **353**: 249-54.

SEÇÃO NOVE

Terapêutica

41 Reposição de Corticosteroides e Mineralocorticoides
42 Neutropenia durante o Tratamento com Carbimazol
43 Lítio
44 Cálcio e Vitamina D
45 Estrogênio e Progesterona
46 Reposição de Hormônio da Tireoide

PROBLEMA

41 Reposição de Corticosteroides e Mineralocorticoides

Anamnese

Uma senhora de 59 anos sabe ser portadora da doença de Addison desde os 20 anos. Ela tem história familiar de diabetes tipo 1 e presume-se que tenha insuficiência suprarrenal autoimune. Embora não tenha apresentado qualquer doença mais significativa nos últimos anos, ela acredita que seu estado de saúde não é tão bom quanto deveria ser. Especificamente, queixa-se de muito cansaço na metade do dia. Seu tratamento atual envolve acetato de cortisona, 25 mg pela manhã e 12,5 mg à noite, assim como fludrocortisona, 100 µg em dias alternados.

Qual é a melhor forma de reposição de glicocorticoides?

Como você pode afirmar que os tratamentos de reposição de esteroides para essa paciente são adequados?

É possível que ela desenvolva efeitos colaterais com as doses padronizadas de reposição de glicocorticoides?

Fundamentos

Todos os pacientes com doença de Addison exigirão reposição de glicocorticoides e mineralocorticoides, geralmente como fludrocortisona a 0,05-0,2 mg/dia. A adequação dessa reposição deverá ser monitorada medindo-se a pressão arterial do paciente em pé e supino, os níveis de eletrólitos no plasma e de renina no plasma. A disponibilidade recente dos ensaios para medir as concentrações plasmáticas de renina em vez da atividade (*i. e.*, um imunoensaio) devem levar ao monitoramento mais amplo da reposição de mineralocorticoides. As concentrações plasmáticas de renina fornecem uma boa indicação de uma sub-reposição.[1] Por outro lado, o nível de peptídeos natriuréticos atriais pode ser um marcador útil para o excesso de reposição com mineralocorticoides. É evidente que essa última condição pode predispor o paciente ao desenvolvimento de hipertensão e insuficiência cardíaca em prazo mais longo. A reposição de glicocorticoides é feita geralmente com hidrocortisona, 15-25 mg/dia. A dose é frequentemente prescrita como 10 mg ao acordar e 5 mg entre as 16 e 17 horas. Uma dose complementar pode ser necessária na hora do almoço. A reposição com hidrocortisona pode ser monitorada por meio de uma curva diária de cortisol. A dose de hidrocortisona não deverá ser ingerida após as 18 horas, pois poderá causar aumento na supressão da secreção do hormônio adrenocorticotrópico (ACTH) na manhã seguinte. O acetato de cortisona e a prednisona são convertidos, respectivamente, em cortisol e em prednisolona no fígado pela enzima 11β-hidroxiesteróide desidrogenase tipo 1; recomenda-se, portanto, evitar essas substâncias. A Tabela 41.1 mostra equivalência de dosagem das diferentes preparações de corticosteroides usadas na prática clínica.

As doses terapêuticas de glicocorticóides que suprimem o eixo hipotalâmico-hipofisário-suprarrenal (HPA) podem exercer efeito deletério em vários sistemas. Em pacientes com doença de Addison, esses agentes devem ser evitados oferecendo-se a dose mais baixa possível, pois nessa situação o objetivo é usar a menor dose possível de esteroide de reposição, com aumentos adequados durante a doenças intercorrentes. Entretanto, várias condições clínicas exigem a terapia com esteroides e, nesses casos, os efeitos colaterais desses agentes são inevitáveis. Os efeitos sobre os ossos podem ser prevenidos com o uso profilático de bifosfonatos. O Quadro 41.1 resume as reações adversas dos esteroides.

Tabela 41.1 Potências relativas das drogas esteroides

Esteroide	Potência do glicocorticoide (anti-inflamatório)	Potência do glicocorticoide (deposição de glicogênio)	Potência do mineralocorticoide (retenção de sal)	Supressão do eixo HPA
Hidrocortisona (cortisol)	1			1
Cortisona	0,8	1	1	4
Prednisolona	3	3	0,75	4
Metilprednisolona	6,2	10	0,50	17
Dexametasona	26	5	0	4
Triamcinolona	5	12	0	12
Fludrocortisona	12		125	

HPA = hipotalâmico-hipofisário-suprarrenal.

Problema 41 Reposição de Corticosteroides e Mineralocorticoides

Quadro 41.1 Efeitos colaterais dos corticosteroides
- Psicose aguda, euforia, depressão
- Osteoporose
- Intolerância à glicose, diabetes
- Doença de úlcera péptica – a perfuração pode estar mascarada
- Hipertensão
- Falta de resposta febril à infecção
- Reativação de tuberculose latente

Todos os pacientes em terapia crônica com corticosteroides deverão manter consigo um cartão de esteróides ou um bracelete de aviso e ser aconselhados a aumentar a dose do corticosteroide durante a doença intercorrente. Nos pacientes com doença de Addison e sob tratamento com doses de reposição de hidrocortisona, pode ser necessário aumentar essas doses para 100-150 mg/dia, administradas por via oral ou parenteral se o paciente não puder ingerir o medicamento.

A fisiologia complexa da secreção e da ação da hidrocortisona dificulta a reprodução da dinâmica normal do cortisol com 2 a 3 doses por dia de hidrocortisona.[2] Estimativas recentes para índices de produção de cortisol no homem sugerem valores normais por volta de 10 nmol/dia, que é menos do que se pensava anteriormente. Muitos pacientes não se sentem totalmente bem com doses tão baixas de reposição, mas essa é a dose fisiológica de reposição a ser considerada, com base na evidência atual. Noventa por cento do cortisol em circulação estão ligados à globulina de ligação ao cortisol, com os níveis de cortisol livre variando de até 100 nmol/L no pico diurno a valores tão baixos quanto 1 nmol/L mais tarde, durante o dia. Além disso, a liberação de cortisol é pulsátil. Não se sabe se isso tem algum significado fisiológico, mas é evidente que o mecanismo não pode ser reproduzido com a terapia convencional de reposição oral. O cortisol em circulação é inativado para cortisona pela ação da enzima 11β-hidroxiesteroide desidrogenase tipo 2 no rim. A cortisona circula quase completamente sem ligação e em concentrações que são, em média, mais altas que as do cortisol. A conversão de cortisona em cortisol ocorre em tecidos-alvo por meio da ação da enzima 11β-hidroxiesteroide desidrogenase tipo 1. A literatura registra evidência substancial de que muitos pacientes com a doença de Addison, hipopituitarismo e outras condições exigindo reposição de esteroides sentem que sua qualidade de vida é prejudicada e, às vezes, justifica-se o uso de doses mais altas para melhorar esse quadro, sabendo-se que esses pacientes podem, então, estar expostos a um risco ligeiramente maior de sofrer os efeitos colaterais dos esteroides.

Desenvolvimentos Recentes

1. Um estudo recente desenvolvido em Dublin examinou a reposição de glicocorticoides em pacientes adultos com deficiência parcial de ACTH[3] e comparou a dose cheia de hidrocortisona (10 mg 2 vezes ao dia) com metade dessa dose (5 mg 2 vezes ao

dia) e com nenhum tratamento em um protocolo cruzado. Após cada tratamento, os pacientes foram colocados em uma curva diária de cortisol e os resultados foram comparados com aqueles do grupo-controle. A área sob a curva diária de cortisol mostrou-se maior para os pacientes tratados com dose cheia de hidrocortisona, em comparação com a dos controles e não houve diferença entre controles e pacientes tratados com meia dose ou os pacientes que ficaram sem tratamento.

2. É comum dar início à reposição de hidrocortisona com um programa de dose duas vezes ao dia, ou seja, 20 mg pela manhã e 10 mg à noite. O programa de dose três vezes ao dia, acrescentando uma dose na hora do almoço (ou seja, 10 mg + 5 mg + 5 mg) é usado com frequência para pacientes que continuam a apresentar sintomas sugestivos de hipoadrenalismo. Esses dois regimes foram comparados por Alonso *et al.*[4] e embora o regime diário de três administrações tenha resultado em um perfil mais fisiológico de cortisol, não houve diferença na qualidade de vida associada à saúde. Nesse estudo, os pacientes com doença de Addison classificaram sua qualidade de vida como pior em comparação com a da população em geral.

3. Mesmo que as doses convencionais de mineralocorticoides sejam mais fisiológicas em termos da curva diária de cortisol, a questão principal é saber se essas doses são perigosas. Não há dúvida de que devemos tratar os pacientes com a menor dose de reposição possível que alivie os sintomas e minimize o risco de uma crise suprarrenal. Estudos recentes[5,6] não demonstraram aumento no risco de perda de densidade óssea em pacientes tratados com doses convencionais de reposição de hidrocortisona.

4. O papel da reposição de androgênios em pacientes com hipoadrenalismo ainda gera controvérsias. Um estudo recente[7] não encontrou qualquer diferença nos parâmetros de lipídios, nos níveis de glicose, na sensibilidade à insulina ou na qualidade de vida de pacientes portadores da doença de Addison tratados com desidro-3-epiandrosterona (DHEA) durante 4 meses. Entretanto, pacientes de Addison realmente apresentam níveis baixos de androgênio e, realmente, informam sintomas sugestivos de deficiência desse hormônio.

Conclusões

Parece haver poucas dúvidas de que a hidrocortisona seja o glicocorticoide mais adequado para a terapia de reposição em pacientes com insuficiência suprarrenal. A fludrocortisona é o único mineralocorticoide amplamente disponível. A Figura 41.1 mostra uma sugestão de protocolo para monitorar a reposição de esteroides em pacientes com insuficiência suprarrenal. Com frequência, é difícil garantir que as doses de reposição sejam as adequadas quando o paciente continua a apresentar sintomas. As evidências mais recentes mostram claramente que muitos pacientes são tratados com doses de glicocorticoides superiores àquelas que eles podem produzir fisiologicamente e que, por isso, esses pacientes podem estar sendo expostos ao risco de efeitos colaterais do excesso de esteroides. Entretanto, todo cuidado deverá ser tomado ao tentar minimizar as doses de esteroides, pois mais pacientes parecem continuar a sofrer sintomas de hipoadrenalismo que a desenvolver efeitos colaterais graves dos esteroides.

Problema 41 Reposição de Corticosteroides e Mineralocorticoides

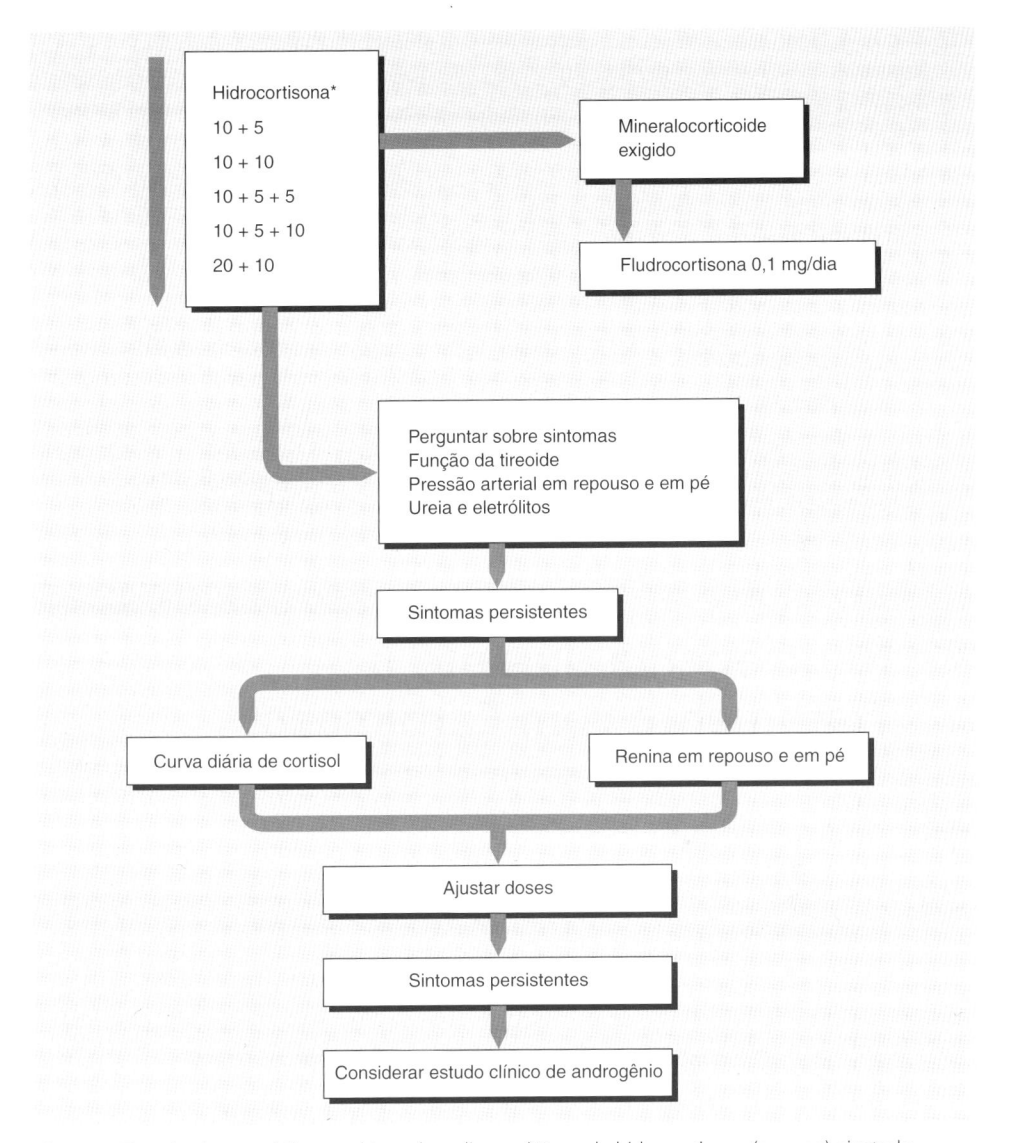

```
┌─────────────────┐
│ Hidrocortisona* │
│    10 + 5       │         ┌──────────────────┐
│    10 + 10      │────────▶│ Mineralocorticoide│
│    10 + 5 + 5   │         │ exigido          │
│    10 + 5 + 10  │         └──────────────────┘
│    20 + 10      │                  │
└─────────────────┘                  ▼
         │                ┌──────────────────────────┐
         │                │ Fludrocortisona 0,1 mg/dia│
         │                └──────────────────────────┘
         ▼
┌──────────────────────────────────┐
│ Perguntar sobre sintomas         │
│ Função da tireoide               │
│ Pressão arterial em repouso e em pé│
│ Ureia e eletrólitos              │
└──────────────────────────────────┘
                 │
                 ▼
      ┌──────────────────────┐
      │ Sintomas persistentes│
      └──────────────────────┘
           │            │
           ▼            ▼
┌────────────────────┐  ┌──────────────────────────┐
│Curva diária de cortisol│ │Renina em repouso e em pé│
└────────────────────┘  └──────────────────────────┘
                 │
                 ▼
         ┌───────────────┐
         │ Ajustar doses │
         └───────────────┘
                 │
                 ▼
      ┌──────────────────────┐
      │ Sintomas persistentes│
      └──────────────────────┘
                 │
                 ▼
  ┌─────────────────────────────────────┐
  │ Considerar estudo clínico de androgênio│
  └─────────────────────────────────────┘
```

Fig. 41.1 Terapia de reposição para hipoadrenalismo. *Dose de hidrocortisona (em mg) ajustada inicialmente de acordo com a resposta clínica. A curva diária confirmará a absorção e o perfil fisiológico. As medições do hormônio adrenocorticotrópico concomitante excluirão o tratamento em excesso.

Leituras Complementares

1. Cohen N, Gilbert R, Wirth A, Casley D, Jerums G. Atrial natriuretic peptide and plasma renin levels in assessment of mineralocorticoid replacement in Addison's disease. *J Clin Endocrinol Metab* 1996; **81**: 1411-15.

2. Crown A, Lightman S. Why is the management of glucocorticoid deficiency still so controversial: a review of the literature. *Clin Endocrinol* 2005; **63**: 483-92.
3. Agha A, Liew A, Finunicane F, *et al.* Conventional glucocorticoid replacement over treats adult hypopituitary patients with partial ACTH deficiency. *Clin Endocrinol* 2004; **60**: 688-93.
4. Alonso N, Granada ML, Lucas A, *et al.* Evaluation of two replacement regimens in primary adrenal insufficiency patients. Effects on clinical symptoms, health-related quality of life and biochemical parameters. *J Endocrinol Invest* 2004; **27**: 449-54.
5. Jodar E, Vadlenpenas MPR, Martinez G, Jara A, Hawkins F. Long-term follow-up of bone mineral density in Addison's disease. *Clin Endocrinol* 2003; **58**: 617-20.
6. Chikada N, Imaki T, Hotta M, Sato K, Takano K. An assessment of bone mineral density in patients with Addisons disease and isolated ACTH deficiency treated with glucocorticoid. *Endocr J* 2004; **51**: 355-60.
7. Libe R, Barbetta L, Dall'Asta C, Salvaggio F, Gala C, Beck-Peccoz P. Effects of dehydroepiandrosterone (DHEA) supplementation on hormonal, metabolic, and behavioural status in patients with hypoadrenalism. *J Endocrinol Invest* 2004; **27**: 736-41.

PROBLEMA

42 Neutropenia durante o Tratamento com Carbimazol

Anamnese

Uma paciente de 28 anos foi diagnosticada com tireotoxicose há 4 meses e apresenta-se com bócio difuso e exoftalmia leve. Não tem intenção de engravidar em um futuro próximo. Apresenta dor de garganta e, ao exame, ulceração da faringe, já que tinha sido avisada para informar quadro de dor de garganta rapidamente e suspender o tratamento com carbimazol, 20 mg/dia. A contagem de leucócitos mostra-se reduzida para $0,4 \times 10^9$/L.

A paciente agiu corretamente ao suspender o tratamento com carbimazol?

Como ela deverá ser tratada a curto prazo?

Qual abordagem você adotaria agora para tratar a doença de Graves dessa paciente?

Fundamentos

As drogas antitireóideas são o tratamento de primeira linha mais comum para tireotoxicose. Esses agentes são em geral seguros e bem tolerados e têm sido usados desde os anos 1940. Efeitos colaterais menores ocorrem em até 5% dos pacientes e incluem urticária ou erupção cutânea macular, náusea e vômito, alteração de paladar e artralgia. Embora em geral relativamente leve, a artralgia pode significar a latência de uma reação medicamentosa mais geral e muitos profissionais recomendariam a suspensão do medicamento se o paciente desenvolver essa reação. Uma reação cutânea suficientemente intensa para suspender a droga ocorre em 1 de cada 100 a 200 pacientes. Os efeitos colaterais do carbimazol e do metimazol (MMI), em especial, geralmente são associados à dose, ocorrendo certa de 50% de cruzamento se o paciente for transferido para uma das outras drogas.

A neutropenia relativa é comum em pacientes com a doença de Graves, especialmente naqueles de descendência africana. As discrasias de neutrófilos (neutropenia e agranulocitose) são as reações adversas graves das drogas à base de tionamida informadas com mais frequência. Define-se neutropenia como a contagem de neutrófilos inferior a $1,5 \times 10^9/L$ e agranulocitose como a contagem de neutrófilos inferior a $0,5 \times 10^9/L$. Esta última reação ocorre em quase 1/3 de 1% dos pacientes sob tratamento com drogas antitireóideas e aparece geralmente nos primeiros 3 meses de tratamento. As drogas deverão ser suspensas imediatamente em todos os pacientes com contagem de granulócitos inferior a $1 \times 10^9/L$. A complicação pode ocorrer a qualquer momento no curso da terapia antitireóidea e pode afetar os pacientes que tenham sido tratados anteriormente com um curso bem-sucedido e sem complicações de drogas à base de tionamida. Após um quadro de agranulocitose, o tratamento com qualquer droga à base de tionamida é contraindicado. Deveria haver um limiar inferior de verificação das contagens sanguíneas, total e diferencial, em pacientes sob tratamento com esses agentes, mas, em geral, acredita-se que as verificações regulares e rotineiras do sangue não sejam necessárias.

Outras reações adversas graves (além da agranulocitose, da neutropenia, da trombocitopenia e da anemia aplástica) são a hepatite e a vasculite. Pearce[1] revisou as reações colaterais adversas com tionamidas informadas no Reino Unido entre 1963 e 2003. Foi observado que as reações fatais foram mais comuns entre os idosos. As discrasias de neutrófilos foram mais comuns no início do tratamento, com tempo médio de informação de apenas 30 dias. A Tabela 42.1 mostra a incidência relativa de efeitos colaterais fatais. No Reino Unido, entre 1981 e 2003 houve 5,23 milhões de prescrições para drogas à base de tionamida e os relatórios de reações adversas graves (por milhão de prescrições) foram 98,4 para carbimazol e 239,6 para propiltiouracil (PTU).

As drogas antitireóideas são, quase com toda a certeza, a causa mais comum de agranulocitose medicamentosa, seguidas de sulfametoxazol, sulfalazina e clomipramina e as apresentações mais comuns são a febre e a dor de garganta (em virtude da faringite ou tonsilite). A agranulocetose também está associada a outras infecções, incluindo pneumonia e infecção do trato urinário. As culturas de sangue são comuns e podem resultar em uma faixa de organismos que inclui o *Pseudomonas aeruginosa*. Acredita-se que a neutropenia tenha origem autoimune nos pacientes com alta frequência de anticorpos citoplasmáticos antineutrófilos (ANCAs). Uma faixa de autoantígenos já foi descrita incluindo a proteinase 3 e a mieloperoxidase. A Figura 42.1 sumariza o tratamento de agranulocitose com drogas antitireóideas. O medicamento deverá ser suspenso. Os pacientes deverão ser submetidos à triagem para infecção e se apresentarem febre ou se houver evidência de infecção eles deverão receber antibióticos de amplo espectro,

Tabela 42.1	Reações adversas fatais do carbimazol	
Reação	Total informado	Fatalidades (%)
Agranulocitose	94	18 (19)
Neutropenia	85	2 (2)
Anemia aplástica	10	5 (50)
Trombocitopenia	17	3 (18)
Pancitopenia	7	1 (14)
Hepatite e icterícia	65	2 (3)
Vasculite	2	0
Defeitos de nascença	59	3 (5)
Total de relatórios	725	42 (6)

Dados do Reino Unido,[1] onde o metimazol não é usado rotineiramentre e o propiltirouracil só é usado como droga de segunda linha. A tabela mostra os relatórios apresentados entre 1963 e 2003.

geralmente com um agente antifúngico. O uso do fator de estimulação de colônias de granulócitos deverá ser considerado em casos mais sérios.

A hepatotoxicidade séria ocorre em 0,1 a 0,25% dos pacientes tratados com PTU e é difícil de ser diagnosticada, pois as anormalidades nas enzimas hepáticas são comuns em pacientes com tireotoxicose antes do HO. Além disso, aumentos transitórios nessas enzimas (até 6 vezes o normal) também são comuns em pacientes que iniciaram a terapia com tionamidas. A reação hepática séria mais comum ao PTU é a hepatite alérgica, com aumentos acentuados em transaminases. Semelhante às discrasias sanguíneas, a reação é mais comum nos primeiros meses da terapia. O quadro pode ser fatal em até 25% dos casos e pode exigir o transplante do fígado. A hepatite é menos comum com carbimazol e MMI, mas essas drogas podem causar colestasia intra-hepática, que normalmente se resolve espontaneamente mediante suspensão do agente.

A vasculite também é mais comum com PTU e pode-se manifestar com erupções cutâneas, artrite, deterioração da função renal e sintomas respiratórios, incluindo hemoptise. Os ANCA mostram-se positivos em cerca de 5% dos pacientes com doença de Graves antes do tratamento, em até 15% dos pacientes em tratamento com carbimazol e em 30% daqueles que recebem PTU. A maioria dos pacientes afetados pela vasculite induzida por tionamidas apresenta ANCA perinucleares e reação dos anticorpos contra a mieloperoxidase (talvez não surpreendente, em razão da reatividade cruzada com a peroxidase tireóidea). A maioria dos casos resolve-se espontaneamente mediante a suspensão da droga, mas alguns deles precisam de terapia imunossupressora com altas doses incluindo corticosteroides e ciclofosfamida.

Problema 42 Neutropenia durante o Tratamento com Carbimazol

```
                    ┌─────────────────────┐
                    │  Iniciar tionamida  │
                    └──────────┬──────────┘
                               ▼
                    ┌─────────────────────────┐
                    │ Revisar a cada 4 semanas*│
                    └──────────┬──────────────┘
                               ▼
              ┌────────────────────────────────────────┐
              │ Reduzir a dose de acordo com o estado  │
              │ da tiroide                             │
              └────────────────┬───────────────────────┘
                               ▼
              ┌────────────────────────────────────────┐
              │ Se houver infecção clínica ou reação   │
              │ medicamentosa, verificar WBC e         │
              │ diferencial                            │
              └────────────────┬───────────────────────┘
```

Neutrófilos 1,0-1,5 x 10^9/L	Neutrófilos 0,5-1,0 x 10^9/L	Neutrófilos < 0,5 x 10^9/L
Suspender a droga	Suspender a droga	Suspender a droga
Propranolol	Propranolol	Propranolol
Monitorar a cada 3 dias	Triagem para infecção	Hospitalizar
Recuperação rápida		Antibiótico + antifúngico
Reintroduzir a droga?	Infecção ou recuperação lenta	Considerar G-CSF

Tratamento definitivo (^{131}I)

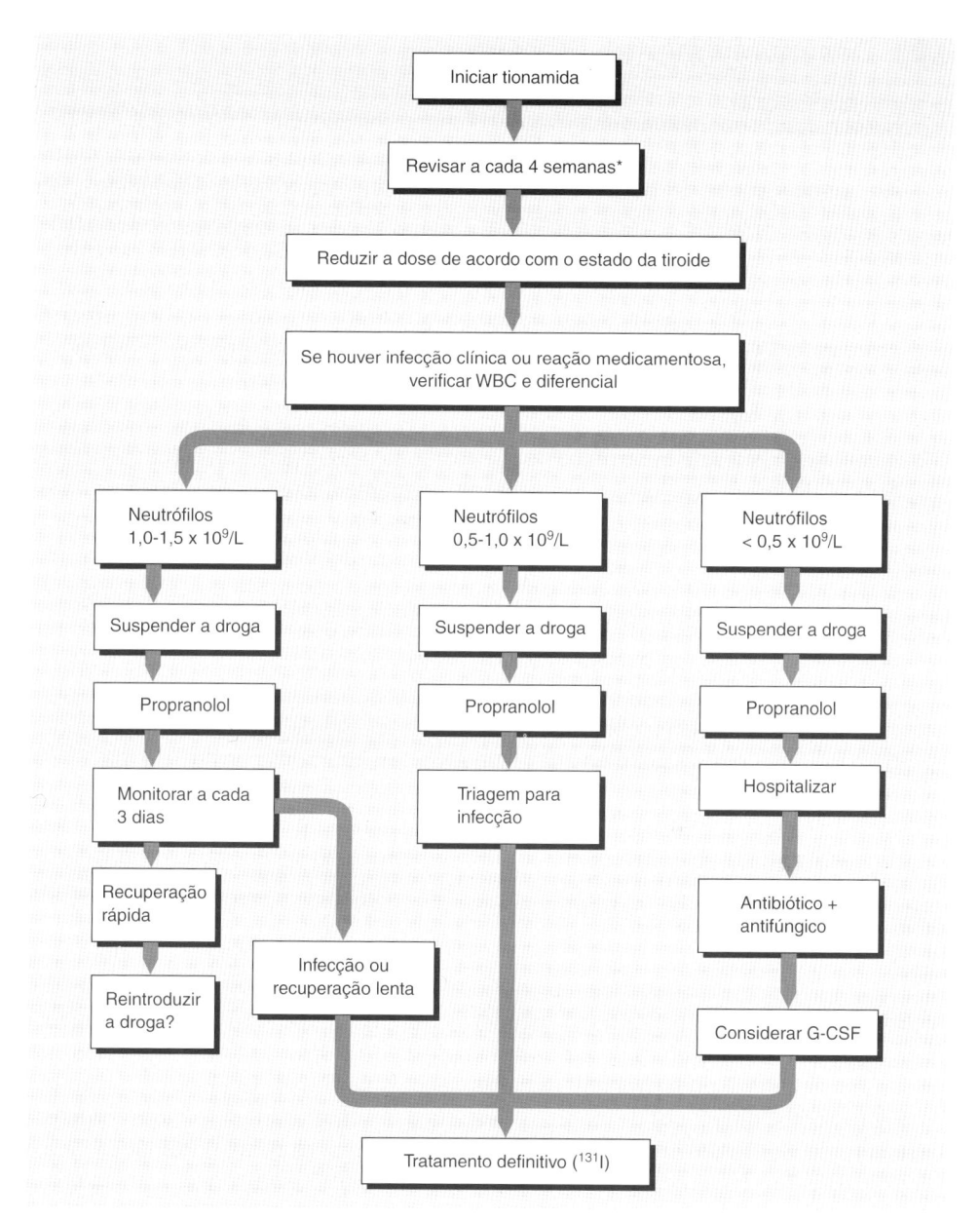

Fig. 42.1 Tratamento de neutropenia induzida por drogas antitireóideas. *Até que o paciente esteja clínica e bioquimicamente eutireóideo. G-CSF = fator de estimulação de colônias de granulócitos; WBC = leucócitos.

Desenvolvimentos Recentes

1. Harper et al.[2] conduziram uma triagem com muitos pacientes com doença de Graves quanto à presença de ANCA. Os resultados foram comparados aos dos controles normais e aos de pacientes eutireóideos com tireoidite de Hashimoto. Por meio de imunofluorescência direta, os ANCA mostraram-se positivos em mais pacientes de Graves (19,9%) que nos controles eutireóideos (4,6%; $P < 0,001$). Os ANCA também foram detectados com mais frequência por ensaio enzimático imunossorvente no soro dos pacientes com essa doença. Foram medidos os anticorpos antiproteinase 3 e antimieloperoxidase. A presença desses anticorpos foi substancialmente associada ao uso de drogas antitireóideas, especialmente o PTU, em vez de ao estado autoimune.

2. A contagem baixa de neutrófilos pode ocorrer na presença de uma contagem total normal de leucócitos. Tajiri e Noguchi[3] observaram contagens de leucócitos superiores a $3,0 \times 10^9$/L em 18 de 109 (16,5%) pacientes portadores de neutropenia induzida por droga antitireóidea. Alguns desses pacientes apresentaram infecções e em outros ocorreu mais redução na contagem de neutrófilos.

3. Somente cerca de 1/4 dos pacientes que se tornaram positivos para ANCA após início do tratamento com PTU desenvolveu os aspectos clínicos da vasculite. Yu et al.[4] mediram os anticorpos das células endoteliais (AECA) usando um extrato das células endoteliais da veia umbilical humana e uma técnica de *immunoblotting*. Dez dos 11 pacientes com vasculite positiva para ANCA mostraram-se positivos para AECAs na fase ativa da doença. A maioria deles tornou-se negativa durante a fase quiescente. Os pacientes positivos para ANCA após tratamento com PTU, mas que não tinham vasculite, não apresentaram AECA, bem como os controles normais.

Conclusões

A paciente agiu corretamente ao suspender o carbimazol, pois contraiu neutropenia séria. Entretanto, os sintomas de garganta inflamada e infecção do trato respiratório superior são comuns. É preferível que os pacientes busquem ajuda urgente e tenham sua contagem total e diferencial de glóbulos sanguíneos verificada antes de interromperem o tratamento. Sem a droga antitireóidea, a paciente exigirá controle sintomático para a tireotoxicose. Nós recomendaríamos usar propranolol oral (80-240 mg/dia) titulado para a taxa de pulso em repouso de cada paciente. Se os pacientes apresentarem neutropenia séria, tireotoxicidade séria ou evidência clínica de infecção, eles deverão ser hospitalizados e submetidos, imediatamente, a um regime adequado de antibióticos de amplo espectro. E uma vez recuperado da neutropenia e com a infecção e os sintomas de hipertireoidismo sob controle, deve-se considerar um tratamento definitivo com iodo radioativo. Para os pacientes que optarem pela cirurgia, será necessária a preparação pré-operatória cuidadosa com β-bloqueadores e iodo.

Leituras Complementares

1. Pearce SH. Spontaneous reporting of adverse reactions to carbimazole and propylthiouracil in the UK. *Clin Endocrinol* 2004; **61**: 589-94.
2. Harper L, Chin L, Daykin J, *et al*. Propylthiouracil and carbimazole associated-antineutrophil cytoplasmic antibodies (ANCA) in patients with Graves' disease. *Clin Endocrinol* 2004; **60**: 671-5.
3. Tajiri J, Noguchi S. Antithyroid drug-induced agranulocytosis: special reference to normal white blood cell count agranulocytosis. *Thyroid* 2004; **14**: 459-62.
4. Yu F, Zhao MH, Zhang YK, Zhang Y, Wang HY. Anti-endothelial cell antibodies (AECA) in patients with propylthiouracil (PTU)-induced ANCA positive vasculitis are associated with disease activity. *Clin Exp Immunol* 2005; **139**: 569-74.

PROBLEMA
43 Lítio

Anamnese

A Senhora MH tem 57 anos e já passou muito mal com transtorno bipolar que exigiu internação em hospital psiquiátrico. Em termos psicológicos, ela tem-se mostrado equilibrada nos últimos 18 meses e continua em tratamento com carbonato de lítio. Seus níveis de plasma são monitorados regularmente. Entretanto, ela percebeu que precisa levantar-se com mais frequência à noite para urinar e que também está urinando mais vezes durante o dia.

Os sintomas urinários da paciente estão relacionados com o lítio e qual é o mecanismo de ação?

Ela deveria interromper o tratamento com essa substância?

Existem tratamentos que possam ajudá-la com os sintomas urinários?

Ela deverá ser informada sobre quaisquer outros efeitos do lítio a longo prazo?

Fundamentos

Embora muito menos comum que a depressão unipolar, o transtorno bipolar pode afetar até 1% da população.[1] A doença tem intensidade variável, mas pode ser potencialmente fatal em seu estado mais grave. Não se conhece a causa subjacente, embora o fator genético seja muito forte em cerca da metade das vítimas com história familiar compatível. Há 10 a 20% de concordância para a doença em gêmeos dizigotos e 40 a 80% em gêmeos monozigotos e os *loci* de suscetibilidade foram identificados nos cromossomos 18 e 21.

O lítio tem sido usado no tratamento do transtorno bipolar há mais de 50 anos. A substância é muito eficaz e geralmente bem tolerada, podendo ser usada também no tratamento da mania aguda e como estabilizador do humor, para prevenir a exacerbação da doença. Um dos problemas dessa essa droga é, porém, sua janela terapêutica estreita, o que torna necessário monitorar regularmente os níveis da substância, normalmente a cada 3 meses. A Tabela 43.1 mostra os efeitos colaterais comuns e tóxicos do lítio. Esse agente pode causar nefropatia progressiva e várias anormalidades endócrinas incluindo hipotireoidismo, hipercalcemia e adenoma paratireóideo, osteoporose, diabetes insípido nefrogênico e ganho de peso com resistência à insulina. Essas reações adversas endócrinas são tão comuns que geram o argumento de que todos os pacientes em tratamento com lítio devem ser examinados regularmente por um endocrinologista. A Figura 43.1 sugere um protocolo de cuidados para pacientes tratados com lítio.

Algumas reações adversas podem ocorrer com níveis da droga ainda na faixa terapêutica (0,6-1,0 mmol/L), enquanto outras podem aparecer somente com a exposição prolongada à droga. Os efeitos tóxicos só se manifestarão quando os níveis do lítio se mostrarem superiores ao limite superior dessa faixa. Esses níveis podem ser elevados pela ação de várias outras substâncias incluindo as tiazidas, os agentes antiinflamatórios não esteroides, a enzima de conversão da angiotensina, os inibidores da reabsorção seletiva da serotonina e a teofilina.

As anormalidades renais são comuns em pacientes tratados com lítio e classificam-se em três tipos: diabetes insípido nefrogênico, intoxicação aguda e insuficiência renal crônico. O prejuízo renal associado à intoxicação aguda deve-se, em parte, à reidratação e resolve-se, geralmente, com hidratação e suspensão temporária da droga. A insuficiência renal crônica observada em uma minoria de pacientes tratados com lítio deve-se, em parte, a alterações funcionais e, em parte, a mudanças estruturais. Os túbulos distais e os ductos coletores são os alvos principais. O lítio compete com o magnésio, que atua como cofator para muitas proteínas G e enzimas no rim. As principais alterações são geralmente descritas como nefropatia tubulointersticial crônica, associada à atrofia tubular e à fibrose

Tabela 43.1 Efeitos colaterais e tóxicos do lítio

Efeitos colaterais	Efeitos tóxicos
Náusea	Visão turva
Diarreia	Disartria
Boca seca	Confusão
Edema	Ataxia
Tremor	Tremores intensos
Ganho de peso	Sonolência
Poliúria e polidipsia	Fraqueza muscular
Disfunção da tireoide	
Hipercalcemia	

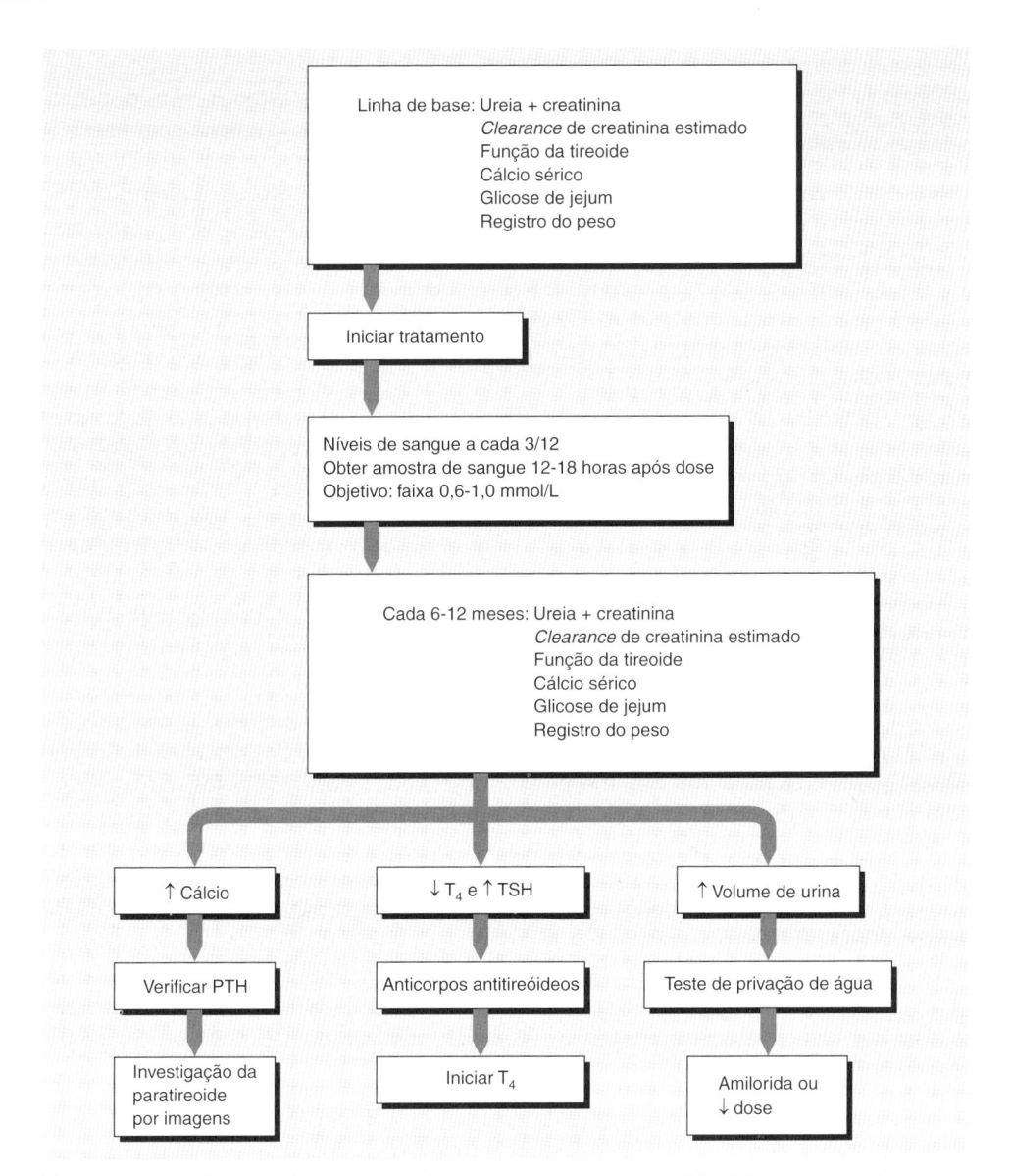

```
┌─────────────────────────────────────┐
│ Linha de base: Ureia + creatinina   │
│         Clearance de creatinina     │
│         estimado                    │
│         Função da tireoide          │
│         Cálcio sérico               │
│         Glicose de jejum            │
│         Registro do peso            │
└─────────────────────────────────────┘
                  ↓
         ┌──────────────────┐
         │ Iniciar tratamento│
         └──────────────────┘
                  ↓
┌─────────────────────────────────────┐
│ Níveis de sangue a cada 3/12        │
│ Obter amostra de sangue 12-18 horas │
│ após dose                           │
│ Objetivo: faixa 0,6-1,0 mmol/L      │
└─────────────────────────────────────┘
                  ↓
┌─────────────────────────────────────┐
│ Cada 6-12 meses: Ureia + creatinina │
│         Clearance de creatinina     │
│         estimado                    │
│         Função da tireoide          │
│         Cálcio sérico               │
│         Glicose de jejum            │
│         Registro do peso            │
└─────────────────────────────────────┘
         ↓           ↓            ↓
   ┌──────────┐ ┌──────────────┐ ┌──────────────┐
   │ ↑ Cálcio │ │ ↓T₄ e ↑TSH   │ │↑Volume urina │
   └──────────┘ └──────────────┘ └──────────────┘
         ↓           ↓            ↓
   ┌──────────┐ ┌──────────────┐ ┌──────────────┐
   │Verificar │ │ Anticorpos   │ │  Teste de    │
   │   PTH    │ │antitireóideos│ │privação água │
   └──────────┘ └──────────────┘ └──────────────┘
         ↓           ↓            ↓
   ┌──────────┐ ┌──────────────┐ ┌──────────────┐
   │Investiga-│ │  Iniciar T₄  │ │ Amilorida ou │
   │ção para- │ │              │ │    ↓ dose    │
   │tireoide  │ │              │ │              │
   │por imagens│ │              │ │              │
   └──────────┘ └──────────────┘ └──────────────┘
```

Fig. 43.1 Protocolo de cuidados para pacientes em tratamento com lítio. PTH = paratormônio; TSH = hormônio de estimulação da tireoide.

intersticial, e o resultado desses processos é o declínio uniforme da função renal e a perda renal de proteínas em alguns pacientes (acima de 3 g/dia). Com frequência, a função renal não melhora após a interrupção do tratamento com lítio.

O diabetes insípido nefrogênico em pacientes tratados com lítio deve-se à diminuição (*downregulation*) da aquaporina (AQP2 e AQP3) nos ductos de coleta. As aquaporinas são proteínas de membrana que funcionam como canais de água e a faixa de alterações varia desde inconveniência leve até o quadro de hipernatremia intensa e desidratação com doença aguda, ou quando a ingestão de fluidos é restrita. A terapia com lítio é a causa mais comum de diabetes insípido nefrogênico medicamentoso. Até 40% dos pacientes sob esse tratamento apresentam aumento no volume de urina e o diabetes insípido nefrogênico está presente em até 12%. Idade e duração do tratamento são os principais fatores de risco. O quadro é considerado leve quando a osmolalidade no plasma é normal, a osmolalidade na urina é inferior a 300 mOsm/kg e o débito urinário está entre 2,5L/dia e 6 L/dia. O melhor teste é o da privação de água. No diabetes insípido nefrogênico a osmolalidade na urina permanece baixa (inferior a 300 mOsm/kg) após a desidratação e não há resposta à vasopressina. O diabetes insípido nefrogênico é parcial quando essa osmolalidade na urina está entre 300 mOsm/kg e 750 mOsm/kg após a desidratação e não se eleva para mais de 750 mOsm/kg com a vasopressina. Deve-se considerar a suspensão do lítio e a substituição desse agente por outra droga antipsicótica. Entretanto, se isso não for possível, o diabetes insípido nefrogênico pode ser tratado com amilorida, que inibe a entrada do lítio nas células. Além disso, pode-se considerar uma dose reduzida de lítio visando à faixa terapêutica de 0,5 a 0,8 mmol/L. As drogas anti-inflamatórias não esteroides como indometacina podem ser úteis. O tratamento do diabetes insípido nefrogênico com um diurético tiazídico pode reduzir a excreção do lítio e precipitar a toxicidade por essa substância.

O lítio aumenta o teor de iodo na tireoide, inibe o acoplamento dos resíduos de iodotirosina que formam T_4 e T_3 e também a conversão de T_4 em T_3. Como resultado, até 50% dos pacientes tratados com lítio podem desenvolver bócio e muitos outros nesse grupo terão hipotireoidismo, geralmente subclínico (nível elevado do hormônio de estimulação da tireoide [TSH] e T_4 e T_3 normais) e afetando até 21% dessa população. De modo geral, 3 a 5% dos pacientes em tratamento com lítio apresenta hipotireoidismo evidente. O bócio e o hipotireoidismo induzidos pelo lítio tendem a aparecer nos primeiros 2 anos da terapia em pacientes suscetíveis. Essas reações adversas são mais comuns nas mulheres e naqueles pacientes com ciclos rápidos de transtorno bipolar. O papel da autoimunidade nas doenças da tireoide induzidas pelo lítio tem sido controverso, mas a evidência atual sugere que as desordens não são de natureza autoimune na maioria dos casos.

A terapia a longo prazo está associada a aumentos leves no nível de cálcio no plasma. Em alguns casos, descobriu-se que esse aumento levava ao hiperparatireoidismo primário, com hiperplasia paratireóidea associada. Esse efeito do lítio melhora mediante a interrupção do tratamento e, na maioria dos casos, a glândula paratireoide volta ao tamanho normal. Entre os pacientes tratados com lítio, 10 a 15% desenvolvem hipercalcemia, geralmente leve e normalmente assintomática. Uma proporção muito pequena desenvolve adenomas paratireóideos, que podem ser múltiplos. O lítio aumenta também o metabolismo de cálcio dos ossos e pode contribuir para o desenvolvimento de osteoporose. O mecanismo que rege as mudanças induzidas por lítio no metabolismo do cálcio ainda não está totalmente esclarecido. Sabe-se que o lítio inibe a entrada do cálcio nas células e pode, por isso, contribuir diretamente para o desenvolvimento de hipercalcemia.

Desenvolvimentos Recentes

1. O mecanismo celular das ações do lítio está começando a ser compreendido.[1,2] Sabe-se que o íon inibe a geração intracelular da AMP cíclica ao interferir na interação entre a proteína G e a adenilato ciclase intracelular. A enzima inositol monofasfatase é inibida pelo lítio. Algumas das ações dessa droga podem surgir por meio da redução da inositol intracelular, causada tanto pela reciclagem reduzida quanto pela síntese *de novo* reduzida. O lítio atua como agente neuroprotetor e essa ação pode ser mediada, em parte, pela inibição da enzima glicogênio sintase cinase 3β.
2. Um estudo recente da China confirma que a taxa de desenvolvimento do hipotireoidismo é acentuadamente maior em pacientes em tratamento com lítio.[3] Da mesma forma, em uma revisão de prescrições para mais de 1,3 milhões de pacientes em Ontário,[4] observou-se aumento considerável nas prescrições de tiroxina nos pacientes em tratamento concomitante com lítio. Nos pacientes sob essa terapia, o índice de desenvolvimento de hipotireoidismo foi de 5,65 em cada 100 pacientes por ano. Isso corresponde, aproximadamente, a duas vezes o índice encontrado na população de fundo.
3. Foram observados efeitos estimuladores de crescimento sobre o tecido paratireóideo com aumento na expressão do fator AP-1 de transcrição.[5] Entretanto, não se sabe se a droga provoca o crescimento de adenomas ou se ela seleciona populações de células em franco crescimento a partir da paratireoide. Uma proporção maior de pacientes que a esperada apresenta adenomas de múltiplas glândulas.

Conclusões

Sintomas urinários são comuns em pacientes tratados com lítio a longo prazo, afetando até 40% dessa população. Em geral, esses sintomas não são suficientemente intensos para justificar a interrupção do tratamento. O quadro deverá ser explicado aos pacientes, sendo necessário reconhecer os perigos da interrupção do lítio em pacientes com transtorno bipolar significativo. Deve-se considerar a redução da dose visando à porção mais baixa da faixa terapêutica. Como alternativa, pode-se considerar o tratamento com amilorida. Embora muito eficaz, o lítio pode levar ao prejuízo renal, hipotireoidismo, hipercalcemia e ganho de peso.

Leituras Complementares

1. Belmaker RH. Bipolar disorder. *N Engl J Med* 2004; **351**: 476-86.
2. Williams R, Ryves WJ, Dalton EC, Eickhoff B, Shaltiel G, Agam G, Harwood AH. A molecular cell biology of lithium. *Biochem Soc Trans* 2004; **32**: 799-802.
3. Zhang ZJ, Li Q, Kang WH, *et al*. Differences in hypothyroidism between lithium-free and -treated patients with bipolar disorders. *Life Sci* 2006; **76**: 771-6.
4. Shulman KI, Sykora K, Gill SSS, Mamdani M, Anderson G, Marras C, Wodchis WP, Lee PE, Rochon P. New thyroxine treatment in older adults beginning lithium therapy. *Am J Geriatr Psychiatry* 2005; **13**: 299-304.

5. Awad SS, Miskulin J, Thompson N. Parathyroid adenomas versus four-gland hyperplasia as the cause of primary hyperparathyroidism in patients with prolonged lithium therapy. *World J Surg* 2003; **27**: 486-8.

PROBLEMA

44 Cálcio e Vitamina D

Anamnese

A Sra. FS tem 48 anos e foi submetida, recentemente, à tireoidectomia subtotal por causa de um bócio benigno. De modo geral, ela demonstrou boa recuperação e agora recebe tratamento com tiroxina, 150 µg/dia. Agora ela se queixa de formigamento ao redor da boca e nos dedos. Na obtenção da história clínica, ela informa ter recebido cálcio intravenoso após a cirurgia. Seu nível de cálcio sérico é de 1,80 mmol/L (faixa normal: 2,2-2,6 mmol/L).

Como você abordaria o tratamento desse nível baixo de cálcio sérico?

A paciente vai precisar de reposição a longo prazo?

Como você trataria um quadro sério de hipocalcemia?

Fundamentos

O índice de complicações da tireoidectomia subtotal dependerá da experiência do cirurgião, sendo, portanto, difícil generalizar a frequência. O hipoparatireoidismo transitório após a cirurgia resulta da remoção inadvertida de algumas glândulas paratireoides e da isquemia nas glândulas restantes. Os sintomas da hipocalemia desenvolvem-se dentro de uma semana a partir da cirurgia, mas a rapidez da manifestação dependerá da intensidade da lesão. O hipoparatireoidismo permanente ocorre em até 3,6% dos casos. No caso da hipocalcemia leve, será necessária a prescrição de carbonato de cálcio oral. Em casos mais intensos e prolongados, será necessário tratamento a longo prazo com cálcio e vitamina D ou um de seus análogos.

A vitamina D apresenta-se sob duas formas: vitamina D_2 (ergocalciferol) e vitamina D_3 (colecalciferol). A vitamina D_2 é a principal forma disponível em dietas e agentes farmacêuticos. A vitamina D_3 tem produção endógena a partir do 7-desidrocolesterol. A Figura 44.1 resume o metabolismo da vitamina D. O paratormônio (PTH), a hipocalcemia e a hipofosfatemia estimulam a atividade da 1α-hidroxilase, que está presente na epiderme, placenta, ossos, macrófagos e próstata, além de no rim. A produção extrarrenal de $1,25(OH)_2$ não é controlada nem pelo cálcio nem pelo PTH. As citocinas, como o γ-interferon, são responsáveis pelo aumento da atividade da 1α-hidroxilase nos macrófagos, nos quadros de sarcoidose ou de outras doenças linfoproliferativas. A produção de $1,25(OH)_2$ D nesses casos não depende da ação do PTH. A doença renal reduz a ativi-

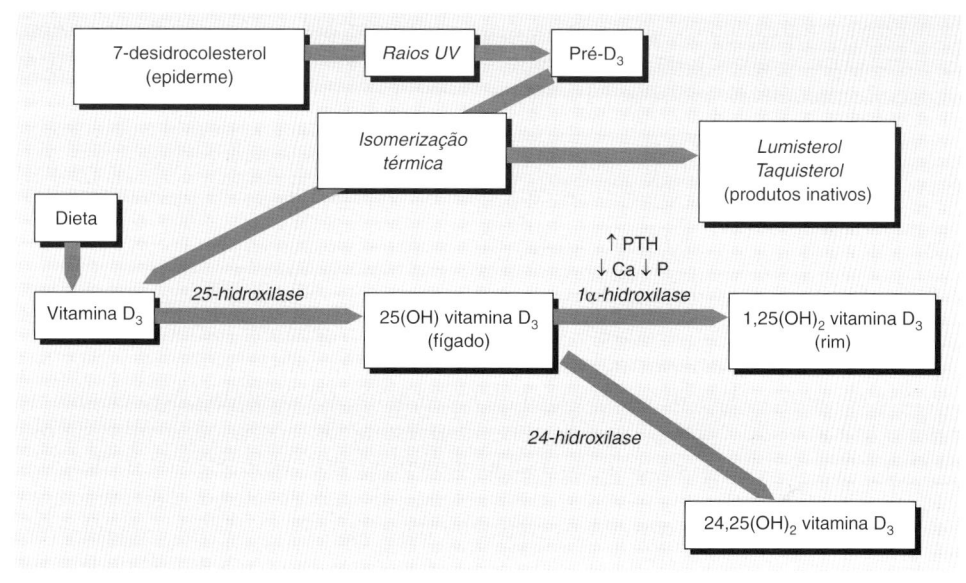

Fig. 44.1 Metabolismo da vitamina D. PTH = paratormônio.

dade da 1α-hidroxilase com a queda nos níveis de 1,25(OH)$_2$ D. Esses níveis começam a cair quando a taxa de filtração glomerular atinge 40 mL/minuto.

Causas da deficiência de vitamina D

A Tabela 44.1 sumariza essas causas. A exigência diária de vitamina D para crianças e adultos até 50 anos é de 200 U, para adultos entre 51 e 70 anos é de 400 U e para indivíduos de 71 anos ou mais é de 600 U. O raquitismo tipo 1 dependente da vitamina D é

Tabela 44.1 Causas da deficiência de vitamina D	
Produção ou ingestão não satisfatórias	Baixa ingestão dietética Falta de exposição à luz do sol Má absorção
25-hidroxilação defeituosa	Doença hepática
1α-hidroxilação defeituosa	Insuficiência renal Cetoconazol Raquitismo hipofosfatêmico ligado ao X Raquitismo tipo 1 dependente de vitamina D
Metabolismo aumentado	Fenitoína Rifampicina Glutetimida
Resistência do órgão-alvo	Raquitismo tipo 2 dependente de vitamina D

uma doença autossômica recessiva causada por mutações no gene para a enzima 1α-hidroxilase localizado no cromossomo 12q14. Esse quadro deverá ser tratado com formas de vitamina D que sejam 1α-hidroxiladas. O raquitismo tipo 2 dependente da vitamina D também é um quadro autossômico recessivo, mas agora devido a defeitos no gene para os receptores da vitamina D. Os níveis dessa vitamina e de seu derivado 250 hidroxilado são normais, enquanto os da 1,25-di-hidroxivitamina D se mostram acentuadamente aumentados.

Suplementação de cálcio

Essa suplementação nem sempre é, necessariamente, exigida em pacientes com deficiência de vitamina D, embora muitas preparações dessa vitamina contenham cálcio. Por unidade de peso, os sais de cálcio resultam em volumes variáveis do cálcio elementar. Fosfato, citrato e gluconato de cálcio apresentam resultados relativamente insatisfatórios. O carbonato de cálcio é barato e é o sal mais amplamente usado. Ele precisa de acidificação para ser absorvido e, portanto, deve ser ingerido com as refeições, ou então com um suco de frutas cítricas. Nos idosos com acloridia a absorção pode ser um problema. Em casos de emergência, 10 mL de gluconato de cálcio a 10% (2,25 mmol) podem ser administrados lentamente por via intravenosa, seguidos de mais 40 mL (9 mmol) administrados durante as 24 horas seguintes.

Reposição de vitamina D

Há vários preparados disponíveis e a escolha depende do diagnóstico subjacente. As formas disponíveis de vitamina D são: ergocalciferol (calciferon, vitamina D_2); colecalciferol (vitamina D_3); di-hidrotaquisterol (um análogo sintético da vitamina D_3); alfacalcidol (1α-hidroxicolecalciferol); calcitriol (1,25-di-hidroxicolecalciferol) e paricalcitol (uso análogo para prevenir hiperparatireoidismo secundário em quadros de insuficiência renal).

Para a suplementação simples de vitamina D, 400-800 U (10-20 μg) ao dia de ergocalciferol são o suficiente. Essa dose pode ser administrada em conjunto com até 1.500 mg de cálcio, dependendo da ingestão dietética diária. Formas mais sérias da deficiência de vitamina D deverão ser tratadas com doses de até 50.000U/dia durante até três semanas, antes de iniciar o paciente na terapia de manutenção. Pacientes com má absorção ou com doença hepática exigem doses farmacológicas de até 40.000 U (1 mg) de ergocalciferol por dia. O hipoparatireoidismo exige tratamento com altas doses de ergocalciferol (se for esse o tratamento escolhido) de até 100.000 U (2,5 mg)/dia. A 1α-hidroxilação está prejudicada em pacientes com insuficiência renal, hipoparatireoidismo, resistência ao hormônio da tireoide e raquitismo dependente de vitamina D. Nesses quadros, deve-se usar di-hidrotaquisterol, calcitriol ou alfacalcidol.

Ao monitorar a reposição de vitamina D, assegure-se de que a hipocalcemia seja corrigida. O PTH deverá ser reduzido para os níveis da faixa normal e a excreção de cálcio na urina deverá ser superior a 100 mg por 24 horas. A fosfatase alcalina pode permanecer elevada por alguns meses após o início do tratamento, mas deverá, por fim, voltar ao normal. A Figura 44.2 mostra um fluxograma de tratamento para a reposição de vitamina D.

```
                    ┌─────────────────────────────┐
                    │ 25(OH) vitamina D < 30 ng/mL│
                    └──────────────┬──────────────┘
                                   ▼
                    ┌─────────────────────────────┐
                    │ Suplementação de cálcio necessária? │
                    └──────────────┬──────────────┘
```

Dieta Baixa exposição à luz do sol	Má absorção Doença hepática	1α-hidroxilação defeituosa*
Ergocalciferol 400-800 U	Ergocalciferol até 50.000 U	Di-hidrotaquisterol ou alfacalcidol ou calcitrol

Monitorar:

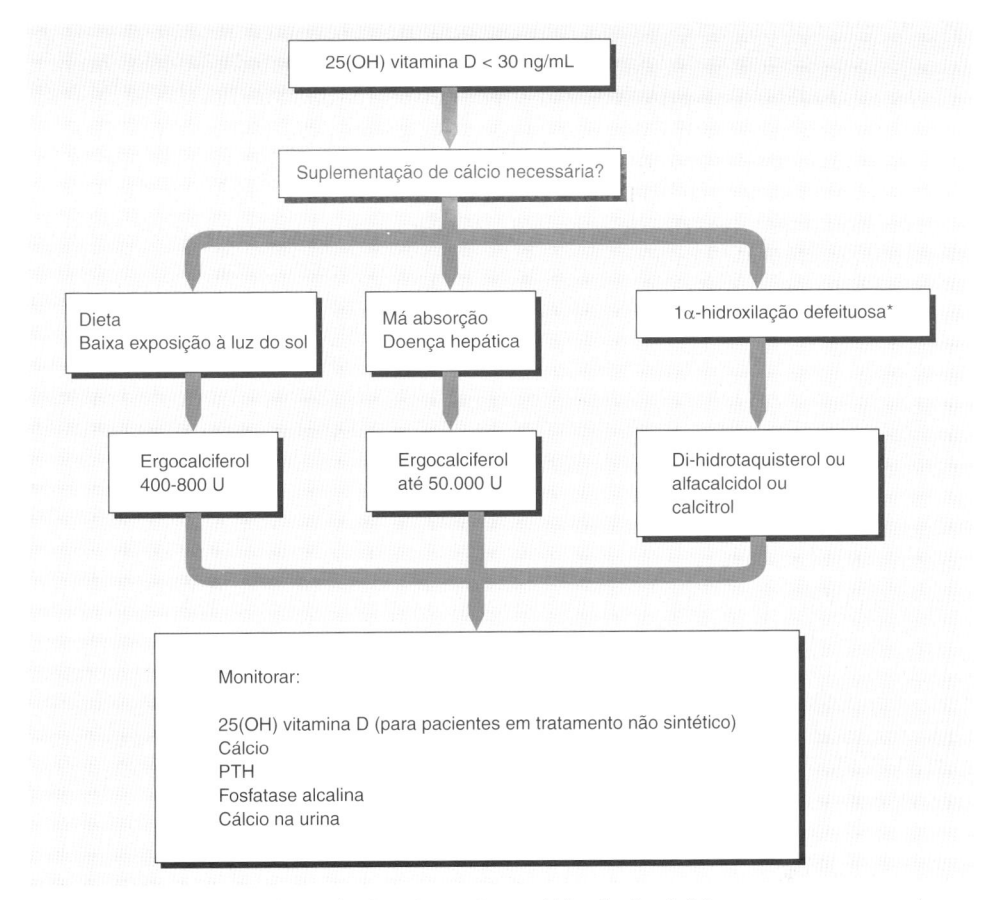

25(OH) vitamina D (para pacientes em tratamento não sintético)
Cálcio
PTH
Fosfatase alcalina
Cálcio na urina

Fig. 44.2 Reposição de cálcio e de vitamina D. *A 1α-hidroxilação defeituosa ocorre nos quadros de insuficiência renal, hipoparatireoidismo, resistência ao paratoormônio (PTH) e no raquitismo tipo 1 dependente de vitamina D.

Desenvolvimentos Recentes

1. No estudo recente de Diamond et al.[1] uma injeção única de 600.000 U de colecalciferol (15 mg) manteve o estado adequado de vitamina D durante os 12 meses do acompanhamento. Além disso, o estado adequado de vitamina D foi confirmado pela identificação de níveis reduzidos do PTH durante o período do estudo.
2. O estado de vitamina D é, provavelmente, o principal fator na regulação do PTH na população em geral.[2] Parte da importância do estado de vitamina D como determinante da saúde dos ossos pode ser regulação da secreção do PTH. Um PTH aumentado também foi associado à maior tendência à hipertensão e resistência à insulina. Pode até ser que as medidas de PTH e de excreção urinária de cálcio devam ser consideradas ao se avaliar o estado da vitamina D rotineiramente.

3. Até 80% dos pacientes idosos com osteoporose apresentam pelo menos algum nível de deficiência de vitamina. Entretanto, mesmo na população mais jovem e mais deambulante, a prevalência de níveis baixos de vitamina D pode ser superior a 10%.[3] Hoje, acredita-se que esse índice seja um dos principais determinantes de vários aspectos da saúde, incluindo o risco de osteoporose, de diabetes tipo 1 e de artrite reumatoide, de hipertensão, de doença cardíaca e de alguns cânceres. Já foi sugerido que a medição dos níveis da 25(OH) vitamina D deveria fazer parte da avaliação clínica de rotina.
4. A prevalência do estado baixo de vitamina D é alta, mesmo entre mulheres sem evidência de osteoporose.[4] Um estudo recente com mulheres idosas residentes em comunidades confirmou que a suplementação com 400-800 U/dia de vitamina D corrigiu esse estado em um grande número de participantes dentro de 3 meses.[5] Em condições basais, o estado reduzido de vitamina D foi associado à atividade física menor e à marcha mais lenta.

Conclusões

Essa paciente deverá receber, com urgência, cálcio intravenoso como *bolus*, seguido de infusão de cálcio. Se a hipocalcemia se mostrar relativamente resistente ao tratamento, deve-se administrar, também, magnésio intravenoso, caso a paciente esteja, ou possa ficar, com deficiência dessa substância. Se for comprovado que ela também sofre de hipoparatireoidismo, será necessária a suplementação de cálcio e de vitamina D por toda a vida. Nos casos de deficiência nutricional de vitamina D, esse tratamento poderá ser suspenso assim que a hipocalcemia for resolvida.

Leituras Complementares

1. Diamond TH, Ho KW, Rohl PG, Meerkin M. Annual intramuscular injection of a megadose of cholecalciferol for treatment of vitamin D deficiency: efficacy and safety data. *Med J Aust* 2005; **183**: 10-12.
2. Pepe J, Romagnoli E, Nofroni I, *et al*. Vitamin D status as the major factor determining the circulating levels of parathyroid hormone: a study in normal subjects. *Osteoporos Int* 2005; **16**: 805-12.
3. Holick MF. The vitamin D epidemic and its health consequences. *J Nutr* 2005; **135**: 2739S-48S.
4. Gaugris S, Heaney RP, Boonen S, Kurht H, Bentkover JD, Sen SS. Vitamin D inadequacy among post-menopausal women: a systematic review. *Q J Med* 2005; **98**: 667-76.
5. Greenspan SL, Resnick NM, Parker RA. Vitamin D supplementation in older women. *J Gerontol* 2005; **60A**: 754-9.

PROBLEMA

45 Estrogênio e Progesterona

Anamnese

Uma senhora de 52 anos comparece ao consultório em busca de aconselhamento sobre a terapia de reposição hormonal (HRT). Sua menstruação cessou recentemente e ela tem observado fogachos nos últimos 6 meses, além de sentir que está perdendo as energias. Ela também se queixa de redução acentuada na libido.

Quais são as principais considerações sobre se ela deve receber HRT ou não?

Como você a ajudaria a escolher a via de tratamento e a preparação?

Existe lugar para a reposição de androgênio após a menopausa?

Fundamentos

Menopausa é a época da vida em que a função menstrual e a atividade ovariana deixam de existir. A idade média para a menopausa é de 51 anos, mas o quadro não pode ser diagnosticado definitivamente até 1 ano depois da última menstruação, que vem precedida de uma fase de transição de até 4 anos. Durante essa fase, as mulheres experimentam sintomas e sinais da deficiência de estrogênio em desenvolvimento, que incluem: função menstrual alterada, com menstruação mais curta, mais extensa ou irregular e alteração no volume do fluxo, fogachos e suores noturnos, distúrbios do sono e do humor, sintomas urinários e vaginais (incontinência de estresse), infecções recorrentes do trato urinário, ulceração e secura, dispareunia, pele e cabelos finos, unhas quebradiças e bem-estar geral prejudicado.

Oitenta por cento das mulheres sofre esses sintomas antes, durante ou após a menopausa e eles são sérios em quase a metade dessa população. O hormônio de estimulação de folículos no soro (FSH) é o melhor teste: níveis superiores a 30 U/L são coerentes com a menopausa, embora esses níveis flutuem, significativamente, em mulheres na pré-menopausa, e o FSH deverá, portanto, ser medido em mais de uma ocasião, com intervalos de várias semanas. O declínio da função ovariana está associado ao aumento nos níveis do FSH na fase folicular precoce. Níveis de FSH superiores a 10 U/L nos dias 2-3 após o início da menstruação sugerem insuficiência incipiente dos ovários. O ganho de peso é comum após a menopausa e a prevalência de problemas urogenitais, de osteoporose, de doença cardiovascular e de derrame aumenta. A terapia de reposição de estrogênio combinada com progestogênio é administrada nos pacientes com útero intacto.

Uma vez que na maioria dos casos os sintomas da menopausa são autolimitantes, a HRT ou qualquer outro tratamento farmacológico só deverão ser iniciados quando necessário e somente após a devida consideração dos potenciais benefícios e riscos. A gestão do estilo de vida como roupas mais soltas, ambiente mais frio, evitar desencadeadores de sintomas vasomotores (álcool, alimentos condimentados etc.) deverá ser discutida. A reposição de estrogênio é o tratamento mais eficaz para os sintomas vasomotores. A tibolona, um composto com atividade estrogênica, androgênica e progestogênica, é eficaz, assim como a HRT só com progestogênio. As drogas antidepressivas: paroxetina (20 mg/dia) ou venlafaxina (75 mg/dia) podem ser úteis em alguns casos e a clonidina (25-50 mg/dia) às vezes ajuda. A perda da libido pode ser tratada com tibolona ou, sob supervisão de um especialista, com pequenas doses de testosterona. Os sintomas vaginais geralmente respondem ao estrogênio vaginal de baixa dose.

O aumento no risco de câncer de mama é muito pequeno com o uso de HRT a curto prazo. Esse risco é ligeiramente mais alto com a terapia combinada, mas esse risco aumentado não aparece até 4 anos do tratamento, voltando aos níveis normais em 5 anos após a suspensão da reposição. O estrogênio sem progestogênios em mulheres com útero intacto aumenta a hiperplasia endometrial e, com isso, o risco de carcinoma do endométrio. Recomenda-se o uso de progesterona por pelo menos 12 dias do ciclo. A HRT também aumenta o risco de derrame isquêmico e de tromboembolia venosa. Essa terapia não deverá ser mais utilizada como primeira linha para prevenção ou tratamento de osteoporose e não deverá ser prescrita para prevenção cardiovascular. A evidência de que a HRT previne a perda dos dentes ou o declínio cognitivo com a idade não é suficientemente forte para justificar seu uso rotineiro para essas finalidades.

Nas preparações padronizadas de HRT, a dose de estrogênio não é suficiente para atuar como contraceptivo. Mulheres com menopausa antes dos 50 anos deverão ser aconselhadas a manter o uso de contraceptivos durante 2 anos após a última menstruação. Um ano é suficiente para mulheres que entram na menopausa após os 50 anos.

Nas mulheres com útero intacto, os regimes cíclicos mensais são geralmente os preferidos. O estrogênio deverá ser administrado na menor dose possível capaz de controlar os sintomas. Os regimes cíclicos de 3 meses são geralmente reservados para mulheres que sofrem efeitos colaterais com o componente de progesterona. Até 1/3 das mulheres precisa interromper ou trocar a primeira fórmula prescrita por causa desses efeitos. Estrogênios em dose baixa (i. e., 0,3 mg de estrogênio conjugado ou 0,5 mg de estradiol) podem ser suficientes para controlar os sintomas em algumas mulheres. Doses mais altas (0,625 mg de estrogênio conjugado ou 2 mg de estradiol) estão associadas à proteção dos ossos. Em geral, a reposição de estrogênio não é usada por tempo suficiente para fazer diferença a longo prazo com relação ao risco de osteoporose. As preparações orais são mais baratas, mas têm mais probabilidade de causar náusea e devem ser evitadas principalmente em mulheres que recebem medicamentos que aumentam enzimas hepáticas. Outros efeitos colaterais relacionados com o estrogênio incluem: dispepsia, retenção de fluidos, dilatação das mamas, timpanismo do estômago ou ceco, enxaqueca e cãibras. O ganho de peso não é uma reação adversa esperada. Na presença desses efeitos, deve-se considerar a alteração da dose, da via de administração ou da preparação.

A progesterona pode ser administrada por via oral ou por adesivo e durante 12-14 dias de cada ciclo ou continuamente. As mulheres em tratamento com regimes combinados que apresentam menstruação irregular ou nenhum sangramento podem precisar de uma alteração do tipo, ou da dose do tratamento com progesterona. Os efeitos colaterais desse hormônio incluem alterações de humor e depressão, retenção de fluidos e sensibilidade nas mamas, cefaleia e enxaqueca, acne e dor nas costas. Essas reações são mais comuns com os progestogênios mais androgênicos (noretisterona, norgestrel, levonorgestrel), comparados aos compostos menos androgênicos (medroxiprogesterona ou di-hidrogesterona). Alguns progestogênios são antiandrogênicos, especialmente a ciprosterona. Agentes mais novos, incluindo Nestorone e trimegestona, são progestogênios muito potentes e com pouco ou nenhum efeito sobre os outros eixos esteroides. A Figura 45.1 apresenta um esquema sugerido para iniciar a HRT.

Desenvolvimentos Recentes

1. A entidade Women's Health Initiative (WHI) inscreveu 10.739 mulheres entre 50 e 79 anos de idade, pós-menopausadas e submetidas à histerectomia anterior. As participantes foram randomizadas para receber 0,625 mg de estrogênio equino conjugado (CEE) ou placebo. Essa experiência da WHI foi interrompida prematuramente em 2003, depois de 7 anos. O uso do CEE foi associado à possível redução do risco de câncer de mama nesse grupo (risco relativo [RR] 0,77: intervalo de confiança [IC] 95% 0,59 a 1,01) e redução do risco de fratura no quadril (RR 0,61; IC 95% 0,41 a 0,91). Entretanto, houve aumento no risco de derrame (RR 1,39; IC 95% 1,10 a 1,77), mas não se observou qualquer mudança no risco de doença cardíaca ou de câncer de cólon.

2. Os moduladores seletivos do receptor de estrogênio exercem efeitos antagonistas do estrogênio sobre a mama e o útero, mas efeitos agonistas em outros tecidos, incluindo os ossos. No estudo clínico MORE (*Multiple Outcomes of Raloxifene Evaluation*) o uso da droga pareceu estar associado ao aumento no risco de um quadro novo de diabetes ou piora do diabetes preexistente. Lasco et al.[1] estudaram um pequeno grupo de mulheres antes e depois do uso de raloxifeno por meio da técnica do clampe hipersulinêmico euglicêmico. Embora não tenham sido observadas alterações na tolerância à glicose, a sensibilidade à insulina realmente diminuiu em mulheres tratadas com essa droga.

3. Moduladores mais novos de estrogênio com seletividade aperfeiçoada estão sendo desenvolvidos. O bazedoxifeno foi testado em modelos animais.[2] Esse composto tem baixa potência no útero, mas mantém alto nível de ação sobre os ossos, reduzindo a reabsorção. Uma possível vantagem da droga é seu nível baixo de efeito sobre os fenômenos vasomotores.

4. Já existe evidência considerável para dar suporte à reposição de androgênios em algumas mulheres. Entretanto, os debates continuam sobre qual androgênio, qual a melhor dose e qual a via preferida de administração. A testosterona oral pode causar alterações nas enzimas hepáticas e reações adversas sobre o perfil de lipídios. O hormônio também pode ser administrado como implante subcutâneo ou

Seção 9 Terapêutica

```
                    Estado de menopausa – Pré-
                                         Peri
                                         Pós-
```

Contraindicações:

IHD ativa
Câncer de mama
Câncer do endométrio
Tromboembolia
Doença hepática
Sangramento vaginal não diagnosticado

Discutir contracepção

História familiar:

Doença cardíaca
Câncer do intestino
Osteoporose
Câncer de ovário

Avaliar risco cardiovascular – Tabagismo
Obesidade
Atividade

Verificar BP e BMI
Exame de mama e/ou pélvico, se indicado

Sintomas — Sem sintomas

Sem útero — Com útero — HRT não recomendada

Estrogênio sem oposição

Considerar via (oral/transdérmica)

Progestogênio

Dose mais baixa possível de estrogênio

Androgênico
Noretisterona
Norgestrel

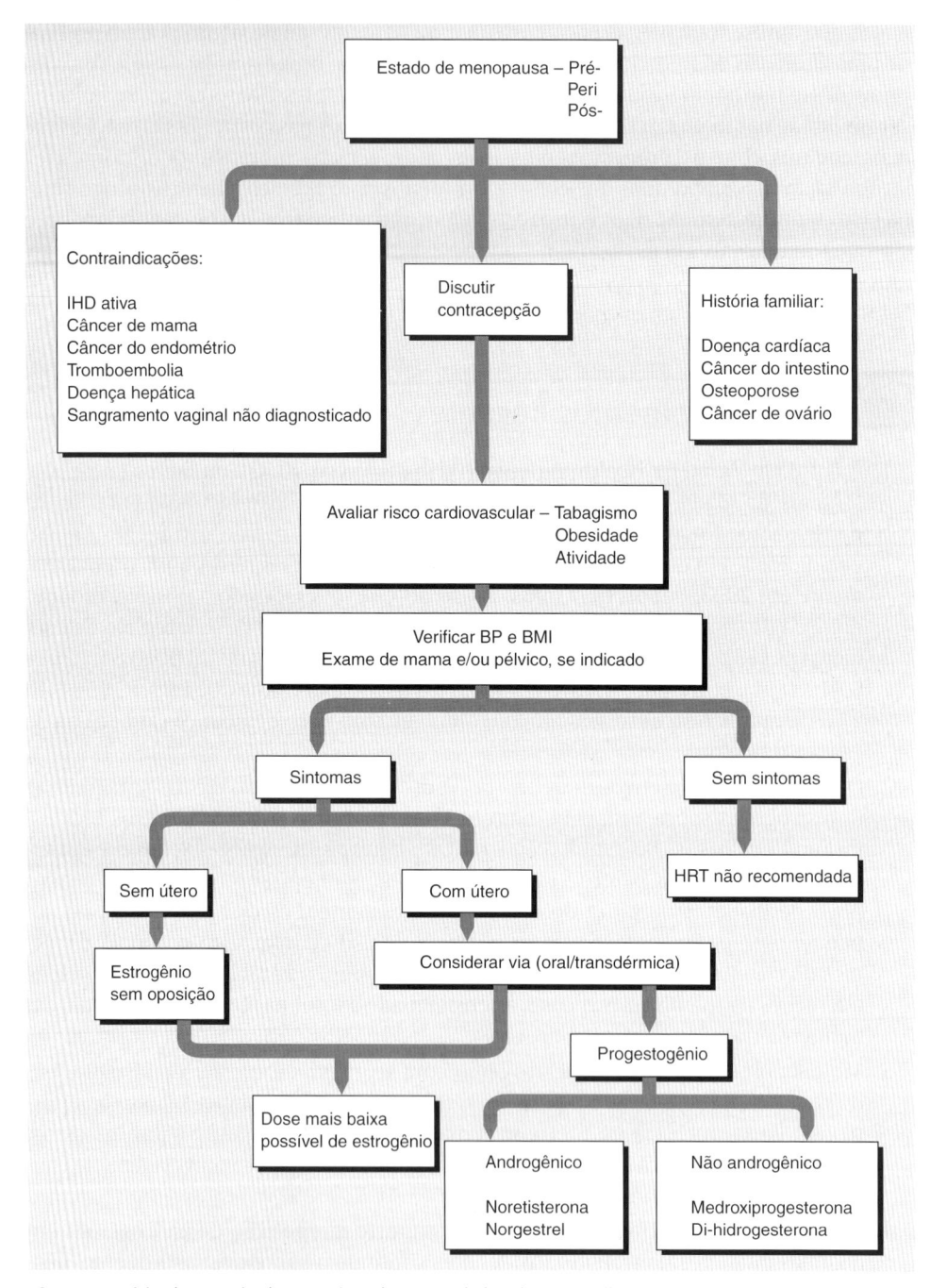

Não androgênico
Medroxiprogesterona
Di-hidrogesterona

Fig. 45.1 Início da terapia de reposição hormonal. *Todas as mulheres, estejam ou não em HRT, deverão submeter-se a um exame clínico anual. BMI = índice de massa corporal; BP = pressão arterial; IHD = doença cardíaca isquêmica.

pela via transdérmica. O gel de testosterona é fácil de administrar e pode restaurar a testosterona em circulação aos níveis pré-menopáusicos normais com risco mínimo de efeitos colaterais.[3]

5. Os níveis de androgênio suprarrenal também diminuem mais tarde na vida, e alguns dos efeitos do envelhecimento já foram atribuídos ao declínio nos níveis da desidroepiandrosterona (DHEA). A administração de DHEA em mulheres na pós-menopausa não só restaura os níveis desse hormônio como também os níveis de outros androgênios (testosterona e androstenediona).[4] Como resultado, há melhora da massa e da função muscular, da função sexual e relatos de melhora, pelas pacientes, na qualidade de vida.

Conclusões

A evidência atual favorece o uso da HRT só para alívio dos sintomas da menopausa. O uso dessa terapia deverá ser revisado regularmente e só deverá continuar enquanto for útil no alívio desses sintomas, mas não além de 5 anos. O tratamento cíclico mensal é o método preferido para mulheres com útero intacto, devendo ser usada a taxa mais baixa possível de estrogênio que possa controlar os sintomas. Muitos dos efeitos colaterais atribuídos à HRT surgem do componente progesterona. Agentes com atividade androgênica mais significativa podem melhorar a libido e o bem-estar, mas têm mais probabilidade de dar origem a esses efeitos adversos. O tratamento cíclico mensal pode ser feito por via oral ou transdérmica, ou por uma combinação das duas técnicas. A via de administração depende significativamente da preferência pessoal da paciente.

Leituras Complementares

1. Lasco A, Gaudio A, Morabito N, *et al*. Effects of a long-term treatment with raloxifene on insulin sensitivity in postmenopausal women. *Diabetologia* 2004; **47**: 571-4.
2. Komm BS, Kharode YP, Bodine PVN, Harris HA, Miller CP, Lyttle CR. Bazedoxifene acetate: a selective estrogen receptor modulator with improved selectivity. *Endocrinology* 2005; **146**: 3999-4008.
3. Nathorst-Boos J, Jarkander-Rolff M, Carlstrom K, Floter A, Von Schoultz B. Percutaneous administration of testosterone gel in postmenopausal women—a pharmacological study. *Menopause* 2005; **20**: 243-8.
4. Dayal M, Sammel MD, Zhao J, Hummel AC, Vandenbourne K, Barnhart KT. Supplementation with DHEA: effect on muscle size, strength, quality of life, and lipids. *J Women's Health* 2005; **14**: 391-400.

PROBLEMA

46 Reposição de Hormônio da Tireoide

Anamnese

O senhor HF é um executivo de 50 anos que goza de boa saúde, tendo sido diagnosticado com hipotireoidismo há 4 anos. Seu clínico geral anterior tentou, com dificuldade, encontrar uma dose de tiroxina que fosse adequada a esse paciente, mas ele continua a se queixar de problemas com sua energia e funcionamento mental, que ele acredita não estarem como deveriam estar. Ele leu que o extrato da tireoide está disponível e quer saber se isso seria benéfico. Atualmente, ele recebe 150 µg de tiroxina por dia – T_4 livre é de 20 pmol/L (normal 12-25 pmol/L) e o TSH (hormônio de estimulação da tireoide) é 2,1 mUI/L (normal 0,35-3,5 mUI/L).

Qual seria sua abordagem à terapia de reposição de hormônio da tireoide para esse paciente?

Existe aplicação para o extrato de tireoide?

Deverá o paciente considerar a reposição combinada com tiroxina e tri-iodotironina?

Fundamentos

O hipotireoidismo afeta cerca de 5% da população feminina e 5% da população com mais de 60 anos. Muitos pacientes continuam a se queixar dos sintomas, apesar do que parece ser uma terapia de reposição adequada. Ainda há controvérsias sobre se esses pacientes estão se beneficiando do tratamento combinado com tiroxina (T_4) e tri-iodotironina (T_3).[1] Cerca de 20% do hormônio produzido pela tireoide é T_3 e esse é o hormônio ativo. Experiências em cobaias (ratos) mostram que a reposição com os dois hormônios é necessária para restaurar os níveis de tecido de T_3 e T_4 e que a melhor proporção possível está em torno de 14:1, o que é igual à dosagem de 100 µg de T_4 e 6 µg de T_3 por dia. T_4 tem meia-vida plasmática de 6 dias e pode ser administrado em dose única diária. Os níveis de T_3 chegam ao pico 2-4 horas após a administração e a meia-vida é inferior a 24 horas. Portanto, esse hormônio deve ser administrado em múltiplas doses durante o dia. Até o momento, só um estudo clínico demonstrou melhora no humor, na qualidade de vida e no desempenho psicométrico dos pacientes com a terapia combinada. Portanto, o consenso atual é o de que o uso rotineiro da terapia de reposição hormonal não se justifica.

O primeiro estudo clínico controlado sobre a terapia combinada foi publicado em 1970, por Smith *et al.* (discutido na referência 1). Nesse estudo cruzado e duplo-cego, os pacientes foram tratados com 100 µg de T_4 ou 80 µg de T_4 + 20 µg de T_3. Os pacientes que receberam a terapia combinada apresentaram palpitações frequentes, bem como tremor e ansiedade, sem nenhum benefício documentado. De fato, antes do advento dos modernos testes de tireoide que oferecem medições de alta sensibilidade de TSH e de hormônios tireóideos livres, muitos pacientes com hipotireoidismo recebiam tratamento em excesso. Prejuízo na qualidade de vida, no desempenho cognitivo e outros sintomas podem resultar tanto do tratamento insuficiente quanto do excesso de tratamento. O estudo de Bunevicius, publicado em 1999,[2] deu suporte ao uso da reposição combinada: 33 pacientes com hipotireoidismo participaram de um estudo cruzado no qual cada fase tinha a duração de cinco semanas. Durante uma dessas fases, a reposição com 50 μg de tiroxina foi substituída por 12,5 μg T_3. Os autores usaram 17 testes de conhecimento e de humor. No tratamento combinado, o nível de T_4 diminuiu, o de T_3 aumentou e o TSH ficou inalterado. A terapia combinada foi associada à melhora no humor, no funcionamento neuropsicológico e no estado físico avaliado pelo próprio paciente. Cinco outros estudos clínicos publicados em 2003 e 2004 (revisados na referência 1) não mostraram qualquer diferença entre só tiroxina e tiroxina combinada com tri-iodotironina. Alguns desses estudos envolveram grupos pequenos de pacientes e podem não ter sido adequadamente potencializados para detectar diferenças relativamente sutis nas funções neuropsicológicas. Em um estudo grande e recente de 697 pacientes, Saravanan *et al.*[3] substituíram 10 μg de T_3 por 50 μg da reposição usual de T_4. Embora melhorias temporárias tenham sido observadas em alguns casos, nenhum benefício específico foi observado com a terapia combinada durante 12 meses.

Embora a evidência não pareça tão substancial para a reposição combinada de T_3 e T_4 em pacientes com hipotireoidismo, o fato é que muitos pacientes sofrem sintomas persistentes de hipotireoidismo, mesmo com os testes bioquímicos mostrando resultados satisfatórios. Muitos desses estudos eram de pequeno porte e a curto prazo. Além disso, eles não se concentraram em pacientes com sintomas manifestos. Além disso, é surpreendentemente difícil comparar dois regimes de reposição hormonal para a tireoide: a concentração do TSH indica estado hipofisário, mas tecidos diferentes podem responder de maneiras diferentes a concentrações variáveis de hormônio tireóideo. Saravanan *et al.*[4] pesquisaram 961 pacientes tratados com tiroxina em cinco terapias gerais. Eles usaram o formulário resumido do General Health Questionnaire (GHQ-12) e um questionário de sintomas da tireoide com 12 itens. Apesar de terem o TSH em níveis normais, os pacientes informaram insatisfação com seu estado de saúde. As diferenças foram ainda evidentes quando as observações foram corrigidas para a presença de outra doença crônica e o uso de outras drogas em uma análise multivariada.

Desenvolvimentos Recentes

1. Dois estudos clínicos muito recentes[4,5] não demonstraram, de novo, benefícios objetivos da terapia combinada, mas informaram uma preferência acentuada dos pacientes pela combinação. Appelhof *et al.*[6] dividiram os pacientes em três grupos – aqueles tratados com reposição usual, aqueles tratados com T_4 e T_3 em proporção de 10:1 e aqueles recebendo hormônios na proporção de 5:1. Nos três grupos, o nível de TSH no plasma foi de 0,64, 0,35 e 0,07 mUI/L, respectivamente, e a alteração de peso foi de +0,1, –0,5 e –1,7 kg, respectivamente. Embora os pacientes tivessem informado preferência pelo tratamento combinado, não se observou evidência de melhora na função neuropsicológica.

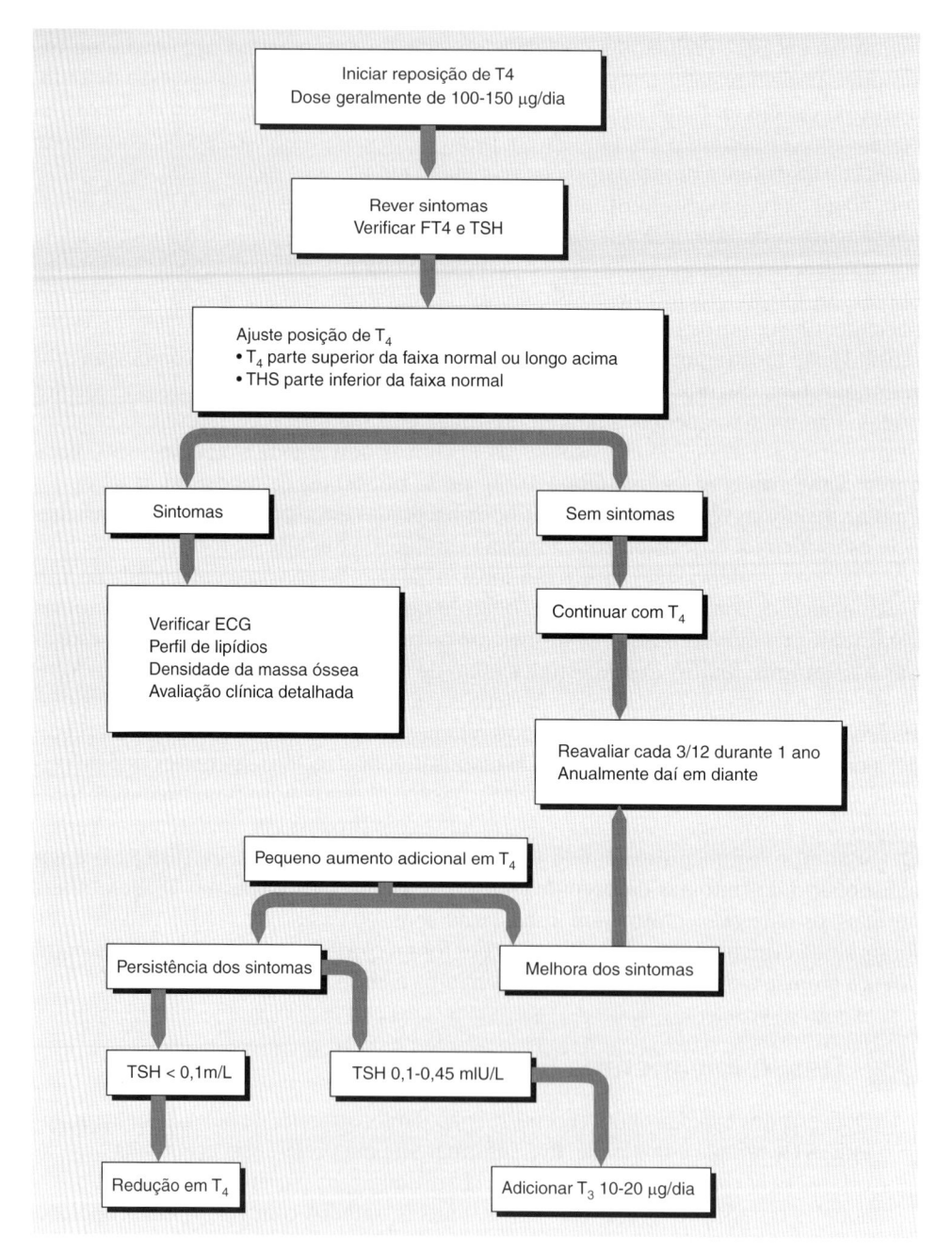

```
┌─────────────────────────────┐
│ Iniciar reposição de T4     │
│ Dose geralmente de 100-150 μg/dia │
└──────────────┬──────────────┘
               ▼
┌─────────────────────────────┐
│ Rever sintomas              │
│ Verificar FT4 e TSH         │
└──────────────┬──────────────┘
               ▼
┌─────────────────────────────────────────────┐
│ Ajuste posição de T₄                        │
│ • T₄ parte superior da faixa normal ou longo acima │
│ • THS parte inferior da faixa normal        │
└──────────────┬──────────────────────────────┘
        ┌──────┴──────┐
        ▼             ▼
   ┌─────────┐   ┌───────────┐
   │Sintomas │   │Sem sintomas│
   └────┬────┘   └─────┬─────┘
        ▼              ▼
┌──────────────────┐  ┌──────────────┐
│ Verificar ECG    │  │Continuar com T₄│
│ Perfil de lipídios│  └──────┬───────┘
│ Densidade da massa óssea│   ▼
│ Avaliação clínica detalhada│ ┌─────────────────────┐
└──────────────────┘  │Reavaliar cada 3/12 durante 1 ano│
                      │Anualmente daí em diante│
                      └──────────▲──────────┘
        ┌─────────────────────────────┐
        │ Pequeno aumento adicional em T₄ │
        └──┬────────────────────────┬─┘
           ▼                        ▼
┌──────────────────────┐  ┌──────────────────┐
│Persistência dos sintomas│ │Melhora dos sintomas│
└──────────┬───────────┘  └──────────────────┘
     ┌─────┴─────┐
     ▼           ▼
┌─────────┐  ┌──────────────────┐
│TSH < 0,1m/L│ │TSH 0,1-0,45 mIU/L│
└────┬────┘  └────────┬─────────┘
     ▼                ▼
┌─────────┐  ┌────────────────────┐
│Redução em T₄│ │Adicionar T₃ 10-20 μg/dia│
└─────────┘  └────────────────────┘
```

Fig. 46.1 Otimização da reposição hormonal da tireoide. ECG = eletrocardiograma; TSH = hormônia de estimulação da tireoide.

2. Bianchi et al.[7] usaram o formulário resumido-36 (SF-36) e os questionários do Nottingham Health Profile (Perfil de Saúde de Nottingham) em um estudo de porte com pacientes portadores de desordens da tireoide. A função física e emocional mostrou-se reduzida, assim como a saúde geral e a função social. Os distúrbios de humor são comuns em pacientes com hipotireoidismo e podem, é claro, contribuir para o prejuízo cognitivo e social.
3. A diminuição do funcionamento das vias nucleares retinoides e dos hormônios e tireóideo foi implicada na redução do desempenho cognitivo que ocorre com a idade. Um estudo recente[8] demonstrou expressão reduzida de receptores no cérebro de pessoas em fase de envelhecimento. Ainda não está devidamente esclarecido se doses aumentadas de hormônio da tireoide são necessárias, justificadas ou efetivas para superar o efeito do envelhecimento.

Conclusões

Entre os pacientes com hipotireoidismo é muito comum a sensação de que sua reposição hormonal é inadequada. Geralmente, esse assunto não recebe a devida atenção. O equilíbrio da evidência não sugere benefício especial da reposição combinada com T_3 e T_4. Entretanto, com frequência, os pacientes sentem-se melhor com a combinação. Não há justificativa para o uso de extrato da tireoide. Será sempre mais fácil para o paciente, e para controle da terapia, se o tratamento com um só agente (tiroxina) for adequado. Todos os esforços deverão ser feitos para otimizar a monoterapia e obter uma avaliação realista dos sintomas do paciente antes de se considerar a terapia dupla. Alguns pacientes realmente se beneficiam dessa terapia combinada. A Figura 46.1 mostra nossa abordagem. É necessária a abordagem ao paciente e às medições, uma vez que tanto os níveis de TSH quanto os sintomas levam semanas, se não meses, para se alterar após uma mudança no tratamento.

Leituras Complementares

1. Escobar-Morreale HF, Botella-Carretero JI, Escobar del Rey F, Morrealle de Escobar G. Treatment of hypothyroidism with combinations of levothyroxine plus liothyronine. *J Clin Endocrinol Metab* 2005; **90**: 4946-54.
2. Bunevicius R, Kazanavicius G, Zalinkevicius R, Prange AJ. Effects of thyroxine as compared with thyroxine plus triiodothyronine in patients with hypothyroidism. *N Engl J Med* 1999; **340**: 424-9.
3. Saravanan P, Simmons DJ, Greenwood R, Peters TJ, Dayan CM. Partial substitution of thyroxine (T4) with tri-iodothyronine in patients on T4 replacement therapy: results of a large community-based randomized controlled trial. *J Clin Endocrinol Metab* 2005; **90**: 805-12.
4. Saravanan P, Chau WF, Roberts N, Vedhara K, Greenwood R, Dayan CM. Psychological well-being in patients on `adequate' doses of 1-thyroxine: results of a large, controlled community-based questionnaire study. *Clin Endocrinol* 2002; **57**: 577-85.

5. Escobar-Morreale HF, Botella-Carretero JI, Gómez-Bueno M, Galán JM, Barrios V, Sancho J. Thyroid hormone replacement therapy in primary hypothyroidism: a randomized trial comparing L-thyroxine plus liothyronine with L-thyroxine alone. *Ann Int Med* 2005; **142**: 412-24.
6. Appelhof BC, Fliers E, Wekking EM, *et al.* Combined therapy with levothyroxine and liothyronine in two ratios, compared with levothyroxine monotherapy in primary hypothyroidism: a double-blind, randomized, controlled clinical trial. *J Clin Endocrinol Metab* 2005; **90**: 2666-74.
7. Bianchi GP, Zaccheroni V, Solaroli E, *et al.* Health-related quality of life in patients with thyroid disorders. *Qual Life Res* 2004; **13**: 45-54.
8. Feart C, Pallet V, Boucheron C, *et al.* Aging affects the retinoic acid and the triiodothyronine nuclear receptor mRNA expression in human peripheral blood mononuclear cells. *Eur J Endocrinol* 2005; **152**: 449-58.

Índice Remissivo

Os números em *itálico* se referem a *figuras* e *tabelas*.

A

Acromegalia, 81
  anamnese, 81
  desenvolvimentos recentes, 85
  fundamentos, 81
  incidência, 81
  investigação, 82, *83*
  tratamento, 82, *83*
    cirúrgico, 84
    clínico, 84
    radioterapia, 84
ACTH, 69, *101*, 102
  deficiência de, 100
Addison
  doença de, 53
Adenoma(s)
  corticotróficos silenciosos, 72
  hipofisário não funcionante, 92
    anamnese, 92
    avaliação cirúrgica, *94*
    desenvolvimentos recentes, 94
    fundamentos, 92
    investigação, 95
    pressão dos tumores, *93*
    tratamento, 95
      radioterapia, 95
  somatotróficos, 82
Adrenarca, 143
Adrenoleucodistrofia
  ligada ao X, 54
AITH, 3
Alcoolismo
  e hiponatremia, 196
Aldosteronismo
  antagonistas, 192
  e hipertensão, 182
  primário, 193
Amenorreia primária, 103, 122
  anamnese, 103
  avaliação, 104
    visão geral da, *105*
  causas, *104*
  desenvolvimentos recentes, 106
  distúrbios funcionais, 105
  exame físico, 104
  fundamentos, 103
Amenorreia secundária, 108
  anamnese, 108
  avaliação de paciente com, *109*
  causas, 108
  desenvolvimentos recentes, 111
  fundamentos, 108
  síndrome do ovário
    policístico, 110
    tratamento da, 110
Amiodarona
  e tireoide, 24
    ação do, 25
    administração da, 24
    anamnese, 24
    contraindicações, 25
    desenvolvimentos recentes, 27
    efeitos colaterais da, 25, 26
    e sinvastatina, 25
    hipotireoidismo
      induzido pela, 26
    na crise tireotóxica, 45
    no tratamento da, 43
    pacientes tratados com
      vigilância dos, 25
    tireotoxicose
      induzida pela, 26
Androgênios
  ação dos, 129
  bloqueio da, 129
  e idosos, 139
  índice de, 137
  níveis de, 124
  produção de,
    drogas que reduzem a,
      envio de, 128
    pelas glândulas
      suprarrenais, 128
    pelos ovários, 127
  reposição de, *140*
  tratamento com, 140
  uso em mulheres, 141
Anorexia nervosa, 106
Antiandrogênios, 128
Apomorfina
  e disfunção erétil, 132
APS, 59, 60
Aromatase
  inibidores da, 115
Arritmias
  tratamento não farmacológico
    das, 29
Artéria renal
  estenose da, 179
Asherman
  síndrome de, 109
Atorvastatina
  e amiodarona, 25
AVP, 211
Azatioprina
  na doença ocular, 50

B

Bartter
  síndrome de, 204
Biópsia
  de aspiração, 8
Bloqueadores dos canais de
    cálcio
  e amiodarona, 25
Bócio multinodular, 17
  hipertireoidismo, 7
BMR, 37
Bromocriptina
  no tratamento do
    prolactinoma, 89
Bulimia nervosa, 106

C

Cabelo
　crescimento do,
　　fases, 123
Cabergolina
　no tratamento do
　　prolactinoma, 89
CAH, 74
　forma mais intensa de, 78
Cálcio, 165-175
　e vitamina D, 238
　reposição de, *241*
　suplementação de, 240
Câncer
　de mama, 151
　　aumento do risco de, 244
　de tireoide, 8, 15
　　papilar, *16*, 17
　　tratamento do, 16
Carbimazol, 2
　neutropenia durante
　　tratamento com, 228
　reações adversas, 229
　　fatais, *230*
　uso na gravidez, 37
Carcinoma papilar, 14
Carvão ativado
　na crise tireotóxica, 45
Catecolaminas, 184
Cetoconazol
　na síndrome de Cushing, 72
Ciclofosfamida
　na doença ocular, 50
Ciclosporina
　e amiodarona, 25
　na doença ocular, 50
Cimetidina, 128
Ciproterona, 128
Conn
　síndrome de, 188
Corticosteroides
　efeitos colaterais dos, *225*
　reposição de, 223
Cortisol, 189
Crescimento, 143-163
Crise tireotóxica, 42
　anamnese, 42
　desenvolvimentos recentes, 45
　diagnóstico diferencial, *43*
　fundamentos, 42
　tratamento de apoio, 43, *44*
　medicamentos
　　antitireóideos, 43
Cushing
　síndrome de, 69

D

Deficiência
　da desidrogenase
　　hidroxiesteroide-3β, 76
　da desidrogenase
　　hidroxiesteroide-11β, 76
　da hidroxilase-17β, 76
　da P450, 76
　de 21-hidroxilase, 74
　não clássica da
　　21-hidroxilase, 76
Dexametasona
　na crise tireotóxica, 45
Dextrose
　na crise suprarrenal, 56
Diabetes
　e hipopituitarismo, 100
　fundamentos, 211
　gestacional, 212
　　sintomas, 212
　　investigação, 214
　nefrogênico, 235
　　diagnóstico diferencial, 213
　　polidipsia primária, 213
　　tratamento, 214
　insípido, 211
　　anamnese, 211
　　craniano, 212
　　diagnóstico diferencial,
　　　212, 214
　　sintomas, 212
　　desenvolvimentos
　　　recentes, 215
　tipo 2, 158
Disfunção erétil, 130
　anamnese, 130
　avaliação clínica, 131
　etiologia, *131*
　exame físico, 131
　fundamentos, 130
　tratamento, 131, *135*
　inibidores, 132
Distúrbio da tireoide
　pós-parto, 38
　anamnese, 38
　desenvolvimentos recentes, 41
　fundamentos, 38
　história natural, *40*
DITPA, 22
Doença de
　Addison, 53
　　anamnese, 53
　　associação com, 59
　　desenvolvimentos recentes, 57
　　diagnóstico diferencial, *55*
　　fundamentos, 53
　　reposição de
　　　corticosteroides, 223
　Cushing, 71, 73
　　tratamento da, 72
　Graves, 1, 232
　　anamnese, 1
　　com tiroxina, 3
　　duração do, 2
　　desenvolvimentos recentes, 5
　　doença ocular e, 47
　　fundamentos, 2
　　genética da, 3
　　medicamentos
　　　antitireóideos, *4*
　　na tireotoxicose, 36
　　tratamento, 2
　　TSH em pacientes com, 45
Doença ocular
　da tireoide, 47
　　anamnese, 47
　　características clínicas, 49
　　classificação, 49
　　desenvolvimentos recentes, 50
　　diagnóstico, 49
　　fundamentos, 47
　　patogênese, 47, *48*
　　tratamento, 49-50
Dopamina
　no prolactinoma, 87
　tumores que produzem, 186
Doppler
　ultrassonografia com, 5
Drospirenona
　no tratamento do
　　hirsutismo, 129
DST, 69

Índice Remissivo

E

ED, 130
Eflornitina
 para tratamento do
  hirsutismo, 127
Eletrólitos, 195-221
Encefalopatia
 de Wernicke
  na tireotoxicose, 36, 43
Escala de Tanner, 145
Escore
 de Ferriman-Gallwey, 124, 129
Espirolactona, 128
Esteroides sexuais
 tratamento com, 146
Estrogênio
 e progesterona, 243
  anamnese, 243
  desenvolvimentos
   recentes, 245
  fundamentos, 243
  terapia, 246
 reposição de
  na menopausa precoce, 121
  terapia com, 122
Etilenoestradiol
 e amiodarona, 25

F

Fenoxibenzamina, 186
Feocromocitoma, 184
 anamnese, 184
 desenvolvimentos recentes, 186
 diagnóstico, 187
 e hipertensão, 181
 fundamentos, 184
 tratamento, 186, 187
Fertilidade
 perspectivas para a, 121
 tratamento de, 116
Flutamida, 128
FNAC, 14, 17
Fotocoagulação
 a laser, 17
FSH, 104, 119, 243
Função reprodutiva, 103-142

G

GH, 98
 uso em adultos, 100

Ginecomastia, 148
 anamnese, 148
 desenvolvimentos recentes, 151
 diagnóstico diferencial, 149
 fundamentos, 148
 induzida por drogas, 150, 151
 investigação, 152
 tratamento, 151
  cirúrgico, 151
  medicamentoso, 153
Glândula suprarrenal, 53-79
 diferenciação da, 57
 insuficiência da, 54, 57
 massas assintomáticas nas, 63
Glicocorticoide, 75, 223
 doses terapêuticas de, 224
 reposição no
  hipopituitarismo, 99
Gonadotropina
 deficiência de, 100
 níveis de, 113
 terapia com,
  para síndrome do ovário
   policístico, 115, 117
Graves
 doença de, 1, 232
  na tireotoxicose, 36
  TSH em pacientes com, 45
Gravidez
 e hipertensão, 182
 e hipocalcemia, 172
 função da tireoide no começo
  da, 34
  anamnese, 34
  desenvolvimentos
   recentes, 37
  fundamentos, 34
 teste de, 109

H

Hashimoto
 tireoidite de, 47
Helicobacter pylori
 infecção por, 36
Hidrocortisona, 225
 reposição de, 226
Hiperaldosteronismo, 189
 primário, 190
Hipercalcemia
 casos de, 165
 causas de, 166
 diagnóstico diferencial, 168

Hiperparatireoidismo
 primário, 165
 anamnese, 165
 causas, 166
 desenvolvimentos recentes, 167
 diagnóstico diferencial, 167, 168
 fundamentos, 165
 tratamento
  bifosfonatos, 167
  cirúrgico, 167
Hiperplasia suprarrenal
 congênita, 74
 alterações bioquímicas nas, 75
 anamnese, 74
 desenvolvimentos recentes, 78
 diagnóstico da, 77
 fundamentos, 74
 tratamento da, 77
Hiperprolactinemia, 113
 causas de, 89
 diagnóstico diferencial da, 88
Hipertensão, 177-193
 é endócrina?, 177
 anamnese, 177
 avaliação diagnóstica, 179
 causas, 178
  endócrinas de, 179
 desenvolvimentos
  recentes, 182
 diagnóstico diferencial, 180
 feocromocitoma, 181
 fundamentos, 177
 por mineralocorticoides, 181
Hipertireoidismo
 bócio multinodular, 7
 anamnese, 7
 desenvolvimentos
  recentes, 11
 em idosos, 7
  investigação em, 9
 fundamentos, 7
 tamanho do, 10
 no início da gravidez, 35
Hipoadrenalismo
 terapia de reposição para, 227
Hipocalcemia, 170
 anamnese, 170
 causas da, 171
  subjacentes, 172
 desenvolvimentos recentes, 174
 e aldosterona, 191
 fundamentos, 170

investigações, 172
na gravidez, 172
sinais e sintomas, 170
tratamento, 172, *173*
Hipocalemia, 201
　anamnese, 201
　causas, *203*
　desenvolvimentos recentes, 205
　fundamentos, 201
　tratamento, 204
Hipófise, 81-102
　tumores da, 87
Hipoglicemia espontânea, 217
　anamnese, 217
　desenvolvimentos recentes, 220
　fundamentos, 217
　investigação, *219*
　sintomas, 217
　tratamento, 220
Hipogonadismo masculino, 136
　anamnese, 136
　características de, 160
　desenvolvimentos recentes, 141
　fundamentos, 136
　hipergonadotrópico, 137
　hipogonadotrópico, 138
　reposição de androgênio, 140
　tratamento, *139*, 163
Hipomagnesemia, 206
　anamnese, 206
　aspectos clínicos, 209
　causas, 207
　　da deficiência de ferro, *208*
　desenvolvimentos recentes, 208
　equilíbrio de, 209
　fundamentos, 207
　tratamento, 207
Hiponatremia, 195
　anamnese, 195
　aspectos clínicos, *196*
　causas, *197*
　desenvolvimentos recentes, 199
　fundamentos, 195
　tratamento, *198*, 199
Hipopituitarismo
　investigação e tratamento, 97
　　anamnese, 97
　　causas, *98*
　　desenvolvimentos
　　　recentes, 100
　　diagnóstico, *101*
　　fundamentos, 97

manifestações clínicas, 97
reserva, *99*
risco, *99*
tratamento, *101*
Hipoplasia suprarrenal
　congênita, 56
Hipotireoidismo
　induzido pela amiodarona, 26
　na população feminina, 248
　subclínico, 30
　　anamnese, 30
　　desenvolvimentos
　　　recentes, 32
　　diagnóstico, *31*
　　fundamentos, *30*
　　tratamento, 30, *31*
Hirsutismo, 123
　anamnese, 123
　desenvolvimentos recentes, 129
　diagnóstico diferencial, *126*
　fundamentos, 123
　investigação, *125*
　tratamento, *125*
　　drogas, 127, 128
　　local e tópico, 126, *127*
HIV
　na ginecomastia, 153
HLA, 3, 5

I

ICSI, 162
Idosos
　bócio em, *7*
　　tratamento, 9
　deficiência de androgênio
　　nos, 139
　noctúria em, 216
IMAG, 56
Infertilidade
　nas mulheres
　　causas da, 113
Iodo radioativo, 6
　ablação com, 16
　absorção do, 11
　excesso, 27
　na crise tireóidea, *44*, 236
Infarto agudo do miocárdio, 21
Insuficiência
　cardíaca, 200
　ovariana prematura, 118
　　diagnóstico da, 118

suprarrenal
　primária, 53
　sintomas, 56
Insulinomas
　definição de, 218
　localização, 218
　ocorrência, 218
Isótopos
　varredura com, 17

K

Kerans-Sayre
　síndrome de, 56
Klinefelter
　síndrome de, 159
　　diagnóstico e tratamento da,
　　　160, *161*

L

Laser
　fotocoagulação a, 17
　tratamento a, 126
Leptina
　no equilíbrio da energia, 106
LH, 104, 119
Lítio, 233
　anamnese, 233
　desenvolvimentos recentes, 237
　efeitos colaterais e tóxicos
　　do, 234
　fundamentos, 233
　mecanismo de ação, 237
　na crise tireotóxica, 45
　protocolo de cuidados, *235*
　reações adversas, 234
Lúpus eritematoso sistêmico
　e hipotireoidismo, 33

M

Magnésio
　baixo, 210
　deficiência de,
　　causas da, 207, *208*
　　tratamento, 207
　equilíbrio de, *209*
　ingestão diária desejável, 207
　reposição oral, 208
　toxicidade do, 207
　uso de, 210

Índice Remissivo

Mama
  câncer de, 151
  dilatação da, 148
Menarca
  ausência de, 103
Menopausa
  definição de, 243
  precoce, 118
    anamnese, 118
    causas, 118, *119*
    desenvolvimentos
      recentes, 121
    diagnóstico, 119
    fundamentos, 118
    investigação, *120*
    tratamento, *120*
    base do, 121
Menstruação
  ausência de, 108
Metformina
  efeito da, 111
    na insulina, 111
    na síndrome do ovário
      policístico, 114, 115
    no CAH, 78
Metilprednisolona
  na doença ocular, 50
Metimazol, 2
Microquimerismo
  definição de, 41
Mineralocorticoides
  e hipertensão, 181
  reposição de, 223

N

Neoplasias
  endócrinas, 184
  intracranianas, 82
Neutropenia
  durante o tratamento com
    carbimazol, 228
    anamnese, 228
    desenvolvimentos
      recentes, 232
    fundamentos, 228
    reações adversas do, *230*
    tratamento, *231*
Noctúria
  em idosos, 216
Nódulo
  na tireoide, 12
    anamnese, 12
    avaliação de um, *13*
    câncer papilar de, *16*
    desenvolvimentos recentes, 17
    diagnóstico diferencial, *14*, *15*
    fundamentos, 12
  suprarrenal incidental, 63
    anamnese, 63
    desenvolvimentos recentes, 67
    diagnóstico diferencial, *64*, *66*
    fundamentos, 63
    tratamento, *66*
NOSPECS
  classificação, 49

O

Ossos
  cálcio e, 165
Ovário
  policístico
    síndrome do, 113
  transplante de, 156

P

Pemberton
  manobra de, 8
Plasmaférese
  na crise tireotóxica, 45
Polidipsia
  primária, 213
Polimorfismo
  de repetição, 162
Poliúria
  investigação de, *215*
Potássio
  canais de, 205
  equilíbrio de, *202*
  na hipocalemia, 201
  nível de, 202
PPTD, 38
  apresentação do, 39
  episódio de, 39
  risco de, 39
Prednisolona oral, 51
Progesterona
  administração de, 244
  e estrogênio, 243
Prolactinoma, 87, 138
  anamnese, 87
  desenvolvimentos recentes, 89
  fundamentos, 87
  hiperprolactinemia
    diagnóstico diferencial da, *88*
    mulheres com, 87
    testes endócrinos no
      diagnóstico do, 88
    tratamento, *90*
Propranolol
  na crise tireotóxica, 45
Propiltiouracil, 2
  para crise tireotóxica, 43
Puberdade tardia, 143
  anamnese, 143
  causas, *144*
  desenvolvimentos recentes, 146
  diagnóstico diferencial, 144
  exame físico, 145
  fundamentos, 143
  investigações, *145*
  tratamento, *145*

R

Radiocirurgia
  para pacientes com
    adenomas, 94
Radioterapia
  na hipófise, 93
  na acromegalia, 84
    aplicação da, 86
  orbital, 50
  pós-operatória, *95*
Reposição
  de corticosteroides e
    mineralocorticoides, 223
    anamnese, 223
  de hormônio da tireoide, 248
    anamnese, 248
    desenvolvimentos
      recentes, 249
    fundamentos, 248
    otimização da reposição, *250*
  desenvolvimentos recentes, 225
    efeitos colaterais, *225*
    fundamentos, 223
    potências relativas, 224
    terapia, *227*
Ressonância magnética
  imagens por, 71, 191

S

SAGH, 67
  pacientes com, 67
SAME, 204
Sêmen
  análise do, 137
SIADH, 94
Sildenafil
  e amiodarona, 25
  e disfunção erétil, 132
Síndrome de
  Asherman, 109
  Bartter, 204
  Conn, 188
    anamnese, 188
    desenvolvimentos recentes, 192
    fundamentos, 188
    investigações, 189, *190*
    tratamento, 182
  Cushing, 69
    diagnóstico diferencial da, 69
    investigação da, 70
    suspeita de, 73
  Gitelman, 204
  Klinefelter, 159
    anamnese, 159
    desenvolvimentos recentes, 162
    diagnóstico, 159, *161*
    fundamentos, 159
    prognóstico, 163
    tratamento, *161*
      técnica de injeção, 162
  Liddle, 182
    causas da, 182
Síndrome do eutireoidiano doente, 18
  anamnese, 18
  de Kearns-Sayre, 56
  desenvolvimentos recentes, 22
  do triplo A, 56
  fundamentos, 18
Síndrome de Turner, 154
  anamnese, 154
  características clínicas, *155*
  desenvolvimentos recentes, 156
  diagnóstico, 156
  fundamentos, 154
  mulheres com, 158
  pescoço alado na, 155
  tratamento, *157*

Síndrome do ovário policístico, 110
  mulheres portadoras de, 110
  tratamento das, 110
  subfertilidade, 113
    anamnese, 113
    desenvolvimentos recentes, 115
    fundamentos, 113
    tratamento, *116*
    bases do, 114
Síndromes poliglandulares
  anamnese, 59
  autoimunes, 59
  desenvolvimentos recentes, 60
  fundamentos, 59
  investigação em pacientes com, *61*
Sinvastatina
  e amiodarona, 25
Sódio, 195
Somatostatina
  análogos da, 84
  na doença ocular, 51
SPECT, 67

T

Tadalafil
  e disfunção erétil, 132
Tarsorrafia
  na doença ocular, 50
Taxa metabólica basal, 37
TBG, 19
Terapêutica, 223-252
Testes
  de estimulação com clomifeno, 137
  de estimulação da gonadotropina, 137
Testículos
  câncer dos, 151
Testosterona
  em circulação, 136
  medida da, 141
  níveis reduzidos de, 142
  secreção de, 136
  tratamento com, 147
Tiamina
  deficiência de, 43
Tiazolidinedionas, 111
Tionamidas, 2

Tireoglobulina, 5
Tireoide, 1-51
  alterações da, 37
  autoimunidade da, 39
  câncer de, 8, 15
    tratamento, 16
  cirurgia da, 11
  disfunção da, 8
  distúrbio pós-parto, 38
  doença ocular da, 47
  e amiodarona, 24
  função da,
    no começo da gravidez, 34
  hormônios da, 21
  nódulo na, 12
  reposição de hormônio da, 248
  "tempestade", 42
  testes de, *23*, 34
Tireoidectomia, 10, 11, 16
  subtotal
    complicações da, 238
Tireoidite
  de Hashimoto, 47
Tireotoxicose, 2, 3, 8
  e ginecomastia, 150
  induzida pela amiodarona, 26
  tipos de, *27*
  tratamento da, *28*
  na gestação, 36, 39
  não tratada, 42
Tireotrofina
  deficiência de, 100
Tiroxina, 3, 16, 19, 20
  aumentada, *32*
  globulina ligada à, *19*
  metabolismo da, *20*
  terapia com, 39
Tomografia computadorizada
  na acromegalia, 82
  na síndrome de Conn, 191
  nos adenomas, 93
Toxina botulínica
  na doença ocular, 50
Transtorno bipolar
  lítio no, 233
TRH, 82
Tri-iodotironina, 19
TSH, 2, 5, 18, 35, 37, 102, 104
  elevado, 32
  em biópsias, 50
  uso de, 16
TTR, 19, 20

Tuberculose, 58
Tumores
  hipofisários, 96
  suprarrenais, 65

U

Ultrassom
  varredura com, 17
Ultrassonografia
  com Doppler, 5
  no insulinoma, 218
Ultravioleta
  luz, 25

V

Vasculite, 230
Vitamina D
  e cálcio, 238
    anamnese, 238
    deficiência
      causas da, *239*
    desenvolvimentos
      recentes, 241
    fundamentos, 238
    metabolismo, *239*
    reposição de, 240, *241*
    suplementação de, 240, *241*

W

Warfarina
  e amiodarona, 25
Wernicke
  encefalopatia de,
    na tireotoxicose, 36, 43

Z

Zona
  fasciculada, 53
  glomerulosa, 53
  reticular, 53